Nicole Wellemin

Das Echo der Moore

Nicole Wellemin

Das Echo der Moore

Roman

PIPER

Mehr über unsere Autorinnen, Autoren und Bücher:
www.piper.de

Wenn Ihnen dieser Roman gefallen hat, schreiben Sie uns unter Nennung des Titels »Das Echo der Moore« an *empfehlungen@piper.de*, und wir empfehlen Ihnen gerne vergleichbare Bücher.

Von Nicole Wellemin liegen im Piper Verlag vor:
Späte Ernte
Das Echo der Moore

MIX
Papier | Fördert gute Waldnutzung
FSC® C014496
FSC www.fsc.org

VERANTWORTUNG • PRODUZIERT MIT

ISBN 978-3-492-07335-6

Für einen direkten Kontakt und Fragen zum Produkt
wenden Sie sich bitte an: *info@piper.de*
Redaktion: Dr. Clarissa Czöppan
Satz: Eberl & Koesel Studio, Kempten
Gesetzt aus der Adobe Garamond Pro
Druck und Bindung: GGP Media GmbH, Pößneck
Printed in Germany

1997 – HELEN

Beim ersten Ruf der Singdrossel hält Helen nichts mehr im Bett. Der Bauch rebelliert. Das tut er seit ein paar Wochen regelmäßig. Übungswehen, hat die Ärztin gesagt, doch diesmal ist es anders. Seit Stunden schon gewinnt das Drängen in ihrem Leib stetig an Kraft. Basti liegt neben ihr. Er dreht ihr den Rücken zu und schnarcht leise. Sie will ihn nicht wecken. Erst gestern ist er von Montage zurückgekommen. Sie haben sich gestritten. In zischendem Flüsterton, damit die Mädchen nichts hören. Warum sie sich aufrege, hatte er gefragt. Bis das Kind da sei, bleibe er doch zu Hause. Ob ein einziger Abend Ruhe wirklich zu viel verlangt sei? Er wolle ja helfen, aber bevor er irgendwas tun könne, müsse er sich ausruhen.

Sie schlägt die Decke zurück, hievt sich aus dem Bett. Eine neue Welle Schmerz erfasst sie, brennt sich einen Weg durch ihr Rückgrat. Sie drückt sich mit der linken Hand aufs Kreuzbein, die rechte schiebt sie sich zwischen die Zähne, um keinen Laut von sich zu geben. Ausruhen kommt von Ruhe, und wenn der kleine Mann in ihrem Bauch schon keine Rücksicht auf die Bedürfnisse seines Vaters nimmt, dann kann sie Basti den Gefallen wenigstens tun.

Als der Schmerz nachlässt, steht sie auf. Der Bauch drängt nach unten. Es fühlt sich an, als würde dieser Leib, dieser

Bauch, nicht mehr ihr gehören, sondern nur noch dem Kind. Diesem Leben, das achtunddreißig Wochen und drei Tage lang unter ihrem Herzen gewachsen und gediehen ist. Es ist ein seltsames, berauschendes Gefühl. Dass ihr Körper das kann. Dass sie das kann. Neues Leben schaffen. Empfangen, gebären, geleiten – Mutter sein, mit Haut und Haar und Schmerz und Freude. Die Mädchen sind per Kaiserschnitt gekommen. Helen hatte sich eine natürliche Geburt gewünscht. Sehr sogar. Was immer sie an Tipps gehört oder gelesen hatte, wie man ein Kind im Bauch dazu bringen könnte, die Lage zu verändern, hat sie ausprobiert. Sie hat ihre Zehenballen mit Räucherkerzen traktiert, mit einer Taschenlampe in ihre Vagina geleuchtet und so lange eine Brücke gemacht, wie es die geschwollenen Gelenke zuließen. Damals hatte sie noch geglaubt, es liege in ihrer Hand. Dass sie die Lenkerin ihres eigenen Schicksals sei. Geholfen hat es nichts. Die kleine Resi saß mit dem Hintern in Helens Becken fest und bewegte sich kein Stück. Damit hat sie ihrer Mutter eine wichtige Lektion erteilt.

Die Mädchen sind jetzt vier. Vier Jahre für Helen, um zu lernen, was die Alten schon immer wussten, wenn sie sagen: *Es werd wern, wia's werd.*

Auf blanken Sohlen tappt sie aus dem Schlafzimmer. In der Küche stapelt sich das Geschirr vom Abendessen. Abgestandener Tomatensoßengeruch verätzt ihre Nase. Sie braucht Luft. Braucht Weite. Braucht Platz.

Sie stößt die Glastür auf, die von der Küche auf die Terrasse führt, und tritt ins Freie. Dämmerung hängt wie ein Schleier über der Wiese vor dem Haus. Über den Wipfeln der Bäume verraten Streifen aus Gelb und Orange, dass der Tag im Werden ist. Wieder ruft die Singdrossel. Nicht einmal eine Stunde bis Sonnenaufgang. Helen ist eine Waidlerin – eine, die im Bayerischen Wald geboren, hier aufgewachsen ist. Sie kennt die Natur und versteht, was sie ihr sagen will. Nicht jeder Vogel singt zur selben Zeit. Helens Großmutter konnte anhand des Vogelkonzerts auf die Minute genau voraussagen, wann die Sonne aufging. Etwas von diesem Wissen hat sie an Helens Mutter weitergegeben und die an sie. Jetzt, im März, ist es für die meisten Zugvögel noch zu früh. Aber die Singdrossel ist schon da. Ihr freches *Zipp-zipp-zipp* ruft Helen einen Morgengruß zu.

Ihr Haus ist das letzte vor dem Wald. Helen verlässt die Terrasse. Nachtkaltes Gras kitzelt ihre Fußsohlen. Spazierengehen hilft, hat die Hebamme gesagt. Wenn die Wehen dann aufhören, waren es nur Übungswehen, wenn sie stärker werden, weißt du Bescheid. Sie guckt auf die Uhr, merkt sich die Position des Minutenzeigers. Über den Bäumen erklimmt die Sonne den Horizont, schickt Streifen flüssigen Goldes über die Wiese bis zu ihrem Haus. Wo das Licht den Hang berührt, entfaltet sich das pralle Leben. Es ist Frühling. Nicht nur Helens Leib birst von der Kraft des Werdens. Überall um sie herum drängt Neues in die Welt. Zartgrüne Halme warten unter dem toten Wintergras. Hier und da bricht die Erde auf, strecken erste Frühlingsblüher die Köpfe aus dem Boden. Krokusse malen bunte Tupfen auf die Wiese. Im lauen Wind des anbrechenden Morgens wiegen sich die Zweige einer nahen Birke, wispern Helen Mut zu. Du kannst das, flüstern sie, wenn eine neue Wehe sie überrollt. Dafür ist dein Körper gemacht. Du bist ein Teil des ewigen Kreislaufs.

Zehn Minuten Abstand zwischen den Wehen. Dann acht. *Kuckuck,* ruft der Freund der Singdrossel und Helen guckt hin. Sie sieht all das Leben, das im Begriff ist zu sein, sieht all die Kraft um sich herum. Wenn jetzt eine Wehe kommt, krallt sie die Zehen in den feuchten Boden, krümmt ihren Rücken nach hinten, pumpt kalte Morgenluft in ihre Lungen.

Mhhhhh-mhhhh, fällt sie in das Lied der Vögel ein, als die Schmerzen zu stark werden. *Mhhhh-mhhhh-mhhhh.*

Fünf Minuten Abstand. Zeit, ins Krankenhaus zu fahren.

Sie geht zurück ins Haus, ruft Rosi an, die versprochen hat, auf die Mädchen aufzupassen, wenn Basti und sie ins Krankenhaus müssen. Es klingelt kaum, da meldet sich die Stimme ihrer Schwiegermutter. »Ist es so weit?«

»Ich glaube schon.« Plötzlich ist Helen unsicher. Ist es so weit? Kann sie wirklich vertrauen? Auf sich? Auf ihren Körper? Auf das, was das Drängen und Reißen in ihrem Inneren ihr sagt?

»Ich komme«, meint Rosi knapp, und Helen ist froh, als sie den Hörer auflegen kann.

Die Kliniktasche steht gepackt im Flur. Darin sind nicht nur das T-Shirt für die Geburt, Wechselkleidung für hinterher und die Babyausstattung für ihren Sohn, sondern auch Rätselhefte und Energydrinks für Basti. Das war ein Vorschlag von Rosi. Falls Basti langweilig werden sollte während der Geburt.

Im Bad spritzt sich Helen eine Handvoll Wasser ins Gesicht, dann kann sie es nicht mehr aufschieben und weckt ihren Mann.

Er brummt etwas Unverständliches, zieht sich die Decke über den Kopf.

»Wir müssen«, drängt sie. »Die Wehen kommen alle fünf Minuten.« Und dann, als selbst das nicht hilft: »Der Kleine will raus. Dein Sohn will dich kennenlernen.«

Das endlich dringt zu ihm durch. Er schlägt die Decke zurück, blinzelt sie an. Von den Stoppeln seines Barts sehen seine Wangen dreckig aus. »Mein Sohn, hm?« Stolz erhellt seine Miene, springt über von ihm auf sie. Sie grinst. Dass sie nach den Zwillingen ein drittes Kind wollten, hat niemanden gewundert. *A Bua muaß sei,* heißt es nicht umsonst. Helen hätte keinen Sohn gebraucht. Was sie wollte, war eine Schwangerschaft zum Genießen. Einmal *guter Hoffnung* sein, kein Liegen wegen Blutungen in der Frühschwangerschaft, kein doppeltes Bangen, keine Komplikationen und zweifache Belastung, wenn zwei Neugeborene zu unterschiedlichen Zeiten schliefen, Hunger hatten, gewickelt werden mussten. Sie wollte das wachsende Leben in ihrem Bauch und die Vorfreude auf alles, was kommen würde, in vollen Zügen auskosten. Deshalb haben Basti und sie gewartet, bis die Zwillinge vier sind. Jetzt gehen die beiden in den Kindergarten. Sie sind alt genug, um zu verstehen, wenn sie einmal warten müssen, haben eigene Freunde, erobern die Welt manchmal schon ohne sie.

»Ich bin gleich so weit«, verspricht Basti.

»In Ordnung.«

Sie veratmet eine weitere Wehe, überlässt ihren Mann sich selbst und geht in das Zimmer der Mädchen.

Da schlafen sie. Obwohl sie zwei Betten haben, liegen sie meistens in einem, Chrissi mit dem Gesicht an Theresas Schulter gekuschelt, Resis Arm um den Bauch ihrer Schwester gelegt. Die Bettdecke haben sie im Lauf der Nacht weggestrampelt. Die Wärme der anderen ist ihnen genug. Sie sehen so klein aus im Schlaf, so verletzlich und schutzbedürftig. Die Feenwesen auf der Bettwäsche, die rosa Frotteepyjamas, das Schnuffeltuch in Chrissis Hand. Mahnmale ihrer Kindlichkeit.

Eine gewaltige Welle Zärtlichkeit überspült Helen, reißt sie mit, die Kraft vergleichbar mit der Urgewalt der Wehen. Sacht rüttelt sie die Mädchen wach. Chrissi wacht zuerst auf, von jetzt auf gleich und mit einem Lachen auf der Miene, das ihr ganzes Gesicht erhellt. Bei Resi dauert es länger. Vorsichtig blinzelt sie in den Morgen, die Augen groß und prüfend. So war es schon bei der Geburt der Mädchen. Kaum aus dem

Bauch heraus, hat Chrissi gebrüllt wie eine Löwin. Der kleine Körper hat gezittert vor Wut, im Rachen sah man das Zäpfchen vibrieren. Der ganzen Welt hat sie verkündet: Hier bin ich. Da wusste Helen, dass ihre Mädchen sich eine Fruchtblase geteilt hatten, aber doch jede für sich war. Denn Resi war so anders, zwei Minuten vorher, als die Ärzte sie Helen aus dem Bauch geschnitten hatten: still und prüfend und den unfokussierten Blick der Neugeborenen vor abschätzender Neugier geweitet.

Helen setzt sich zu den Mädchen auf die Bettkante und zieht jede ihrer Töchter an eine Seite des Bauchs. Abwechselnd vergräbt sie ihre Nase im Haar der beiden.

»Kommt das Baby?«, will Resi wissen.

»Der Anselm?«, bohrt Chrissi nach und benutzt den Namen, auf den Helen und Basti sich geeinigt haben.

Helen nickt. »Ganz bald schon. Papa und ich fahren jetzt ins Krankenhaus. Aber gleich kommt Oma, ihr seid nicht lange allein. Macht bis dahin einfach noch mal ein bisschen die Augen zu.«

»Wir schaffen das schon, Mama. Mach dir keine Sorgen.« Beruhigend tätschelt Resi Helens Bauch, der sich gerade unter einer Wehe verkrampft. Chrissi kichert, als sie die Beulen sieht, zu denen sich die dicke Kugel verformt.

»Ich weiß, dass ihr das schafft.« Ganz eng drückt sie ihre Mädchen an sich. So nah, wie es nur geht, denn plötzlich fühlt sich all das an wie ein Abschied. Einmal noch, dieses letzte Mal, will sie ihre beiden Kleinen im Arm halten, sie herzen und lieben und ihren Duft nach schlafwarmem Kleinkind atmen. Denn eines weiß sie, spürt es instinktiv, ohne darüber nachdenken zu müssen: Es ist der Lauf der Dinge, die Natur der Sache. Wie auf jeden Winter ein Frühling folgt und auf die Nacht der Tag, so werden Theresa und Chrissi nicht mehr ihre Kleinen sein, wenn Helen mit dem Baby im

Arm und einem Rucksack voller neuer Pflichten aus dem Krankenhaus kommt, sondern die Großen.

HEUTE – THERESA

Vier Kartons.
Zu viel Platz.
Fremde Möbel.

Theresa zieht sich die Decke bis zum Hals, dreht sich auf die Seite. Bei jeder Bewegung sticht ihr eine Springfeder in die Hüfte. Morgen um acht wird sie an ihrer neuen Arbeitsstelle erwartet. Sie sollte schlafen, die Chance für einen guten ersten Eindruck bekommt man nur einmal. Aber sie kann nicht. Im Dunkeln zeichnen sich die Konturen der Umzugskartons ab. Vier lächerliche Kartons. Zwei mit Ausrüstung, einer mit Büchern und einer mit Kleidung und ein paar persönlichen Dingen. Mehr hat sie nicht mitgenommen aus ihrem alten Leben in das neue. Mit jeder Sekunde, die verstreicht, wächst der Druck auf ihrer Brust und macht Schlaf unmöglicher.

Besser, sie kapituliert und versucht es später noch einmal. Sie schwingt die Beine aus dem Bett, tastet mit den Zehen auf dem Boden nach ihren Hausschuhen, da sieht sie aus dem Augenwinkel einen Schatten am Fenster. War das ein Gesicht? Ihr Kopf ruckt herum, sie nimmt eine Bewegung wahr. Aber da ist nichts. Nur die Äste einer Birke, die sich im Wind wiegen.

»Gott, was bist du für eine Stadtpflanze geworden.« Sie

schüttelt über sich selbst den Kopf. Als Kind hat sie sich nicht mal vor Gewittern gefürchtet. Ganz oft hat sie Chrissi früher in den Arm genommen, wenn Mama und Anselm im Krankenhaus waren und es gewittert hat.

»Musst keine Angst haben«, hat sie dann gesagt. »Siehst du den Mond? Der ist unser Freund. Der passt auf uns auf.«

Auch jetzt sucht sie nach dem Mond im Fenster, als sie vom Schlafzimmer in die Küche tappt, aber der Winkel ist nicht richtig. Von ihrer neuen Erdgeschosswohnung aus sieht sie nur auf den Parkplatz vor dem Museum, die kleine Baumgruppe dort in der Mitte und eine Bank. Etwas stimmt da nicht. Wieder glaubt sie zuerst an ein Spiel der Schatten, aber das ist es nicht. Da steht wer, halb verborgen von dem Stamm einer Kastanie, und sieht genau zu ihr herüber.

Ihr Herz macht einen Satz, sie springt vom Fenster weg. Wer um alles in der Welt drückt sich um kurz nach elf am Abend auf dem Parkplatz des verlassenen Moorerlebniszentrums herum und starrt zu ihr in die Wohnung? Das hier ist nicht die Stadt, wo vierundzwanzig-sieben immer jemand unterwegs ist, sondern Moosbrunn, wo pünktlich um sechs die Bürgersteige hochgeklappt werden und es spätestens nach dem Fernsehhauptprogramm heißt: Gute Nacht. Sie muss sich getäuscht haben. Wie schon vorhin, als sie geglaubt hat, ein Gesicht am Fenster zu sehen. Nur langsam beruhigt sich ihr Puls, zurück bleibt eine bebende Nervosität. Das Glas Wasser wird eine immer bessere Idee.

Beim Aufdrehen gurgelt die Leitung. Der Hahn spuckt hustend ein paar Tropfen aus, ehe er einen gleichmäßigen Strahl zustande bringt. Theresa bereut, noch nicht einkaufen gewesen zu sein, bevor sie die Wohnung bezogen hat. Wasser aus einer sterilen PET-Flasche wäre ihr jetzt lieber, aber es ist, wie es ist, und sie muss halt nehmen, was es gibt.

Wie immer, wenn ihr etwas nicht geheuer ist, macht ihr Hirn Purzelbäume. Ihr fallen Dinge ein, die vollkommen überflüssig sind. Dass das Leitungswasser ganz anders schmeckt als in München zum Beispiel. Irgendwie salziger, mit einem leicht metallischen Nachgeschmack. War das früher auch so? Sie kann sich nicht erinnern. Dabei wüsste sie schon gerne, ob der seltsame Geschmack mit dem Unterschied im Grundwasser zu tun hat oder an den alten Leitungen in diesem Haus liegt. Wenn es sich irgendwie vermeiden ließe, würde sie auf eine Bleivergiftung gerne verzichten. Gerade will sie das Glas wegstellen, da huscht eine Gestalt am Küchenfenster vorbei.

Also doch! Diesmal lässt ihr Puls sich nicht so leicht beruhigen. Ihr Herz hämmert gegen die Rippen. Ihre Finger krampfen sich um das Glas. Damit sie eine Waffe hat, wenn es drauf ankommt. Wenn das dort draußen wirklich ein Einbrecher ist. Oder ein Stalker. Zwei Schritte geht sie in Richtung Fenster, dann stoppt sie.

Was soll der Blödsinn? Sehr bewusst zwingt sie sich, zu atmen. Einatmen. Halten. Ausatmen. Immer länger aus als ein. Das ist wichtig, hat ihr eine Kollegin vom Institut mal erzählt, die regelmäßig zum Yoga geht. Weil mit dem Ausatmen alles Schlechte Körper und Geist verlassen kann. Als sie das Prozedere dreimal wiederholt hat, geht es ihr besser. Wer sollte denn bitte in eine Wohnung einbrechen, die jahrelang leer gestanden hat? Und der Gedanke mit dem Stalker ist noch lächerlicher. Außer ihrer Doktormutter und dem Typen vom Museum, mit dem sie im Laufe des kommenden Jahres zusammenarbeiten wird, weiß niemand von ihrer heutigen Ankunft. Das war ihr wichtig. Das Letzte, was sie gebrauchen kann, ist, dass ihre Ankunft im Bayerischen Wald wie die Rückkehr der verlorenen Tochter gefeiert wird. Noch unangenehmer ist nur die Vorstellung, dass niemand sie begrüßt und sie alle wie eine Aussätzige behandeln. Das draußen vor der Tür müssen also Schatten sein. Geister aus der Vergangenheit wie die, von denen sie sich als Schulkinder erzählt haben, um sich gegenseitig Angst zu machen.

Gerade hat sie sich so weit zu glauben, dass sie sich alles nur eingebildet hat, da scheppert es vor der Haustür. Es klingt, als wäre etwas zu Bruch gegangen. Einer der leeren Blumenkübel vielleicht, die noch von den Leuten stammen, die früher in dem Haus gewohnt haben, das jetzt zum Museum gehört.

Okay, Schluss. Es ist genug. Geister aus der Vergangenheit zertreten keine Blumenkübel. Wenn sie heute irgendwann noch mal ein Auge zumachen will, muss sie nachsehen, wer oder was da vor dem Haus rumschleicht. Die Angst macht ihre Gedanken ganz flattrig. Vielleicht war das da draußen ja nur ein Waschbär. Weil Waschbären keine natürlichen Feinde haben und wahre Anpassungskünstler sind, kommen sie sowohl in ländlichen Gebieten als auch in der Stadt gut zurecht. Ursprünglich stammen die Kleinbären aus Nordamerika, aber über den Pelzhandel sind sie nach Europa gekommen. Aus anderen Regionen Deutschlands sind sie heute schon nicht mehr wegzudenken, aber letztens hat sie gelesen, dass auch in Bayern immer häufiger Waschbären gesichtet werden. Mit ihren schwarz umrandeten Augen könnte man ihr Gesicht im Dunkeln durchaus für menschlich halten, oder nicht? Ihr Gesicht vielleicht schon, ihre Gestalt eher weniger. Sie schließt kurz die Augen, atmet zittrig ein und aus. Ist ja nett, dass ihr Hirn Zufallsfakten ausspuckt, um sie zu beruhigen, aber könnte es sich dabei nicht etwas mehr anstrengen? Das war ganz sicher kein Waschbär dort draußen. Das vorhin zwischen den Bäumen war ein erwachsener Mann, und wenn das kein Grund ist, um Angst zu haben, was dann? Wenn sie nicht bald herausfindet, wer oder was um ihr Haus schleicht, wird sie heute Nacht keine Ruhe mehr finden.

In dem kleinen Flur, der zu ihrer neuen Wohnung gehört, sieht sie sich nach einer Waffe um. Nicht nach einer richtigen Waffe natürlich. Nur nach etwas, womit sie sich zur Not gegen ein Wildtier verteidigen könnte. Ihr Blick fällt auf einen alten Teppichklopfer im Schirmständer. Der tut's.

Sie schnappt sich das Teil und schleicht aus dem Haus. Tatsächlich ist einer der beiden Blumenkübel, die auf der zweistufigen Treppe standen, die zur Haustür führen, zerbrochen. Die Scherben liegen über die Stufen verteilt. Von dem Verursacher des Malheurs ist weit und breit keine Spur. Sie verstärkt den Griff um den Teppichklopfer, geht der Länge nach das Erdgeschoss des Hauses ab, alle Fenster, an denen sie geglaubt hat, jemanden zu sehen. Doch da ist nichts. Nur Gras und Unkraut und Löwenzahn, der sich zwischen Schotter und Steinplatten einen Weg sucht.

Obwohl es tagsüber recht warm war, kriecht ihr nun Kälte unter den Stoff des Pyjamas. Gänsehaut rieselt ihr Rückgrat entlang, lässt sie schaudern. All ihre Sinne sind aufs Äußerste gereizt. Irgendwo hier draußen schleicht ein Räuber ums Haus. Die Frage lautet: Wer schnappt wen zuerst?

Sie erreicht die Hausecke. Im ersten Stock brennt Licht. Ihr neuer Kollege ist zu Hause, er kann es also nicht gewesen sein, der heimlich um das Haus geschlichen ist und in ihre Fenster geschaut hat. Soll sie ihn um Hilfe bitte? Kurz erwägt sie den Gedanken, dann schüttelt sie innerlich den Kopf. Jungfer in Nöten ist nicht die Rolle, in der sie sich ihrem neuen Kollegen vorstellen möchte. Als Biologin hat sie oft genug mit Männern zu tun, die sie nicht ernst nehmen, nur weil sie eine Frau ist. Im Museum werden sie autarke Einsatzbereiche haben. Sie kümmert sich um die fachliche Beratung beim weiteren Ausbau des Moorerlebniszentrums und ihre

Forschungsarbeit, er ist als Museumspädagoge für die Öffentlichkeits- und Besucherarbeit zuständig. Das Letzte, was sie gebrauchen kann, ist, dass er sie nicht für voll nimmt, weil sie Angst vor Gespenstern hat.

Immer noch wachsam, schiebt sie sich im Schutz der Mauer vorwärts, während sie mit dem Kopf um die Ecke schielt. Da! Eine Gestalt. Dunkel gekleidet. Sie steht direkt am Fenster, die Hände ans Glas gepresst, um besser hineinschauen zu können.

Theresa handelt, ohne zu denken. Sie macht einen Satz nach vorne, reißt den Teppichklopfer in die Höhe, lässt ihn auf den Spanner niedersausen.

»Au! Was …?« Der andere fährt herum, hält die Hände schützend vors Gesicht, doch Theresa kann sich nicht mehr stoppen. Immer wieder lässt sie den Teppichklopfer niedersausen.

»Es tut mir leid«, jammert der Spanner, »das wollte ich nicht. Ich wollt dich nicht erschrecken. Ich wollt doch nur …« Ihre Hiebe unterbrechen sein Gestammel. Selbst als der Teppichklopfer sich in seine Einzelteile auflöst, weil die Rattanstäbe ungefähr genauso alt sein müssen wie der Rest der Möblierung ihrer neuen Wohnung, kann sie nicht aufhören.

»Was soll das?«, brüllt sie zurück. »Niemand schleicht zufällig nachts um ein Haus! Verzieh dich, du Scheißkerl! Wenn du dich noch mal hier blicken lässt, ruf ich die Polizei.«

Ein Teil von ihrem Gehirn registriert, dass er nicht versucht zu fliehen. Er verteidigt sich nicht einmal. Er duckt sich nur, so gut es geht, unter den Schlägen weg und schützt mit den Armen sein Gesicht. Doch dieser Teil von ihrem Hirn hat gerade nicht das Sagen. Zu dicht sitzt die Angst unter der Oberfläche. *Fight or Flight,* heißt es in der Biologie, und sie hat sich für Kämpfen entschieden.

»Hallo? Hey!« Erst als sich eine dritte Stimme über das Chaos erhebt, wird sie wieder Herrin über Nebennierenrinde, Nebennierenmark und Hypophyse. Auch wenn die weiterhin jede Menge Stresshormone durch ihren Körper pumpen, gelingt es Theresa endlich, den Teppichklopfer zu senken. Beziehungsweise das, was von ihm übrig geblieben ist. Ihre unmittelbare Umgebung hat sich in ein Schlachtfeld verwandelt. Überall liegen Rattanbrösel. Sie stützt die Hände auf die Oberschenkel, atmet schwer. Sie kann sich vorstellen, wie sie aussehen muss. Im Pyjama, mit Hausschlappen an den Füßen und einem Teppichklopferskelett in der Hand. Dazu die verwuschelten Haare und der wirre Blick. Angst und Stress weiten die Pupillen, dagegen kann sie nichts machen.

»Will mir mal jemand erklären, was hier los ist?« Der Neuankömmling stellt die Frage, deren Antwort auch sie gerne wüsste. Doch ihr Opfer scheint ebenso wenig gewillt, Licht ins Dunkel der Situation zu bringen wie sie.

Der andere seufzt. »Okay. Warum gehen wir nicht erst mal rein zu mir und klären das? Muss ja nicht das ganze Dorf mitbekommen, was hier vor sich geht. Ich heiße übrigens David.«

O nein.

»David Oswald.«

Oooooooh nein!

Er streckt ihr die Hand hin, und weil ihr Körper weiß, was die angemessene Reaktion darauf ist, schlägt sie ein.

Der Typ, den sie mit dem Teppichklopfer verdroschen hat, murmelt etwas, das man mit gutem Willen als Zustimmung werten könnte. Jetzt, wo ihr Parasympathikus dafür sorgt, dass ihr Stoffwechsel sich wieder normalisiert, erkennt sie auch, dass der Spanner kein Mann ist, sondern ein halbes Kind. Vierzehn, vielleicht fünfzehn Jahre alt. Seine Körpergröße muss sie zunächst getäuscht haben, denn er ist locker einen

Kopf größer als sie. Doch seine Schultern sind die eines Kindes, und er hat die überlangen Gliedmaßen, die so typisch für Jugendliche in diesem Alter sind. Immer noch schüttelt sie David Oswalds Hand. Sie spürt die Berührung nicht, Schock macht ihre Finger ganz taub. Sie hat ein Kind geschlagen! Sie hat ein Kind geschlagen, und David Oswald hat es gesehen. Ihr neuer Kollege! Wo bitte ist ein Loch im Boden, wenn man es gerade gebrauchen kann? So hat sie sich das Kennenlernen mit dem Mann, mit dem sie in den kommenden zwölf Monaten Hand in Hand zusammenarbeiten muss, ganz sicher nicht vorgestellt.

David führt sie und den Jungen hoch in den ersten Stock. Ihre Wohnungen haben den gleichen Grundriss. Da hören die Ähnlichkeiten allerdings auch schon auf. Direkt nach dem Eintreten finden sie sich in einer Art Hippie-Wohlfühloase wieder. Sicher hat das Institut auch Davids Wohnung möbliert, doch er muss den Großteil der alten Teile rausgeschmissen haben. Statt eines abgeschabten Echtledersofas in Anthrazit liegt bei ihm eine bunt bezogene Matratze mit jeder Menge Kissen auf gestapelten Europaletten. Der Sofatisch war früher vermutlich eine Weinkiste, vielleicht sogar die, aus der die Flaschen kamen, die jetzt als Kerzenständer dienen. Über die Auslegware auf dem Fußboden hat er PVC gelegt, das vom Muster her marokkanische Fliesen imitiert. Auf einem Wandregal steht eine Shisha. Außerdem ziert die Wände jede Menge abgefahrene Kunst. Afrikanische Holzmasken, ein Baumscheibenmobile, ein zweites, an dem Knochenfragmente und Zähne an Fäden von einem Querholz hängen. Bilder, die eher von Enthusiasmus als von der Fertigkeit der Schaffenden zeugen. Vor einem Fenster hängt ein höchstwahrscheinlich selbst gemachter Vorhang aus verschiedenen Muschelschalen. An lange Schnüre geheftete Polaroidfotos zeigen fröhliche Menschen auf Dachterrassen, am Strand, im Dschungel.

Der Junge kommt aus dem Staunen gar nicht mehr heraus. Dass er nicht allzu viel von persönlichen Grenzen hält, hat er am heutigen Abend bereits bewiesen. Auch jetzt macht er sich nichts daraus. Mit offenem Mund streift er durch das Wohnzimmer, saugt alle Eindrücke in sich auf. Theresa kann ihn verstehen. Sie hat die letzten fünfzehn Jahre in der Großstadt gewohnt, aber selbst für sie ist das hier ganz schön viel.

David schiebt sich an ihnen vorbei. »Setzen wir uns doch erst einmal.« Er deutet auf das Palettensofa. »Wollt ihr was trinken? Ich hab Fassbrause.« Er guckt zu dem Jungen, dann richtet er die Aufmerksamkeit auf sie. »Oder vielleicht einen Schnaps auf den Schreck?«

Der Junge grinst. »Ich nehm ’nen Schnaps.«

»Ganz sicher nicht!«, protestieren David und sie wie aus einem Mund.

»Warum? Ich bin schon achtzehn.«

David zieht eine Augenbraue hoch.

»Okay, siebzehn.«

Die zweite Augenbraue gesellt sich zur ersten. »Zwölf, allerhöchstens.«

»He! Ich seh nicht aus wie zwölf. In echt bin ich sogar ziemlich groß für mein Alter.«

»Und welches Alter ist das?«

Er sackt in sich zusammen. »Vierzehn. Aber ich werde bald fünfzehn. Nicht mal mehr sechs Wochen.«

»Also im besten Fassbrausenalter«, meint David fröhlich und wendet dann ihr fragend den Blick zu.

»Für mich auch eine«, sagt sie.

David nickt. »Zwei Fassbrausen kommen gleich.« Er verschwindet in Richtung Küche, und sofort legt sich Verlegenheit zwischen sie und den Jungen. Er lässt den Kopf hängen, schaut aber immer wieder verstohlen zu ihr hoch. So, als könnte er gar nicht anders. Wahrscheinlich sollte sie sich bei ihm entschuldigen, aber immerhin war er es, der nachts um ihr Haus geschlichen ist und ihr eine Heidenangst eingejagt hat.

Zwei Erdzeitalter später kommt David endlich mit den Limoflaschen zurück. Er reicht erst ihr eine, dann dem Jungen. Das Glas ist kühlschrankkalt. Bevor sie einen Schluck trinkt, presst sie es gegen ihre Schläfe. Dorthin, wo sich die Anspannung der vergangenen Viertelstunde zu einem pochenden Knoten verdichtet hat.

Der Junge leert die Hälfte der Flasche in einem Zug, unterdrückt einen Rülpser und sieht sich wieder im Wohnzimmer um. »Echt krass, was Sie aus der Wohnung gemacht haben. Dabei sah die Bude hier oben doch anfangs sicher genauso aus wie die unten.«

»Und wie es da aussieht, weißt du so genau, weil du mir nachts ins Schlafzimmer gespannt hast. Schon mal überlegt, dass das illegal ist?«

»Hey, ich hab nicht gespannt. Ich wollte nur gucken, ob du schon da bist. Ich war neugierig, okay?«

»Neugierig worauf? Welche Farbe mein Schlafanzug hat? Gibt es nicht für genau solche Kicks das Internet?«

»Ich bin doch kein Perverser, Mann! Ich …«

»Okay, okay, können wir mal einen Gang zurückschalten?« Wieder ist David die Stimme der Vernunft. »Vielleicht stellen wir uns erst mal gegenseitig vor. Wie ich heiße, wisst ihr ja schon. Und du musst Theresa sein, oder? Wir arbeiten ab morgen zusammen im Museum.«

Sie nickt. Der Zug, vorzugeben, sie sei eine andere, ist längst abgefahren.

»Bleibst nur noch du.« Auffordernd sieht David den Jungen an.

»Wenn ich euch jetzt sage, wer ich bin, ruft ihr sicher meine Eltern an, und die flippen dann total aus.«

»Zu Recht.« Jedes Mal, wenn Theresa den Mund aufmacht, kommen Gift und Galle raus. Diese ganze Situation ist ihr schrecklich peinlich. Hier sitzt sie im Schlafanzug im Wohnzimmer ihres zukünftigen Kollegen und muss erklären, warum sie einen Minderjährigen verprügelt hat. Aus den Unterlagen, die sie zur Vorbereitung auf diesen Job bekommen hat, weiß sie, dass David Oswald Sozialpädagoge ist. Die Zusatzqualifikation in Museumspädagogik hat er in einem postgradualen Studium erlangt. Kein Wunder, dass er ganz Verständnis und Deeskalation ist, während die Anwesenheit eines Kindes in ihrer Gegenwart sie fast noch mehr stresst als die Vermutung, ein Stalker würde um ihr Haus schleichen. »Gehören Kinder in deinem Alter zu der Zeit nicht ins Bett?«

»Nee, das ist kein Problem. Meine Eltern merken gar nicht, wenn ich nachts aussteige, die sind viel zu sehr mit den Kleinen beschäftigt. Aber zu dir zu gehen, hat mir meine Mutter ausdrücklich verboten.«

»Zu mir?« Theresa versteht nicht. »Warum sollte dir irgendwer verbieten, mich kennenzulernen? Es weiß doch niemand, dass ich ankomme.«

»Hä? Das wissen alle! Die Frau Berndl hat es der Frau Emlinger erzählt, weil sie doch die Wohnung hier unten fertig gemacht hat und deshalb allen möglichen Kram im Supermarkt gekauft hat, den sie sonst nie kauft. Und die Frau Emlinger hat es dann allen anderen erzählt. Dass die Resi Radinger wieder zurückkommt und dass vor allem meine Mam sich bestimmt freuen muss, weil ihr euch ja schon so lange nicht mehr gesehen habt und so.«

Frau Berndl ist die Besitzerin des Hauses, das an das Moorerlebniszentrum anschließt, und damit so was wie Theresas neue Vermieterin, und den Emlingers hat schon früher der einzige Supermarkt im Umkreis von zwanzig Kilometern gehört. Das hat sich offenbar in den vergangenen fünfzehn Jahren nicht geändert, aber darum geht es im Moment nicht.

»Wie alt bist du noch mal, sagtest du?«

»Vierzehn.«

»Und deine Mutter …«

»… will nicht, dass ich dich kennenlerne. Sie sagt, ich habe bei dir nichts zu suchen. Dabei habe ich echt schon oft noch dir gefragt. Ich wollte dich schon total lang mal kennenlernen, und da dachte ich, das könnte jetzt endlich meine Chance sein.«

Sie schluckt trocken. Selbst die Fassbrause hilft nicht gegen das plötzliche Kratzen im Hals. »Du bist …« Noch einmal schluckt sie. Es auszusprechen, würde es wahr machen. Würde bedeuten, dass Worte, die vor fünfzehn Jahren in Wut ausgesprochen wurden, noch immer gelten.

Noch einmal atmet sie durch, dann gibt sie sich einen Ruck. »Du bist Korbinian. Korbinian Bachmair.«

»Eigentlich nennen mich alle Korbi.« Er grinst. Auf einmal ist es so offensichtlich. Die Farbe seiner Haare, die Form seines Kinns. »Du bist meine Tante. Tut mir leid, dass ich dich erschreckt habe«, schiebt er nach, da kämpft sie immer noch mit der Titulierung. Tante. Natürlich weiß sie, dass Chrissi Kinder hat. Drei Stück an der Zahl, und doch hat sie nie darüber nachgedacht, dass das auch für sie eine Bedeutung hat. Dass Chrissis Mutterschaft sie zu einer Tante macht.

»Schon vergessen«, sagt sie, und das stimmt. Im Vergleich zu dem, was Korbi ihr gerade eröffnet hat, war der Schreck, eine fremde Gestalt vor dem Fenster zu sehen, gar nichts.

Zum Glück übernimmt von da an wieder David das Ruder. Er lässt Korbi schwören, nie wieder durch die Fenster fremder Leute zu gucken. Außerdem legt er ihm nahe, demnächst offen auf andere zuzugehen, wenn er sie kennenlernen will, und dass es ratsam wäre, sich mit seinen Eltern auszusprechen, statt hinter ihrem Rücken durch die Nacht zu schleichen. Zuletzt besteht er darauf, Korbi mit dem Auto nach Hause zu fahren. Weil es zu spät für einen Vierzehnjährigen ist, um noch allein unterwegs zu sein.

Theresa verabschiedet die beiden an ihrer Wohnungstür im Erdgeschoss.

»Bis morgen dann«, meint David. »Wir sehen uns ja in ein paar Stunden drüben im Museum.«

»Gute Nacht, Tante Resi«, sagt Korbi, und obwohl sie es nicht will und es total absurd ist, weil sie nichts mehr mit dieser Gegend hier verbindet, außer ein Job, den sie eigentlich gar nicht annehmen wollte, und sie gerade erst erfahren hat, dass Chrissi sie wirklich und wahrhaftig nicht wiedersehen will, fühlt es sich zum ersten Mal ein bisschen an wie Nach-Hause-Kommen.

HEUTE – THERESA

Es riecht nach Farbe und Lösungsmitteln. Die Böden glänzen, auf den Treppengeländern und Glasscheiben gibt es keine Fingerabdrücke. Erst vor wenigen Tagen hat das Moorerlebniszentrum seine Türen für Besucherinnen und Besucher geöffnet. Die Ausstellung hat eine gemischte Arbeitsgruppe aus Biologinnen, Museumspädagogen, Vertreterinnen des Tourismusverbands, Geologen und Ökologinnen kuratiert. Kein Wunder, dass Theresa ein bisschen das Gefühl hat, sich in ein gemachtes Nest zu setzen. Aber so ist es nun einmal in der wissenschaftlichen Welt. Man geht dorthin, wo die Jobs sind. Hätte sie es sich aussuchen können, hätte sie bestimmt nicht den Bayerischen Wald gewählt. Das Chaos vom Vorabend ist der beste Beweis dafür, wie richtig ihr Bauchgefühl in dieser Sache lag.

Als sie eintritt, schaut David von hinter dem Empfangstisch auf. Sein Lächeln wirkt ehrlich, nicht, als würde er sich an die Irre mit dem Teppichklopfer erinnern und sich innerlich über sie lustig machen.

»Da bist du ja.« Er wirft einen Blick zu der Wanduhr über dem Haupteingang. »Pünktlich auf die Minute.«

»Irgendwie muss ich den Eindruck von gestern Abend ja wiedergutmachen. Oder es zumindest versuchen.«

»Ach, so schlimm war das nicht. Um ehrlich zu sein, fand

ich es ziemlich amüsant. So viel Action erlebt man auf diesem Fleckchen Erde sonst ja eher nicht.«

Sie denkt an seine Wohnungseinrichtung mit den Fotos von überall auf der Welt, seine hippen Freunde und die exotischen Reisemitbringsel. In seiner Vita hat sie gelesen, dass er nicht nur in Berlin studiert, sondern nach dem Abitur ein internationales Freiwilliges Soziales Jahr in Mexiko-Stadt verbracht hat, wo er Kindern auf den Müllkippen Lesen beigebracht hat, und zum ersten Mal sieht sie ihn sich richtig an.

Er muss ungefähr in ihrem Alter sein. Anfang, höchstens Mitte dreißig. Statt wie gestern in Jogginghose und ausgeleiertem T-Shirt steht er heute in cognacfarbener Cordchino, mit bis zu den Ellenbogen hochgekrempeltem eierschalenfarbenem Leinenhemd und karierter Wollweste vor ihr. Was bei anderen bieder aussehen würde, wirkt bei ihm hip. Das mag an dem Septum-Piercing liegen oder an dem Schal mit Paisley-Muster, den er sich kunstvoll um den Hals geschlungen hat. Doch am auffälligsten sind seine Augen. Warm ist das erste Wort, das ihr zu ihnen einfällt, und so dunkel wie frisch gestochener Torf. Kontur verleihen seinem Gesicht der Dreitagebart und die kräftigen Augenbrauen. Überhaupt ist er ziemlich haarig. Die wilden schwarzen Locken und die feinen Härchen auf den Unterarmen siedeln ihn optisch irgendwo zwischen französischem Liebhaber und Brennpunktlehrer in Köln-Finkenberg an. Natürlich ist Moosbrunn für ihn ein Synonym für Hinterwäldlerhausen, und irgendwie tut es gut zu wissen, dass es wahrscheinlich nicht nur sie nicht ganz freiwillig in den Bayerischen Wald verschlagen hat.

Sie muss zu lange gestarrt haben, denn wieder ist er es, der den Gesprächsfaden aufnimmt.

»Wie starten wir? Soll ich dich erst mal herumführen? Oder möchtest du zuerst dein Büro sehen?«

»Lass mich am besten meine Tasche ablegen, dann kann es losgehen.«

Wie erwartet, macht das Büro nicht viel her. Es ist ein Raum unter dem Besucherbereich im Kellergeschoss mit zwei Schreibtischen, einer Reihe Metallregalen und diversen Messinstrumenten. Natürliches Licht kommt nur durch einen länglichen Lichtschacht, den Rest erledigen Leuchtröhren.

»Die anderen Büros sind oben hinter dem Empfang«, erklärt David. »Du kannst dich hier also ausbreiten, wie du willst. Das Labor ist nebenan, aber da kenne ich mich nicht aus. Ich soll dir nur den Schlüssel überreichen. Außer mir und dir arbeiten die meisten hauptsächlich remote von zu Hause aus und kommen nur ein- oder zweimal pro Woche ins Museum, um am Empfang auszuhelfen und so.« Mit großer Geste fördert er einen Schlüsselbund aus seiner Hosentasche zutage und legt ihn neben die Computertastatur auf den Schreibtisch. »Mit dem Rest kennst du dich aus, hat man mir gesagt.«

Sie nickt und stellt ihre Tasche unter einen der beiden Schreibtische. Dann richtet sie ihren Blick wieder auf David. »Dann also los. Zeig mir dein Reich.«

Im Großen und Ganzen teilt sich der Besucherbereich des Moorerlebniszentrums in zwei grobe Abschnitte: Im Erdgeschoss wird die erdhistorische Entwicklung der Gegend beleuchtet. Auf Knopfdruck erzählen Fichten, Eiben und Buchen ihre Geschichte. In einem wimmelbildartigen Mural kann man mit einer Fernrohrattrappe nach typischen Bewohnern des Moorwalds suchen. Trifft man mit dem Fernrohr die richtige Stelle an der Wand, leuchtet das entsprechende Tier auf. Ein Rothirsch guckt aus dichtem Dickicht auf die Betrachtenden, am Ufer eines Baches versteckt sich eine Wasserspitzmaus, ins Visier genommen von einem Uhu auf der Jagd.

Schaubilder erklären die Unterschiede zwischen Hochmooren, Niedermooren und Zwischenmooren, ein durchsichtiger Tank zeigt die verschiedenen Erdschichten eines Moores.

In den oberen Besucherbereich geht es durch einen lang gezogenen Tunnel, an dessen Wände Videoeinspieler projiziert werden. Er verdeutlicht die jahrmillionenlange Entwicklung der verschiedenen Landschaften dieser Gegend. Jahrtausende sind die Sekunden unserer Erde, hat einer ihrer Professoren an der Uni gesagt, und dem Museumsteam ist es gelungen, das einzufangen. Während Theresa und David den Tunnel entlanggehen, verändert sich die Landschaft auf den Tunnelwänden. Sie laufen durch einen Hain von Moorbirken, die es bereits vor 13 000 Jahren im Bayerischen Wald gab, umringt von Sanddorn und Wacholderbüschen. *12 500,* blinkt auf der Leinwand auf, und aus der Ferne läuft eine Gruppe steinzeitlicher Jäger auf sie zu. Mit der Wärmezeit vor 10 500 Jahren erblüht die Vegetation. Es kommen Heidelbeersträucher, Ahornbäume und zahlreiche Kleintierarten dazu. Vor 8000 Jahren sieht es beinah schon aus wie heute: Fichten besiedeln den Boden, immer öfter treffen sie Menschen auf der Reise durch die Zeit. Hirten und Jäger in richtiger Kleidung. Sie ernähren sich von den Früchten der Haselsträucher, mahlen Mehl aus Bucheckern und suchen Schutz im Schatten mächtiger Buchen. Der Boden ist über und über bewachsen mit Farnen und Gräsern. Vor rund 1100 Jahren dann beginnt die späte Warmzeit, in der wir uns auch heute noch befinden. Es ist das Mittelalter. Durch den Wald und über das Moor kommen Reisende von überall aus Europa und der Welt. In den Glashütten der Gegend werden kostbare Kelche, Gläser und Vasen hergestellt. Die Menschen sind gläubig und arbeitsam.

Mit eingezogenem Kopf schlüpft Theresa auf der anderen Seite aus dem Tunnel. Ihr Mund steht vor Begeisterung offen.

»Das ist …«, sie sucht nach den richtigen Worten, »… echt eindrucksvoll.«

David lächelt. »Ja, zum Glück hat man mittlerweile begriffen, dass Lernen Spaß machen muss. Wir können Kindern Schreiben, Rechnen und Lesen beibringen, soviel wir wollen; wenn wir ihnen nicht mitgeben, dass sich damit mehr machen lässt, als gute Noten in der Schule zu bekommen, können wir uns die Mühe eigentlich gleich sparen.«

Eine Erinnerung flackert in ihrem Gedächtnis auf. Frau Loibl, ihre Klassenlehrerin von der sechsten bis zur neunten Klasse, die mit Gummistiefeln in einem Bachlauf steht. Mit der einen Hand rafft sie ihr knielanges Blümchenkleid, mit der anderen hält sie einen Kescher, um im Wasser nach Wasserasseln, Steinfliegenlarven und Wasserläufern zu fischen. Theresa hat sie die große Ehre anvertraut, nach jedem erfolgreichen Fang die Beute aus dem Kescher in ein Glasgefäß zu geben. Noch heute spürt Theresa das Pochen ihres Herzens in der Brust, als sie zum ersten Mal begreift, dass der Mensch nur eine Art von vielen ist. Dass es, auch verborgen vor den Augen der Menschen, kreucht und fleucht und vor Leben pulsiert. Hätte es Frau Loibl nicht gegeben, stünde sie heute nicht hier. Wie vieles wäre dann anders.

»Und hier oben ist der Ausstellungsteil, in dem es um das Leben der Menschen in der Gegend geht, nicht wahr?« Als brave zukünftige Mitarbeiterin hat sie sich natürlich über das Zentrum informiert.

»Genau. Es gibt Informationen zu Waldwirtschaft, zu Migration und Integration. Zum Leben im Schatten des Eisernen Vorhangs und den Aussichten, die junge Menschen aus der Region heute haben.«

»Jetzt sind wir also schon museumswürdig. Wer hätte das gedacht?« Sie weiß, dass es im Grunde eine gute Sache ist. Dass Ausstellungen wie die im ersten Stock ihres neuen

Arbeitsplatzes Brücken bauen und Vorurteile verringern sollen. *Wir sind wie ihr,* sagen die Schaubilder zu den Touristen. *Seid stolz auf eure Herkunft,* ermutigen sie die Jugendlichen aus der Gegend, die künftig schulklassenweise durch das Moorerlebniszentrum geschleift werden. Ihr flüstern sie alle nur eines zu, und das ist das Wort »Verräterin«.

Im Foyer des Museums klingelt die Türglocke und kündigt Besucher an.

»Ich muss dann mal«, sagt David. »Du findest dich zurecht?«

Theresa nickt. Er wendet sich ab und sprintet die Treppe hinunter, die neben dem Tunnel zurück ins Erdgeschoss führt. Unbeobachtet jetzt, geht sie erneut die Exponate ab, sieht in die Gesichter auf den alten Fotos. Nicht wenige der Nachnamen sind ihr vertraut: Schreil, Sendbühler, Zeitlköfler. Heute sind die wenigsten von ihnen noch Bauern, aber Waidler sind sie geblieben. Die Kinder ihrer Kindeskinder sind mit Theresa zur Schule gegangen. Ein Name bedeutet hier etwas. Er ist ein ewiges Erbe, das aus Erde erwachsen ist, auf der der Bayernwald sich erhebt.

Ein Kind, dem sie einen Namen geben wird, wird es niemals geben. Dafür hat sie gesorgt.

Der Schmerz trifft sie unvermittelt und so heftig, dass er ihr den Atem nimmt. Sie presst beide Hände auf den Bauch, wo die Leere sich zu einem eisigen Knoten verkrampft.

Sie hat kein Recht auf diesen Schmerz, hat ihn sich selbst ausgesucht. Ihre Gründe waren gut, und sie gelten noch immer.

»Theresa?« Davids Stimme reißt sie aus den Gedanken. »Besuch für dich.«

Mit dem Handrücken wischt sie sich Feuchtigkeit von den Wangen. »Gleich.« Sie hat eine Ahnung, wer im Foyer auf sie wartet, und ihre Intuition liegt richtig.

Korbi lehnt mit dem Hintern am Empfangstresen, ein Skateboard lässig unter einen Arm geklemmt. Als er sie kommen sieht, grinst er unter dem Schirm seines Käppis hervor.

»Der junge Mann hier hat gefragt, ob wir nicht einen Job für ihn haben.« Auch David kann sich das Grinsen nicht verkneifen. Dass es zwischen ihr und Korbinian eine Geschichte geben muss, ist offensichtlich, und ihr neuer Kollege ist niemand, der sich für seine Neugier schämt. Er zwinkert ihr zu und fährt fort: »Zur Not auch ehrenamtlich. Ein unbezahltes Praktikum als Wiedergutmachung für seine Vergehen.«

Theresa verdreht die Augen. »Hast du keine Schule?«

»Habt ihr nicht auch am Nachmittag geöffnet?«

Genau so hätte auch Chrissi reagiert, wenn sie sich etwas in den Kopf gesetzt hat. Theresa verschränkt die Arme vor der Brust und schiebt sich an Korbi vorbei in Richtung Personalausgang, von wo es nach unten zu ihrem Büro geht. Ihm ins Gesicht zu sehen, bringt sie nicht fertig.

»Sorry, Kleiner, aber Personalentscheidungen liegen nicht in meinem Zuständigkeitsbereich.«

»In wessen Zuständigkeitsbereich dann? Ich kann auch eine richtige Bewerbung schreiben, wenn ihr wollt. Sagt mir nur, an wen ich mich wenden soll.«

Den letzten Satz hört sie nur noch gedämpft. Hinter ihr fällt die Feuerschutztür zu.

»Theresa, warte!« Auf halbem Weg in den Keller holt David sie ein.

Theresa bleibt stehen, dreht sich aber nicht zu ihm um.

»Ihm ist es wirklich ernst«, meint er. »Willst du ihm echt keine Chance geben?«

»Du bist der Pädagoge von uns beiden. Wäre es da nicht dein Job, gelangweilte Kinder zu bespaßen?«

Ausgesprochen klingt die Frage viel patziger als in ihrem

Kopf. Sie saugt die Unterlippe zwischen die Zähne, kaut darauf herum, so hatte sie das nicht gemeint. Doch David lässt sich von ihrer Kratzbürstigkeit nicht abschrecken. Im Gegenteil. Sie könnte wetten, dass sie in seinen Augen Herausforderung funkeln sieht.

Korbi kommt wieder. Jeden Tag um kurz vor zwei am Nachmittag betritt er das Museum. David macht es ihm nicht leicht. Er lässt ihn die Glasscheiben der Schaukästen putzen, Unmengen an Infobroschüren sortieren und mehrmals täglich Kaffee kochen, doch das hält Korbi nicht auf. Auch die kleine Kaffeeküche sauber und ordentlich zu halten, wird zu Korbis Aufgabe, und nicht einmal das entlockt ihm ein Murren. Alle ihm übertragenen Pflichten erledigt er sorgfältig und verlässlich. Am Anfang zeigt sie ihm die kalte Schulter. Chrissi hat ihrem Sohn nicht umsonst verboten, Kontakt zu ihr zu suchen, aber Korbi ist stur, und am dritten Tag bröckelt Theresas Schutzmauer. Wenn Korbi ihr jetzt einen Kaffee ins Büro bringt, lächelt sie ihn an. Wenn sie sich irgendwo im Haus begegnen, werfen sie sich einen Gruß zu. Er hat schnell herausgefunden, dass er sie ärgern kann, indem er sie »Tante Resi« nennt. Jedes Mal korrigiert sie ihn dann, sagt »Theresa«, aber er lässt sich nicht davon abbringen, und die Sache mit dem Namen wird zu einem Spiel zwischen ihnen.

Wenn Neugierige ins Moorerlebniszentrum kommen, versorgt sie David von hinter dem Empfangstresen mit Informationsmaterial. Er hat ein gutes Gespür dafür, wer durch die Ausstellung geführt werden will und wer die Exponate lieber allein erkundet. Wenn keine Gäste da sind, hört sie David und Korbinian immer wieder zusammen lachen, und eine Sehnsucht ergreift sie, die so ursprünglich ist wie Hunger.

Am Freitag dann hat sie genug. In ihrem unterirdischen Kabuff fällt ihr die Decke auf den Kopf. Sie ist nicht Biologin geworden, um tagein, tagaus im Keller zu sitzen. Sie packt ihre Ausrüstung in einen Rucksack und macht sich auf die Suche nach Korbinian. Sie findet ihn in der Ausstellung mit den Waldbewohnern. Er sitzt mit einem Zeichenblock auf den Knien auf einer der Besucherbänke und hat den Blick auf seine Arbeit gerichtet. Sein Bleistift tanzt über das Papier. So konzentriert ist er, dass er sie nicht kommen hört.

»Hey.« Mit zwei Schritten Abstand bleibt sie stehen.

Er zuckt zusammen, lässt den Block ungeschickt hinter seinem Rücken verschwinden.

»Tante Resi.« Das Grinsen, das ihr mittlerweile so vertraut ist, erscheint auf seinem Gesicht, doch diesmal wirkt es ein wenig gezwungen. »What's up?«

»Theresa.« Sie verdreht die Augen. »Und eigentlich wollte ich dich das fragen. Bist du gerade schwer beschäftigt, oder hättest du ein, zwei Stündchen Zeit für mich?«

»Für meine Tante Resi habe ich immer Zeit.«

»Weißt du was, vergiss es einfach.« Sie winkt ab und macht Anstalten, auf dem Absatz kehrtzumachen, aber das lässt Korbi nicht so einfach geschehen. Er schnappt sich den Zeichenblock und hetzt ihr nach.

»Warte, okay? Tut mir leid. Ich dachte, das wäre mittlerweile ein Spaß zwischen uns. Warum magst du es eigentlich nicht, wenn ich dich so nenne? Du bist doch meine Tante.«

»Warum magst du es nicht, wenn jemand deine Arbeiten sieht?« Sie nickt zu dem Block unter seinem Arm, und unter dem Bartflaum kriecht Röte auf sein Gesicht.

»Das ist doch nichts. Nur ein paar Kritzeleien von mir.«

»Zeigst du sie mir trotzdem?« Sie bleibt stehen.

Korbi zögert. Es ist das erste Mal, dass sie von sich aus

seine Nähe sucht, und obwohl es das ist, was er vom Tag ihrer Ankunft an immer wieder provoziert hat, scheint es ihn jetzt Überwindung zu kosten. So ist das nun mal, Kleiner, würde sie ihm gern sagen. Wünsche, die nah am Herzen wohnen, machen uns verletzlich.

Schließlich gibt er sich doch einen Ruck und hält den Zeichenblock so, dass sie darauf sehen kann. Über die Seite verstreut sind jede Menge Waldbewohner. Da ist die Skizze eines Eichhörnchens, in einer anderen Ecke des Blattes hockt eine fette Kröte. Ein Feldhamster ist erstaunlich genau getroffen, während Korbi seine Arbeit an dem Wildkaninchen offensichtlich noch nicht abgeschlossen hat. Der Körper ist von Hilfslinien unterbrochen, im Vergleich zu den anderen Zeichnungen wirkt die Linienführung grob und ungenau, und doch hat das kleine Tier bereits Charakter. Es lassen sich das flauschige Nackenfell und das typische Stummelschwänzchen erkennen. Große schwarze Augen sehen in die Ferne, während das Tierchen sich neugierig auf die Hinterläufe stellt. Nach vorne gerichtete Löffel verraten die Achtsamkeit des Tiers.

»Bei der Kröte musst du noch etwas nacharbeiten.« Mit dem Zeigefinger deutet sie auf das Auge der Zeichnung. »Die verschiedenen Arten unterscheiden sich unter anderem durch ihre Pupillenform. Vom Körperbau und der Hautbeschaffenheit würde ich denken, du hast eine Erdkröte gezeichnet, aber Erdkröten haben waagrechte Pupillen, nicht senkrechte.«

»Echt?« Sofort zückt Korbi den Bleistift und beginnt, die Zeichnung zu korrigieren. »Wie viele Froscharten gibt es denn hier in der Gegend?«

»Meinst du Frösche oder Kröten?«

Ein bisschen hilflos zuckt er mit den Schultern. »Macht das einen Unterschied?«

Sie seufzt gespielt theatralisch. »Diese Jugend heutzutage, keine Ahnung von der Natur.«

»Heißt das ›Ja, es gibt einen Unterschied‹?«

»Es gibt jede Menge Unterschiede. Um genau zu sein, sind es zwei vollkommen verschiedene Arten.« Kameradschaftlich klopft sie ihm auf die Schulter. »Also danke, Kleiner. Sollte ich je daran gezweifelt haben, dass meine Arbeit hier nötig und sinnvoll ist, hast du mich gerade eines Besseren belehrt.«

»Autsch.« Er reibt sich den Kopf. »Hast du mich deshalb gesucht? Um mir unter die Nase zu reiben, wie ungebildet und blöd ich bin?« Er gibt sich alle Mühe, die Frage lässig klingen zu lassen, wie eine ihrer typischen Frotzeleien, aber da ist ein Unterton in seiner Stimme, der ihr verrät, dass mehr dahintersteckt. Als würde sich darin eine Wahrheit verbergen, die er nicht glauben will, obwohl man ihn davor gewarnt hat.

Theresa ist weitergelaufen, bleibt jetzt aber stehen. Sie sieht ihn an, blickt in dieses Gesicht, das dem von Chrissi in so vielerlei Hinsicht gleicht. »Das habe ich nicht gesagt, und das würde ich auch niemals denken. Nicht von dir. Von niemandem. Eigentlich habe ich dich gesucht, weil ich dich fragen wollte, ob du mich begleiten willst. Ich hab draußen ein paar Dinge zu erledigen, und ich dachte, du kannst mir zur Hand gehen, wenn du magst.«

»Echt jetzt?«

Lachend nickt sie. Korbis Übereifer ist ansteckend, und plötzlich ist da dieser Impuls, dem Jungen das verwuschelte Haar aus der Stirn zu streichen, ihm zu zeigen, wie sehr er sie mit seinem Durchhaltevermögen und Sturkopf beeindruckt hat in den vergangenen Tagen. Sie möchte ihm zeigen, wie stolz sie ist. Eine Tante dürfte das. Vielleicht. Doch es hat einen Grund, warum sie nicht will, dass er sie so nennt. Das

Recht, Teil seiner Familie zu sein, hat sie vor vielen Jahren verspielt. »Wenn du das machst, werde ich dir das nie verzeihen«, hört sie Chrissis Stimme aus der Vergangenheit in ihrem Ohr. »Dann sind wir ein für alle Mal Fremde.«

Sie ballt ihre Hand zur Faust, und das Lachen vergeht ihr. »Echt jetzt«, bestätigt sie trotzdem. Denn das Angebot zurückzuziehen, würde sich falsch anfühlen. Auf dieselbe Art falsch wie für Chrissi, eine Fremde zu sein.

Sie verlassen das Museum durch die Hintertür. Hier reichen die Wiesen bis ans Haus. Das Gras ist nicht geschnitten, Wiesenblümchen verstecken sich in dem Grün. Kaum sind sie ins Freie getreten, stellt Theresa den Rucksack auf den Boden und holt eine Karte sowie einen Kompass daraus hervor. Beides drückt sie ihrem Neffen in die Hand.

»Kannst du damit umgehen?«

Skeptisch beäugt er die Dinge. »Gibt es für so was heute nicht Navi und GPS?«

»Gibt es. Aber so macht es mehr Spaß.«

»Spaß?« Er macht ein Zitronengesicht.

»Du solltest dich sehen! Also, ich hab jetzt schon Spaß. Aber tu mir den Gefallen, ja? Versuchen wir es einmal auf die altmodische Art. Immerhin könnte es passieren, dass wir das Handy im Wald verlieren oder es aus irgendwelchen Gründen keinen Empfang gibt.«

»In Ordnung.«

»Okay. Punkt eins: Wir werfen einen Blick auf die Karte.« Sie hilft ihm, das Papier so zu entfalten, dass ihr Standpunkt zu sehen ist. »Diese hier hat einen Maßstab 1:25000. Den nutze ich gern für meine Arbeit, weil er genug Detailtreue bietet, um Geländemerkmale, Wege, Gewässer und andere wichtige Informationen zu erkennen, aber immer noch handlich genug fürs Feld ist.«

»Du machst solche Wanderungen also öfter?«

»Sooft es geht.« Sie zwinkert ihm zu. Er ächzt, als hätte sie ihm eröffnet, sein Profil sei für alle Ewigkeiten auf Snapchat, TikTok und Threads gesperrt.

»Echt jetzt, Tante Resi? Muss das sein? Sehe ich aus wie ein Pfadfinder oder so?«

Spätestens jetzt ahnt sie, dass ihn selbst ihre größten Bemühungen nicht für Orientierungsarbeit begeistern werden, also nimmt sie ihm die wichtigsten Schritte ab. Sie zeigt ihm ihren Standpunkt auf der Karte und kreist die drei Stellen ein, an denen sie die Messinstrumente weiß. Anschließend richtet sie den Kompass auf der flachen Hand so aus, dass die Nadel nach Norden zeigt. »Wenn wir jetzt Karte und Kompass aneinander ausrichten, wissen wir, wo es langgeht.« Mit dem ausgestreckten Finger deutet sie in die passende Richtung. »Los geht's.«

Ohne auf Korbi zu warten, stapft sie los. Das Theater mit dem Kompass hat sie seinetwegen aufgeführt. Ihr haben ein Blick auf die Karte und die Aufzeichnungen ihrer Vorgänger genügt, um zu wissen, wo sie hinmuss.

Korbi folgt ihr wie ein mutterloser Welpe. In Wellen geht Missstimmung von ihm aus, dabei hat er sich seit Tagen immer wieder um ihre Nähe bemüht. Wanderungen sind offenbar echt nicht sein Ding. Schon bald wünscht sie sich, sie hätte sich diese gemeinsame Unternehmung vorher besser überlegt. Was weiß sie denn davon, Teenager bei Laune zu halten? Was weiß sie überhaupt von Kindern? Seit Jahren verursacht ihr jeder Gedanke an Kinder nichts als Schmerz. Kann man es ihr da vorwerfen, dass sie Korbi bisher aus dem Weg gegangen ist?

Zum Glück weiß ihr Neffe nichts von ihren Unsicherheiten. Bis zum Waldrand schleppt er seine Vorbehalte gegen die Wunder der Natur wie eine Rüstung mit sich. Am Ende sind es nicht das sprießende Grün, die zwitschernden Vögel oder blühenden Blumen, die seine Rüstung durchdringen, sondern Neugier.

Mit ein paar wenigen Schritten schließt er zu ihr auf. »Okay, du hast mich: Von meiner Mam weiß ich, dass du studiert hast und in München sogar einen Doktor machen willst und alles, und trotzdem kommst du jetzt zum Arbeiten an den Arsch der Welt und behauptest, Spazierengehen gehört zu deiner Arbeit. Wie passt das zusammen?«

»Weiß Chrissi also mittlerweile, dass du mir ständig am Rockzipfel hängst?«

»Als ob du jemals einen Rock tragen würdest. Wenn, dann hänge ich David am Rockzipfel. Oh, und apropos Rockzipfel: Hast du ihn gestern in diesem Schottenrock-Dingens gesehen? Das war echt cool, oder?«

Cool und ziemlich heiß. Mal ganz ehrlich: Welche Frau hat nicht heimlich schon mal für einen kernigen Highlander geschwärmt? Ihrem neuen Kollegen gelingt es außerdem, das Schottenrock-Dingens, wie Korbi es genannt hat, auf eine Weise zu tragen, die weniger an Nackenbeißercover aus den Neunzigern und mehr an einen Fashion-Laufsteg in London oder New York erinnerte. Vielleicht lag es auch an den lackierten Fingernägeln. Alles in allem ist David für sie ein ziemliches Rätsel. Ein Typ wie er in einem Museum mitten im Wald – das ist wie ein Flackern in ihrem Weltbild. Eine Störung, die sie nicht ignorieren kann, ganz egal, wie oft ihr Kopf sie daran erinnert, wohin das, was zuletzt mit einem kribbelnden Interesse angefangen hat, sie im Laufe der Jahre geführt hat. Der Preis, den sie für ihr damaliges Vertrauen gezahlt hat, ist zu hoch, um es noch einmal zu riskieren. Gedanken an David sind also verboten. Strengstens verboten. Höchste Zeit für einen Themawechsel. Sie hebt eine Augenbraue und sieht Korbi von der Seite her an. Das war nicht die Frage, heißt das, und ihr Neffe versteht.

Nervös reibt er sich die Handflächen an seinen Jeans. »Nicht direkt«, gibt er zu. »Sie weiß, dass ich nach der Schule mit ein paar Freunden abhänge. Mehr interessiert sie eigentlich auch nicht. Sie hat mit den Kleinen ja genug zu tun und alles.« Mit den Kleinen. Ein Stich fährt in Theresas Brust, und sie hat alle Mühe, sich vor Korbi nichts anmerken zu lassen. Wie es sich anfühlt, immer nur die zweite Geige zu spielen, weil ein jüngeres Geschwister alle Aufmerksamkeit braucht, weiß sie zu gut.

Sie räuspert den Schmerz weg. Wie eine Rettungsleine baumelt Korbis erste Frage zwischen ihnen, und sie greift dankbar zu. »Ich promoviere in Biologie. Wenn ich damit fertig bin, bin ich Dr. rer. nat. Um den Titel zu bekommen, erforsche ich die Auswirkungen von Trockenlegung und Renaturierung auf den Ausstoß klimarelevanter Gase in Mooren. Seit hier in der Gegend mit der Wiedervernässung der alten Moore und der gezielten Pflege von Biotopen begonnen wurde, gibt es diverse Messstellen, die den sich verändernden Ausstoß von CO_2, Methan, Lachgas und so weiter aufzeichnen. Ich bin hier, um die gesammelten Daten zu analysieren und mit weiteren Parametern anzureichern. Wie beeinflussen Variablen wie Feuchtigkeit, Temperatur und pH-Wert die Messwerte und Emissionsdaten, und welche Auswirkungen hat das auf die Tier- und Pflanzenwelt? Und da die Forschung meine Stelle nicht trägt, bin ich außerdem beim Museum angestellt. Ich soll verschiedene Erlebnispfade konzipieren, auf denen Besuchende das, was sie im Moorerlebniszentrum gelernt haben, in der Natur live sehen können.«

Korbi pfeift zwischen den Zähnen hindurch. »Klingt ganz schön trocken.«

»Klingt ganz schön interessant.« Sie stupst ihn mit dem

Ellenbogen in die Seite. »Warte nur ab, dann wirst du schon sehen.«

Eine Dreiviertelstunde später stehen sie vor dem ersten Messturm. Für uneingeweihte Betrachter sieht das Teil ziemlich unspektakulär aus. Ein rostfreies Metallhütchen über einem Rohr, das aus dem Boden ragt. Daneben ein Schaltpanel. Obwohl Warnschilder an den Wanderwegen Erholungssuchende informieren, dass das Betreten des Kernmoores verboten ist, gibt es auch neben der Messstelle eine Infotafel mit Erklärungen zu dem Forschungsprojekt und einer Auflistung der beteiligten Institutionen. Nicht nur die Wissenschaft, auch die EU, die Länder und der Bund haben in den vergangenen Jahren ein Interesse an Feuchtgebieten entwickelt. Theresa überprüft, ob die Messstelle ordnungsgemäß läuft und frei von Verschmutzungen ist. Aus dem Rucksack holt sie einen der mitgebrachten Ziplockbeutel sowie einen Kernlochbohrer, einen zylindrischen Glasbehälter, mit dem sie eine vertikale Säule des Bodens entnehmen kann. Den Plastikbeutel reicht sie Korbi.

»Siehst du das abgesteckte Viereck dort drüben?« Sie deutet in die entsprechende Richtung. »In meinem Rucksack ist noch eine kleine Schaufel. Mit der kannst du den Beutel einfach halb voll mit Erde aus dem Viereck machen. Wenn du fertig bist, verschließt du den Beutel und kommst zurück. Wichtig bei dem ganzen Prozedere ist, dass du die Probe so wenig wie möglich berührst, verstanden?«

»Verstanden.« Nickend macht er sich an die Arbeit. Überzeugt ist er immer noch nicht, aber das muss er auch nicht sein. Entweder die Geheimnisse des Waldes fangen ihn ein oder nicht. In ihrer Familie hat nie jemand ihre Begeisterung für den Wald geteilt. Theresa hat es nicht in die Feuchtwiesen, Bachauen und Moore der Gegend gezogen, um sich mit anderen Gruselgeschichten zu erzählen oder um sich vor den Augen der Erwachsenen zu verstecken, sondern weil nur die Natur es je geschafft hat, ihr ein Gefühl von Belanglosigkeit zu schenken. Wie soll man sich noch wichtig fühlen, wenn man begreift, wie viel es neben einem selbst gibt, wie winzig der Einfluss des Individuums auf das große Ganze ist? Arten kommen, entstehen und sterben aus. Menschen sind nur ein Teil all dessen, was man Leben nennt. Für jemanden, der immer geglaubt hat, alles im Griff haben zu müssen, zu kontrollieren, lenken und umsorgen zu müssen, gibt es nichts Großartigeres, als ein paar Momente lang unwichtig zu sein.

Sie geht in die Hocke, wischt Blätter und Fichtennadeln beiseite und bohrt den Probenbehälter in den Boden. Unweit von ihr, direkt an der Grenze zwischen Wald und der daneben liegenden Feuchtwiese, gurgelt ein Bächlein seine Melodie. In den Senken der Wiese steht Wasser. Wo die Sonne einen Weg durch die Baumkronen findet, tanzen goldene Punkte durch die Luft. Es riecht nach Frühling und erwachendem Grün. Gerade will sie wieder aufstehen, da hört sie es: das unmissverständlich *Blubb,* wie von einer Flasche, die man unter Wasser drückt. Sie hält den Atem an. Ist das möglich? Nach allem, was sie weiß, müssen seine Laichgewässer große, sonnig-warme Flachwasserbereiche aufweisen, und die sind im Bayerischen Wald eher Mangelware. Alle Konzentration richtet sie jetzt auf die Geräusche um sie herum. Da ist das Gurgeln des Baches, das Schwatzen einer Kohlmeise, das sanfte Rascheln der Blätter immer dann, wenn ein Lufthauch sie streift. Weiter weg, wahrscheinlich auf dem Wanderweg, das leise Murmeln eines menschlichen Gesprächs. Sie ist schon bereit aufzugeben, da hört sie es erneut. *Blubb. Blubb-blubb-blubb.*

»Korbi! Korbi, komm!«

Gleich ist er an ihrer Seite. Er hält ihr die mit Erde gefüllte Plastiktüte hin. Mit einer Hand greift sie danach, wirft sie achtlos in Richtung des Rucksacks, mit der anderen zieht sie ihn zu sich in die Hocke.

»Hörst du das?« Sie beschreibt das Geräusch, und etwas an ihrer Körpersprache muss ihm verraten, dass seine Antwort Bedeutung hat. Mit schräg gelegtem Kopf lauscht er, dann zucken seine Mundwinkel, und er grinst.

»Was ist das? Kommt das von deiner Messstation?«

Sie schüttelt den Kopf. »Wenn ich mich nicht täusche, ist das der Balzgesang eines Moorfrosches. Du weißt schon? Der, den du gezeichnet hast.«

»Und das ist so großartig, weil …?«

Sie stehen beide wieder auf. »Weil Moorfrösche vom Aussterben bedroht sind und eigentlich gar nicht hier in der Gegend vorkommen. Wenn sich wirklich welche hier angesiedelt haben, dann ist das groß, Korbi. Dann ist das der Beweis, dass, ganz egal, was die Messergebnisse und Gasanalysen sagen, die Renaturierung ein echter Erfolg ist. Weil unser Wald dann nämlich ein Zuhause für Lebewesen geworden ist, die andernorts keinen Platz mehr haben, weil sie nicht in eine Welt passen, in der alles praktisch und wirtschaftlich sein muss.«

Wort für Wort sinkt die Bedeutung des Gesagten ein. Korbis Miene verändert sich. Von höflichem Interesse zu Staunen zu Begeisterung.

»Du meinst, wenn du diese Moorfrösche hier findest, dann ist das eine echte Sensation? So wie in den *Spiderwick Chronicles?*«

»Ich habe keine Ahnung, wovon du redest.«

Er winkt ab. »Egal. Auf jeden Fall müssen wir diese Frösche finden, richtig? Wie stellen wir das an? Ich meine, sehen die irgendwie anders aus als andere Frösche? Außer dass ihre

Pupillen waagrecht sind und die von anderen Arten senkrecht?«, schiebt er schnell nach.

»Sie sind blau.«

Damit hat er nicht gerechnet. Seine Augen werden groß wie Centmünzen.

Sie kichert über sein Erstaunen. »Nicht alle und nicht immer«, rudert sie zurück. »Die meiste Zeit des Jahres sehen sie ziemlich unscheinbar aus. Braungrün und nur circa fünf Zentimeter groß. Niemand würde glauben, dass in ihnen etwas Besonderes steckt, aber wenn sie einen Fortpflanzungspartner suchen, legen sich die Männchen richtig ins Zeug und färben ihre Haut in einem grellen Blauton. Das, was du gerade gehört hast, war ihr Balzgesang. Das heißt, irgendwo hier müssen sich ein paar blau gefärbte Exemplare verstecken.«

»Erzählst du mir gerade wirklich, dass es Kröten gibt, die Make-up auflegen, wenn sie vögeln wollen?«

»Frösche, keine Kröten, das ist ein Unterschied. Ich dachte, das Thema hatten wir schon. Und außerdem habe ich nie was von Make-up gesagt.«

Details können Korbis Tatendrang nichts entgegensetzen. Er tänzelt von einem Bein aufs andere, sieht aus, als könnte er es gar nicht abwarten, mit der Suche zu beginnen. »Aber du weißt, wie das geht, oder? Wenn man eine bedrohte Art finden möchte. Da gibt es doch sicher Regeln zu beachten. Müssen wir erst das Gelände einteilen? Oder stellen wir Wildtierkameras auf? Es gibt doch solche mit Bewegungsmelder? Können wir die nicht einfach überall hier in der Gegend verteilen?«

Sie hasst es, mal wieder den Spielverderber zu geben, aber wenn sie das hier wirklich angehen, dann müssen sie es richtig machen. »Langsam, okay? So einfach geht das nicht.« Das ist etwas, was die Wissenschaft sie gelehrt hat. Für alles gibt es einen richtigen und einen falschen Weg. Wenn sich der Moorfrosch in der Todtenau und den angrenzenden Mooren angesiedelt hat, dann muss das vernünftig dokumentiert werden. Sie können nicht einfach drauflosstürmen und tun und lassen, was ihnen in den Sinn kommt. Das ist der wahre Grund für den Zwist zwischen ihr und Chrissi. Auf der Prioritätenliste ihrer Schwester standen Regeln und Vernunft nie besonders weit oben. Chrissi war immer schon mutiger als sie, wilder und leidenschaftlicher. Nun wird sich herausstellen, wie viel von ihrer Schwester in Korbi steckt.

Sekunden vergehen. Eine, zwei, drei, dann lässt Korbi die Schultern hängen und nickt. »Okay«, sagt er schließlich. »Wie du meinst. Aber ich darf mitmachen, oder? Wenn du auf die Suche nach diesem abgefahrenen Frosch gehst.«

»Unter einer Bedingung.«

»Und die wäre?«

Ihren Neffen für ihre Arbeit zu begeistern, würde sich anfühlen wie ein später Sieg. *Siehst du,* könnte sie dann sagen, wenigstens im Stillen zu sich selbst. *Nicht ich war das Problem, sondern Chrissi. Es ist kein Fehler, das Richtige zu tun oder es zumindest zu versuchen. Das war es damals nicht und auch nicht letztes Jahr oder jetzt. Auch auf Umwegen kommt man zum Glück.* Doch so gern sie Korbi auf ihre Seite ziehen würde, sie kann nicht aufhören, sie selbst zu sein, nur weil es ihr Leben leichter machen würde. Also räuspert sie sich und fährt sich mit der Hand durchs Haar. »Du musst deinen Eltern Bescheid sagen. Sie müssen wissen, mit wem du deine Freizeit verbringst und was wir machen. Wenn sie es dir nicht explizit erlauben, kannst du mir nicht helfen.«

»Aber wie soll ich ihnen erklären, was genau ich mit dir mache, wenn ich es selbst gar nicht weiß? Den Part müsstest schon du übernehmen. Ich finde sowieso, du solltest uns mal besuchen kommen, und jetzt hast du auch noch einen guten Grund.«

In die Falle ist sie mit Anlauf gesprungen, aber protestieren kann sie nicht. Schließlich hat Korbi recht. Mit jedem Wort hat er recht.

HEUTE – THERESA

Die Metzgerei Huber heißt jetzt Metzgerei Kučera. Fünfzehn Jahre lang war Theresa weg aus Moosbrunn, und das ist die größte Veränderung.

Sie umklammert mit den Händen das Lenkrad und schüttelt den Kopf. Jetzt, wo sie darauf achtet, fallen ihr doch weitere Neuerungen auf: Das Rathaus hat einen neuen Anstrich bekommen. Die Grünstreifen neben der Straße werden nicht mehr gemäht, für die Insekten, nimmt sie an. Die Schaukästen vor der Touristeninformation sind neu, und da, wo früher die Tankstelle war, steht jetzt ein Neubau, in dessen Erdgeschoss ein Laden für Sportnahrungsergänzungsmittel ist.

Ein Mofa brettert an ihr vorbei, auf dem Sattel zwei Jugendliche. Das Ding dürfte eigentlich höchstens fünfundzwanzig fahren, ist aber mit gut über dreißig unterwegs, und die beiden Halbstarken haben sie locker überholt. In München hat sie seit Jahren kein Mofa gesehen. Dort stehen E-Roller und Mietfahrräder hoch im Kurs. Und dass es hier tatsächlich noch Zigarettenautomaten an jeder dritten Straßenecke gibt, zieht Theresa beinah die Socken aus.

Hinter dem Rathaus biegt sie ab. Gerade erst hat sie das Ortseingangsschild von Moosbrunn passiert, schon erreicht sie die Ausläufer des Dorfs. Es geht den Hügel hinunter an

Weiden vorbei. Von einer anderen Anhöhe blickt die Kirche auf sie hinab. Dort in Mariä Himmelfahrt ist sie getauft worden, erst zur Erstkommunion gegangen, dann zur Firmung. Dort haben auch Chrissi und Lukas geheiratet, aber da war Theresa schon weg. Im Schülerwohnheim im München, in dem Sozialarbeiterinnen für einen sanfteren Übergang von zu Hause zum Selberwohnen sorgen sollten.

Das Haus, in dem sie aufgewachsen ist, ist das letzte im Dorf. Von hier kommt Korbi jeden Tag mit dem Skateboard zum Museum. Anders als im Ortskern springen ihr hier die Veränderungen sofort ins Auge. Der funktionale Nachkriegsbau ihrer Großeltern hat sich in den reinsten Eigenheimtraum verwandelt. Die Fassade ist hellgelb gestrichen, Fenster und Türen weiß umrahmt. Eine zweite Garage ist dazugekommen und noch ein weiterer Anbau für die Schreinerei. Früher ist das Grundstück direkt in den Hügel übergegangen, auf dem sie als Kinder im Winter Schlittenfahren waren. Jetzt umgrenzt ein weiß lackierter Metallzaun im italienischen Stil das Gelände. Der Rasen ist ordentlich gemäht, in den Beeten sprießt der Frühling. Zwischen den Gebäuden steht ein ausladender Pavillon. Verschnörkelte Rankgitter bilden die Seiten, das Dach hat die Form einer Sahnehaube. In Baumarktkatalogen heißen solche Arrangements *Gartenpavillon Verona – Mediterranes Flair trifft auf gediegene Romantik.* Theresa weiß nicht, ob sie lachen oder weinen soll. Zumindest haben Chrissi und Lukas ihr Elternhaus zu ihrem eigenen gemacht. Vor den dunklen Fichten im Hintergrund, wo die Wiese in den Wald übergeht, wirkt es wie ein Plastiksandförmchen an einem Naturstrand.

Vor der Haustür bringt sie den Golf zum Stehen. Beim Aussteigen fährt ihr ein Stechen durch den Unterleib. Das macht die Narbe manchmal, kurz bevor es gewittert. Aber jetzt ist es zu spät zum Umkehren, sie hat es Korbi versprochen. Der

Wetterbericht für die Gegend hat eine ganze Woche Sonnenschein vorausgesagt.

Hinter einem der Fenster, die auf die Straße hinausblicken, bewegt sich ein Vorhang. Noch fünf Schritte, noch vier. Das Blut rauscht ihr in den Ohren.

Die Tür geht auf, und da steht sie.

Früher haben die Leute gesagt, sie und Chrissi glichen einander wie ein Ei dem anderen. Auf die Idee könnte heute niemand mehr kommen. Es sind nicht nur die Jahre, die sie trennen, sondern auch ihre unterschiedlichen Leben. Drei Schwangerschaften haben an Chrissis Körper Rundungen gezaubert, während Trauer, Feldexpeditionen und Kummer Theresas Körper haben eckig werden lassen. Theresa trägt ihre Haare überschulterlang und hat sie fast immer zu einem Pferdeschwanz gebunden, Chrissi hat sich für eine fransige Kurzhaarfrisur entschieden, die nicht ganz Bob ist und nicht ganz Pixie Cut. Ein paar bunte Strähnen in Violett und Pink geben der Frisur Pep.

Doch all diese Unterschiede verblassen zu absoluter Nichtigkeit, als Theresas Blick auf das Baby im Arm ihrer Schwester fällt. Ein pummeliger, quietschend fröhlicher Bub mit Glatze und blauen Augen und dem entzückendsten zahnlosen Lächeln, das Theresa je gesehen hat. Etwas über acht Monate alt muss Benedikt jetzt sein. Chrissi und Lukas haben ihr die Geburtsanzeige geschickt. Es ist das letzte Kind ihrer Schwester. Das Kind, das mehr als alles andere deutlich macht, wie groß die Kluft zwischen ihr und Chrissi in Wahrheit ist. Das Kind, das es, wenn es nach Theresa gegangen wäre, niemals hätte geben sollen.

Für die Dauer mehrerer Herzschläge bleiben sie so stehen, keine von beiden weiß, wie sie reagieren soll. Was sagt man der anderen Hälfte des eigenen Ichs nach über fünfzehn Jahren?

Dann quäkt das Baby, von drinnen kommt das Poltern von Schritten auf einer Treppe.

»Ist sie das?«, hört Theresa Korbis aufgeregte Stimme. »Ist das Tante Resi?«

Das Quäken des Babys steigert sich in ein ohrenbetäubendes Crescendo, unterbrochen nur von dem Protestgeschrei eines größeren Kindes.

»Mama, Korbi lässt mich nicht vorbei! Lass mich vorbei, ich will sie auch sehen.«

Theresa kämpft gegen den Drang an, sich die Hände auf die Ohren zu pressen. Kinderlärm, hat sie mal gelesen, gleicht der Intensität eines startenden Passagierflugzeugs.

Auf und ab wippend, versucht Chrissi, das Baby zu beruhigen, während der kleine Mann in selbstmörderischer Absicht Verrenkungen auf ihrem Arm anstellt und sich ein etwas größerer Kinderarm an ihrer Taille vorbeischiebt, um sie zur Seite zu stoßen, zu Korbis scharf flüsternder Stimme aber wieder zurückgezogen wird, was in weiterem Gebrüll resultiert und den Geräuschen eines Gerangels.

Es ist das reinste Chaos. Chrissi verdreht die Augen, und da kann Theresa nicht mehr anders, und ein Lachen bricht aus ihr heraus, so ungefiltert und seelenrein, als wäre es ein Schluchzen. Was ist nur passiert mit uns, fragt sie sich da. Wann habe ich dich verloren, Chrissi? Ich vermisse dich so sehr.

2007 – CHRISSI

Chrissi stellt drei Teller auf den Tisch. Es gibt Miracoli zum Abendessen. Wenn es etwas Warmes zum Abendessen geben soll, fällt die Wahl in den letzten Wochen fast immer auf Miracoli. Es ist das Einzige, was Resi kochen kann.

»Ist Mama da?« Ihre Schwester stellt den dampfenden Topf auf den Untersetzer und wischt sich die Hände an der Jeans ab.

»In ihrem Zimmer.« Chrissi zuckt mit den Schultern. Sie kann den Blick nicht von den verdammten drei Tellern nehmen. Drei Teller auf einem Tisch, der für mindestens fünf gedacht ist. Aber fünf Teller, das war früher. Vier, wenn Papa auf Montage war. Und jetzt drei.

Kein Wunder, dass sie meistens nur noch im Stehen zu Abend essen. Jede für sich. Kühlschranktür auf, Joghurt raus, Kühlschranktür zu. Fertig. Weiß der Geier, warum Resi heute auf das gemeinsame Abendessen bestanden hat. Chrissi hat jetzt schon keinen Hunger mehr.

»Mama!«, ruft sie aus der offenen Küchentür. »Essen!« Ihr Blick fragt: Zufrieden?

Resi setzt sich vor einen der leeren Teller und wartet. Zufrieden ist sie nicht, das sieht Chrissi, aber helfen kann sie Resi dabei nicht.

Bis Mama kommt, hat der Topf mit den Nudeln aufgehört zu dampfen.

»Sorry, Mädels. Ich hab mich nur kurz hingelegt.« Sie gähnt. Auf ihrer Wange sind Abdrücke vom Kopfkissen, wie Narben überziehen sie die Haut. Am Hinterkopf knautschen sich ihre Haare zu einem Nest. Dasselbe T-Shirt hat sie schon gestern und vorgestern getragen. Trotzdem ringt sie sich ein Lächeln ab. »Was gibt es denn?«

Die Frage wirkt auf Resi, als hätte ein Regisseur »Action« gerufen. Sie springt vom Stuhl auf und schaufelt Pasta auf den ersten der drei Teller. »Miracoli. Ist nichts Großartiges, ich weiß, aber ich hab frische Kräuter reingetan. Frau Loibl hat mir die mitgegeben. Die kommen aus dem Schulgarten.«

Frau Loibl hier, Frau Loibl da. Resi klingt wie ein Guru mit einem Mantra. Wenn es nach Resi ginge, müsste man meinen, ihrer Klassenlehrerin würde die Sonne direkt aus dem Arsch scheinen. Dabei ist die auch nur wie alle anderen. Ganz »Tut mir leid« und »Wie schrecklich« und »Wenn du reden willst, kannst du jederzeit zu mir kommen«.

Mama stochert in den Nudeln herum, als würde sie darin eine Schnecke suchen oder so. »Das ist aber nett von ihr«, sagt sie.

Sich selbst tut Resi auch auf, dann gibt sie die Nudelgabel an Chrissi weiter. Dieses ganze Heile-Familien-Getue kotzt Chrissi an, aber wenn die scheiß Nudeln schon scheiß Basilikum in der Soße haben, dann lässt sie sich das ganz sicher nicht entgehen.

Eine Weile essen sie schweigend. Das Kauen und Schlucken und Kratzen von Besteck auf Porzellan macht Chrissi ganz kirre. Sie schaut aus dem Fenster. Sieht nicht prickelnd aus da draußen. Der Himmel ist grau, und die Wolken wirken irgendwie schwer. Als würde die Dunkelheit darunter etwas ausbrüten. Wenn nicht irgendwer bald etwas sagt, muss Chrissi schreien, nur um die Stille zu füllen.

»Konstantin und Lisa …«

»Frau Loibl …«

Chrissi und Theresa fangen am Ende gleichzeitig an zu sprechen. Wenn Leute fragen, ob es zwischen ihr und Resi ein besonderes Zwillingsband gebe, verneint sie das immer. Ganz richtig ist das aber nicht. Es gibt ein Band zwischen ihr und Theresa. Eines, das der einen verrät, wo die wunden Stellen der anderen sind, das sie zueinander zieht, ebenso wie es sie voneinander abstößt. Als Mama noch lächeln konnte, hat sie ihnen oft über den Kopf gestrichen, wenn sie sich mal wieder gestritten haben, und gesagt: »Miteinander können sie nicht, aber ohneeinander noch viel weniger«, und irgendwie stimmt das auch. Nicht einmal reden können sie vernünftig ohneeinander, auch wenn das, was Resi sagt, Chrissi in letzter Zeit vor allem wütend macht.

Mit angehaltenem Atem achtet sie drauf, wem Mama als Erstes den Kopf zuwendet. Echt krass, wie viel Bedeutung so eine winzige Geste haben kann, aber das Ding ist ja, dass es nicht nur darum geht, wer als Erste sprechen darf, sondern wer wichtiger ist. Wer von ihnen schafft es, Mama aus ihrem Delirium zu holen, und sei es nur für ein paar Sekunden?

Mamas Kopf dreht sich zu Chrissi. Jackpot!

»Konstantin und Lisa treffen sich heute Abend mit ein paar anderen im Bauwagen. Du weißt schon, der, den Konstantins Vater oben in den Wald gestellt hat, auf halbem Weg nach Moosbrunn. Ich glaub, ich geh da auch hin.«

Kein Kauen und Schlucken und Gabelkratzen, während sie auf Mamas Antwort warten. Konstantin, Lisa und die meisten anderen, die regelmäßig im Bauwagen abhängen, sind schon in der Zehnten. Jeder weiß, dass auf diesen Partys getrunken und gekifft wird. Eigentlich präsentiert sie Mama einen Elterntraum mit dem Plan, auf diese Party zu gehen. Einfacher kann sie es ihr wirklich nicht machen, aufzuwachen und irgendwas von Verantwortung, Jugendschutzgesetz oder so vom Stapel zu lassen.

Aber es ist nicht Mama, die das Schweigen bricht, sondern Resi. Sie nickt zur Küchentür. Von dort aus sieht man direkt zum Wald. »Das regnet doch bestimmt.«

»Na und?«

»Willst du dann mitten in der Nacht allein im Sturm vom Bauwagen nach Hause laufen?« Sie hebt die Augenbraue.

Chrissi zuckt mit der Schulter. »Was soll schon passieren? Dann werde ich halt nass.«

Resi presst die Lippen zusammen. Schon komisch, wenn man immer jemanden vor Augen hat, der genauso aussieht wie man selbst. Chrissi hofft echt, dass sie selber nicht so verkniffen aussieht. So … streng und unnahbar. Mal ehrlich, wer will in der Pause und auch sonst mit einer abhängen, die ständig der Loibl am Rockzipfel hängt und so ein Gesicht zieht?

»Lukas Bachmair kommt auch, hab ich gehört.« Sie wackelt vielsagend mit den Augenbrauen. Vielleicht ist es Grausamkeit, dass sie das erwähnt, vielleicht will sie Resi aber auch wirklich helfen, so genau weiß sie das selbst nicht. Resi hat ihr jedenfalls vor ein paar Wochen erzählt, dass sie Lukas mag. Er war in der Werk-AG, die die Umrandung für die Hochbeete gemacht hat, in der die Garten-AG das Basilikum und das ganze andere Zeug angebaut hat. So haben sie sich näher kennengelernt. Eigentlich würde sich Resi im Bus gern mal neben Lukas setzen, aber so richtig traut sie sich nicht. Deshalb hat sie Chrissi um Rat gefragt. Chrissi kapiert echt nicht, was daran so schwer sein soll, aber irgendwie wäre es schon auch schön, nicht allein auf die Party zu gehen. »Wenn du mitkommst, bin ich nicht allein.«

Ein kleiner Moment verstreicht, in dem Resis Blick in ihren fällt und der Strich ihrer Lippen sich zu einem Lächeln formt, und für diesen kleinen Moment pulsiert das Band zwischen ihnen warm und schwesterlich und macht sie zu Komplizinnen. So wie es war, als sie noch ganz klein waren. Chrissi kann sich nicht mehr erinnern, aber sie hat die Fotos gesehen. Von ihnen beiden in einem Bettchen. Schon im Krankenhaus lagen sie zu zweit in einer von diesen Plastikbadewannen, in denen eigentlich immer nur ein Baby liegt. Aber sie haben sich eine geteilt, und es war trotzdem noch Platz, weil sie immer so nah aneinander gerutscht sind, wie sie es aus dem Bauch gewohnt waren. Ein Teil von Chrissi würde schon gerne zurück dahin. Also nicht in so eine Plastikbadewanne, sondern zu dem Gefühl, und vielleicht ist diese Party ja ein Anfang. Aber da räuspert sich Mama und macht alles kaputt.

Sie schaut Resi an und fragt: »Was hat Frau Loibl gesagt? Gibt es Probleme in der Schule?«

»Gar nicht.« Vorhin, als Chrissi ihr die Sache mit Lukas klargemacht hat, da hat Resi gelächelt, aber jetzt strahlt sie, als hätte sie radioaktive Kekse gegessen. Verräterin. »Sie hat gesagt, mit meinen Noten soll ich auf jeden Fall den M-Zweig machen für die Mittlere Reife, und dann nach der Zehnten kann ich auf die Fachoberschule. In München gibt es sogar eine FOS mit Ausbildungsrichtung Agrarwissenschaft, Bio- und Umwelttechnologie. Ich kann da Fachabi machen, Mama, und sogar richtiges Abi, wenn ich noch ein Jahr dranhänge, und bevor du etwas sagst …« Sie hebt die Hand und macht eine Kunstpause. Als würde Mama überhaupt irgendetwas sagen. Haha. »Ich müsste nicht jeden Tag von hier nach München pendeln. Frau Loibl sagt, in München gibt es Wohnheime. Nicht nur für die von der Uni, sondern auch schon für Leute unter achtzehn, die von weiter weg kommen.

Da sind dann auch Erwachsene, die aufpassen und so. Frau Loibl würde mir helfen, mich dort auf einen Platz zu bewerben.«

»Das klingt ja toll.« Mama legt ihr Besteck weg und schiebt den Teller in die Tischmitte. Gegessen hat sie fast nichts von den Nudeln. Sie reibt sich mit der Hand die Stirn und starrt aus dem Fenster nach draußen, in das Grau, das das kommende Unwetter ankündigt. Weil sie zu lange nicht blinzelt, sammelt sich Tränenflüssigkeit in ihren unteren Augenlidern. Chrissi starrt auf den leeren Platz auf der Tischdecke, den der Teller hinterlassen hat. Hier bei ihnen war das Unwetter schon da.

»Du willst wegziehen?« Ganz langsam hebt sie den Blick von dem leeren Fleck auf der Tischdecke zu ihrer Schwester. Ihrer verdammten Zwillings. Schwester. Von der, mit der sie In. Einem. Bauch. War.

Wenigstens tut Resi jetzt ein bisschen verlegen und zuckt mit den Schultern. »Ist ja noch über ein Jahr hin. Wir müssen ja sowieso erst mal den Quali machen und … alles.«

»Eben.« Mama seufzt und steht auf. »Seid ihr zwei so lieb und räumt die Küche auf? Ich leg mich noch mal ein bisschen hin. Vielleicht geht es morgen dann besser.«

Besser am Arsch. Sie wissen doch alle, dass nichts besser wird. Mama hat längst ausgecheckt, und jetzt will Resi auch noch abhauen. Erst Papa. Dann Anselm. Dann Mama. Und jetzt will auch noch Resi abhauen? Chrissi ist so wütend, sie könnte ganze Bäume ausreißen. Auch sie steht auf, aber sie denkt gar nicht daran, die dreckigen Teller in die Küche zu bringen oder so. Dieses ganze Abendessen hat Resi doch nur eingefädelt, um dann ihre Bombe platzen zu lassen. FOS für Biotechnologie und Agrarwissenschaft, was soll der Scheiß überhaupt? Lernen die da, aus Gülle Limo zu machen, oder was?

»He!«, ruft Resi ihr nach, aber Chrissi tut so, als ob sie sie nicht hört.

Natürlich ist eine halbe Stunde später, als Chrissi sich rausschleicht, um zum Bauwagen zu gehen, die Küche trotzdem aufgeräumt.

»Bei Moosbrunn in der Toten Au stand früher eine Stadt«, klingt Konstantins Stimme ein paar Stunden später durch den Bauwagen. Er spricht so leise, dass Chrissi genau hinhören muss, um jedes Wort zu verstehen. Die Flamme einer einzelnen Kerze flackert, unruhig vom Wind, der durch die Ritzen des Bauwagens zieht. Immer wieder klatschen nasse Blätter gegen das schwarze Auge, in das sich das Fenster verwandelt hat. So leise, wie es bei ihnen drinnen ist, so laut ist es draußen. Der Wind pfeift durch die Bäume, rüttelt am Bauwagen. Das Rauschen der Fichten ist so intensiv, dass es Chrissis ganzen Kopf erfüllt.

Kein Wunder, dass in so einer Nacht irgendwer auf die Idee kommen musste, sich Gruselgeschichten zu erzählen. Lisa hat angefangen, mit dieser langweiligen Story über einen Touristen, der eine Panne im Wald hatte. Plötzlich hat der Autofahrer dann so ein Pumpern auf dem Dach gehört, und als er rausgegangen ist, saß ein Mörder mit einem abgehackten Kopf auf dem Autodach und hat mit seiner bluttropfenden Beute auf das Blech geschlagen. Natürlich hat Chrissi auch ein bisschen geschrien und so getan, als ob sie sich fürchten würde, aber mal ehrlich, die ganze Geschichte ergibt hinten und vorne keinen Sinn. Welcher anständige Serienmörder rennt, bitte schön, mit einem abgehackten Kopf im Wald herum? Und selbst wenn, müsste er sich dann nicht verstecken, statt auf ein beliebiges Auto zu springen? Wie ist der überhaupt auf das Autodach gekommen? Der wird ja wohl kaum stundenlang auf irgendeinem Baum gesessen und darauf gewartet haben, dass ein Auto aus der Stadt ausgerechnet unter seinem Baum eine Panne hat. Nein. Solche Geschichten können Chrissi keine Angst einjagen. Dafür weiß sie zu viel über den Tod. In Wahrheit sind es fast nie durchgeknallte Psychos mit Axt oder Beil, die einem den Garaus machen, sondern multiresistente Keime, verstopfte Adern oder zähflüssiger Schleim, der einen Stück für Stück, Atemzug für Atemzug in sich selbst ertrinken lässt. »Die Tote Au, das ist das, was wir heute Todtenau nennen«, fährt Konstantin fort. »Also genau da, wo wir gerade sind. Vor dreißig Jahren stand noch in der Zeitung, das Hochmoor hier sei unwirtlich, total versumpft und würde giftige Dämpfe ausstrahlen. Das würden schon die seltsam geformten Kiefern und Fichten beweisen, die hier überall wachsen.«

Manu lacht ein bisschen, aber ihr Lachen klingt gar nicht lustig, und obwohl Konstantins Geschichte viel weniger blutig und eklig ist als die Story mit dem Serienmörder, ergreift auch Chrissi der Grusel. Konstantin ist nicht nur ein guter Erzähler. Das, was er erzählt, über die Todtenau, das Moor und all seine Sagen und Legenden, ist so viel näher an ihrem echten Leben dran, dass es schwerer ist, sich dagegen abzuschirmen.

Eine besonders laute Böe saust über die Lichtung, die Fichten brüllen. Chrissi zieht die Knie an den Körper und schlingt die Arme um die Mitte. Sie möchte sich vor den anderen keine Blöße geben. Vor allem nicht vor den Zehntis, aber ausgerechnet Lukas Bachmair entgeht ihre Geste nicht. Er lächelt sie an. Ein echtes, aufmunterndes Lächeln, und dann steht er auf, nimmt eine Flasche Kleiner Feigling aus dem Vorrat und kommt zu ihr.

Die anderen müssen die Füße einziehen, damit er ihnen nicht drauftritt. Das Ganze ist eine ziemlich enge Angelegenheit. Insgesamt sind sie zu vierzehnt in dem Bauwagen, und auch wenn Chrissi alle Gesichter vom Sehen her bekannt sind, kennt sie die wenigsten beim Namen. Ein paar von denen müssen schon mit der Schule fertig gewesen sein, da sind Resi und sie gerade mal von der Grundschule auf die Mittelschule gekommen. Wenn sie ganz ehrlich ist, hat sie sich so eine Bauwagenparty viel krasser vorgestellt. In Wahrheit sitzen alle nur rum, trinken, rauchen und erzählen sich Gruselgeschichten. Selbst Lisa und Konstantin haben Chrissi nicht mal richtig beachtet, als sie gekommen ist. Sie haben nur gesagt, Chrissi soll reinkommen, und haben sich dann weiter mit den Großen unterhalten. Wahrscheinlich war ihre Einladung also auch nur so ein Mitleidsding, und das ist noch viel schlimmer, als wenn sie sie gar nicht eingeladen hätten. Am liebsten wäre Chrissi sofort wieder zurück nach Hause, aber dazu konnte sie sich auch nicht aufraffen. Weil zu Hause wartete ja Resi und machte sich angeblich *solche* Sorgen um sie. Die soll sie sich ruhig noch weiter machen, findet Chrissi. Die Sache mit der FOS in München nimmt sie ihrer Schwester nämlich immer noch übel.

Endlich hat es Lukas bis zu ihr geschafft. Mit einem »Uff« lässt er sich neben sie auf den Boden fallen. Sitzplätze gibt es keine mehr. Er hält ihr den Feigling hin. »Flüssige Courage gefällig?«

Sie schüttelt den Kopf.

Lukas lässt sich nicht aufhalten, dreht das kleine Schnapsfläschchen trotzdem auf. Statt sich den Deckel auf die Nase zu klemmen und den Drink zu exen, schnüffelt er nur dran. Er macht den Mund auf, als wollte er etwas sagen, doch Lisa kommt ihm zuvor.

»Was ist jetzt mit dieser Stadt in der Todtenau? Warum wissen wir heute nichts mehr von ihr?«

Ganz kurz presst Lukas die Lippen zusammen, dann stürzt er den Feigling hinunter, und Konstantin nimmt seine Geschichte wieder auf. Lukas sieht aus, als wäre er irgendwie enttäuscht. Er lässt den Kopf hängen und starrt auf den Boden. Im Flackerlicht der Kerze erinnert sein Gesicht an diese grüblerischen Kommissare aus Krimis, die in Schweden spielen.

»Das ist die Frage, nicht wahr?« Konstantin blickt in die Runde. Einen nach dem anderen sieht er ihnen direkt in die Augen. »Was ist mit der Stadt passiert? Ich kann euch die Antwort verraten: Vor gut fünfhundert Jahren ist sie versunken. Das Moor hat sie verschluckt und alle, die in ihr lebten. Es ist ein grässliches Schicksal, das jeden, der die Tote Au betritt, ereilen kann. Die Legende besagt, dass die einstigen Bewohner der Stadt noch immer in den Tiefen des Moores gefangen sind und ihre verlorenen Seelen nach Erlösung dürsten. Mutige Reisende, die es wagen, die Tote Au zu betreten, berichten von unheimlichen Melodien, die durch die Nacht hallen. Es sind die Klänge vergessener Lieder, die von den Geistern der ehemaligen Stadtbewohner gesungen werden.«

Chrissi verdreht die Augen, weil Konstantin redet, als wäre er ein Ritter an einem Lagerfeuer oder so. Ganz Märchenbuchstimme und komische Wörter, die kein normaler Mensch mehr benutzt. Aber obwohl das alles echt peinlich ist, zieht sie die Geschichte in den Bann.

»Ihr Greinen warnt die Lebenden, gut auf sich aufzupassen. Diejenigen, die sich der Warnung widersetzen und die verbotene Fläche des Moores betreten, erliegen einem schrecklichen Schicksal. Langsam versinken sie in den morastigen Tiefen, doch ihr verzweifeltes Schreien wird von den Schatten verschluckt. Bald schon vermischen sich ihre Klagen mit den gespenstischen Gesängen der Vergangenheit, während ihre Körper für immer von den schlammigen Fängen des Moores verschlungen werden.«

»Warum haben wir diese Schreie dann noch nie gehört?«

Eins von den älteren Mädchen tut besonders mutig, doch Konstantin lässt sich nicht vom Kurs abbringen.

»Hast du nicht? Dann hör doch mal genau hin.« Er hebt den Zeigefinger, legt den Kopf schief, das Ohr zum Fenster gerichtet. Er macht das so … intensiv, dass alle anderen gar nicht anders können, als seinem Beispiel zu folgen.

In der folgenden Stille wird das Tosen des Sturms noch lauter. Baumstämme ächzen und knarzen unter der Kraft des Windes. Der Bauwagen schaukelt hin und her, die dünnen Wände vibrieren, als würden sie jeden Augenblick nachgeben und sie der Gewalt der Natur überlassen. Regen hämmert einen prasselnden Rhythmus auf die Teerpappe des Wagendachs.

Manu zuckt sichtbar zusammen. War das nicht ein Schrei dort draußen? Kommt das Zischeln, das sie alle hören, wirklich nur vom Wind, oder ist es nicht doch das Flüstern von Geistern? Auf einmal wünscht sich Chrissi, sie hätte den blöden Feigling getrunken. Ist ja nicht so, als ob sie noch nie im Wald und dem dortigen Moor gewesen wäre. Der fängt schließlich direkt hinter ihrem Haus an. Resi und sie waren noch im Kindergarten, da haben sie gelernt, dass man im Moor gar nicht versinken kann. Das sind alles nur Schauergeschichten. Das Schlimmste, was man sich im Sumpf holen kann, sind nasse Füße, denn Moorschlamm ist viel zäher als ein menschlicher Körper, und deshalb würde man immer wieder nach oben gedrückt. So wie ein Korken im Wasser. Aber obwohl sie das alles weiß, würde sie sich am liebsten die Hände auf die Ohren drücken und jedes Geräusch dort draußen im Sturm aussperren. Was, wenn an der Geschichte doch etwas Wahres dran ist? Nicht die versunkene Stadt, aber dass es Seelen gibt, die nach dem Tod keine Ruhe finden. Dass manche Tote weiterleiden müssen, nicht nur Jahre, sondern ganze Jahrhunderte lang. Was, wenn der Morast nur eine

Metapher für Krankheiten ist, die es in echt gibt, und die Geschichten vom Himmel und Paradies und Auferstehung und all das nur ein erfundener Trost vom Pfarrer und den Erwachsenen ist?

Ruckartig steht Chrissi auf. Sie hält es hier nicht länger aus. Die Vorstellung zerquetscht ihr die Brust, bis es wehtut. Aus ihrer Kehle kommt ein Wimmern. Sie will es unterdrücken, schafft es aber nicht.

»Uhhh, war das zu gruselig für die kleine Chrissi?«

»Psst«, macht eine andere Stimme. »Du kannst doch zu der nicht so fies sein! Ihr Bruder ist letztens erst gestorben, kein Wunder, dass sie da noch ein bisschen empfindlich ist.«

Chrissi hat keine Ahnung, wer die beiden sind, die über sie tuscheln, aber das macht nichts, ihre Worte tun trotzdem weh, und zu ihrem absoluten Horror spürt sie plötzlich Tränen auf ihren Wangen. Raus, denkt sie. Sie muss raus hier. Weg von dem Mitleid und den Blicken und den Schreien von verlorenen Seelen, die es nur in verdammten Geistergeschichten gibt.

Ohne auf Füße und Glieder Rücksicht zu nehmen, stolpert sie nach draußen. Wenigstens dreien ist sie irgendwo draufgetreten. Ob sie ihnen wehgetan hat, kümmert sie nicht. Die kümmert es schließlich auch nicht. Kümmert es einen Scheißdreck, wie es sich anfühlt, nur noch eine verdammte Trauergeschichte zu sein.

Kaum verlässt sie den Bauwagen, schlägt ihr der Regen ins Gesicht. Der Boden der Lichtung ist schwarz und fleckig, als hätte jemand Tinte darauf verteilt. Das Gras ist so aufgeweicht, dass es unter ihrem Gewicht nachgibt. Sofort kriecht die Nässe ihre Hosenbeine empor. Über ihr kracht der Donner, einen Blitz sieht sie nicht. Weiter, sagt sie sich. Weiter, weiter. Im Schutz der Bäume wird es trockener sein. Sie rennt, so schnell sie kann. Keine fünfzig Meter weit kommt sie, dann fällt sie über die erste Wurzel. Lang und gewunden schlängelt sich das Geflecht über den Pfad. Kann das wirklich Zufall sein? Oder hat einer der Geister ihr diese scheiß Wurzel absichtlich in den Weg gelegt? Um sie zu erinnern, dass das hier ihr Reich ist.

Auf allen vieren fängt Chrissi sich ab. Kiefernnadeln und Brombeergestrüpp piksen ihr in die Handflächen. Ihre Knie schmerzen, vielleicht blutet sie sogar. Mit zittrigen Fingern angelt sie in der Gesäßtasche der Jeans nach ihrem Schlüsselbund. Einer der Anhänger hat eine winzige Taschenlampe. Es ist ein lächerlich kleines Licht im Vergleich zu der unendlichen Düsternis im Wald. Hektisch irrlichtert der Schein über Laub und Äste. Ein klebriger, dunkler Geruch steigt vom Waldboden auf. Nach faulenden Blättern und brackigem Wasser. Giftige Dämpfe, stand in der Zeitung, hat Konstantin gesagt und so getan, als wäre das nur eine Mär, an die die Leute früher geglaubt haben.

Sie richtet sich auf. Im Fallen muss sie umgeknickt sein. Nicht nur die Knie, auch ihr Fußknöchel tut jetzt weh. Rennen ist nicht mehr drin. Das Beste, was sie zustande bringt, ist ein Humpeln. Ihre Zähne klappern aufeinander, so kalt ist ihr.

»Chrissi!« Eine Stimme, die ihren Namen ruft, lässt sie herumfahren. Schritte nähern sich, begleitet von dem Geräusch knackender Zweige. Instinktiv richtet sie die Schlüsseltaschenlampe in die Richtung, aus der sie die Geräusche hört. Flackernd tastet der Lichtschein über Baumstämme, Brombeergestrüpp und Unterholz. Sie kneift die Augen zusammen, um besser sehen zu können, aber um sie herum sind nur Schatten.

»Chrissi«, ruft die Stimme noch mal, und jetzt erkennt sie sie. Es ist Lukas Bachmair, der nach ihr ruft, nicht irgendeine geplagte Seele. »Wo bist du? Ich hab deine Jacke dabei, die hast du vergessen. Sag irgendwas, dann komme ich zu dir. Ich begleite dich. Bei so einem Wetter solltest du nicht allein durch den Wald gehen.«

Mit dem ganzen Körper atmet sie aus. Lukas. Mit ihrer Jacke. »Ich bin hier.« Sie wollte rufen, doch die Worte verlassen ihre Kehle als Seufzen. »Hier drüben.« Sie fuchtelt mit der Taschenlampe in der Luft herum, und tatsächlich nähert sich kurz darauf eine Gestalt zwischen den Bäumen.

»Zum Glück ... da bist du ja!« Lukas hält ihr die Jacke hin. Dankbar nimmt Chrissi sie entgegen und schlüpft hinein. Der Stoff drückt ihr das durchnässte T-Shirt an die Haut. Sie schaudert.

»Immer noch kalt?« Prüfend schaut Lukas sie an. Hinter dem Lichtschein der Taschenlampe kann sie seinen Blick nicht erkennen, aber sie spürt ihn, spürt seine Augen auf sich, und inmitten des Sturms und im Regen fühlt sich das gut an. Sicher und warm.

»Mhm.« Sie nickt, schlingt die Arme um den Körper und tritt näher an ihn heran. So, wie sie von der Kälte zu schrumpfen scheint, so scheint er zu wachsen.

»Na, dann komm«, sagt er, macht die Brust breit und legt einen Arm um ihre Schulter. »Lass mich mal.« Ganz nah zieht er sie an seine Seite, und das fühlt sich noch sicherer und wärmer an als sein Blick gerade. Ihr so näher zu kommen, das kostet ihn was. Noch im Bauwagen ist ihm der Mut ausgegangen. Sie stellt sich vor, wie er mit sich gerungen hat, wie ihm die Enttäuschung schier die Brust zerrissen hat, als er sich nicht getraut hat, ihr etwas Nettes zu sagen. Bestimmt hat er deshalb den Feigling so schnell heruntergestürzt. Weil er den Alkohol gebraucht hat, um sich einen Wunsch zu erfüllen und ihr näherzukommen.

Erst kurz vor ihrem Haus windet sie sich aus seiner Umarmung. Vor der Haustür bleiben sie stehen. Der schlimmste

Sturm ist vorbei, es regnet nicht einmal mehr richtig. »Danke fürs Nach-Hause-Bringen«, sagt sie, und auf einmal fühlt sich seine Aufmerksamkeit nicht mehr sicher an, sondern erwartungsvoll. Einem anderen wichtig zu sein, verleiht einem Macht, aber gerade weiß sie gar nicht, ob sie diese Macht will. Es passiert so viel Blödes auf der Welt, muss sie da wirklich ein Teil davon werden? Sie will doch niemandem wehtun. Resi nicht und Lukas auch nicht. Alles, was sie will, ist, jemandem wichtig zu sein.

»Gern geschehen.« Er tritt von einem Bein aufs andere, kommt ein Stück näher an sie heran. Nervös fährt er sich mit der Zunge über die Lippen. Er schaut auf ihren Mund, ganz intensiv schaut er dahin. »Chrissi …«

»Ich muss jetzt wirklich rein.« Bevor irgendwas passieren kann, was sie morgen bereut, dreht sie sich um und verschwindet im Haus. Auch wenn sie sauer auf Resi ist, hat sie nicht vergessen, was die ihr über Lukas erzählt hat, und sauer oder nicht, es gibt Dinge, die macht man einfach nicht.

Von alleine hätte sie sich deshalb am nächsten Tag im Schulbus nicht zu Lukas gesetzt, aber als sie und Resi einsteigen, ist er es, der von seinem Stammplatz aufsteht und sich neben Chrissi auf den Platz auf der anderen Seite vom Gang schiebt. Und weil Chrissi sich wegen der ganzen FOS-Sache gerade noch betrogen genug fühlt, um nicht zu protestieren, bleibt das so für den Rest des ganzen Schuljahrs, und als die Neunte anfängt und Lukas sich am ersten Schultag wieder zu ihr setzt, hat sie gar kein schlechtes Gewissen, sondern freut sich sogar.

1997 – HELEN

Igitt! Das stiiiinkt!« Chrissi hält sich theatralisch die Nase zu und prustet wie ein Elefant. »Anselm, du bist ein Ferkel!«

Theresa ist etwas subtiler, aber auch sie verzieht das Gesicht. Um nicht zu viel von dem Gestank einzuatmen, spricht sie durch die Nase. »Gar nicht wahr! Gell, Mama, die Kacka von allen Babys stinkt so. Anselm ist gar kein Ferkel.«

Mit angehaltenem Atem rollt Helen die Windel zusammen. Trotz aller Bemühungen läuft die klebrig stinkende Masse an den Seiten über und fließt auf ihre Hände. Anselm windet sich auf dem Wickeltisch. Sein Bauch ist dick geschwollen, seine Miene auf eine Weise verzerrt, die ihr sagt, dass ihr nicht mehr viel Zeit bleibt, bis das Geplärr losgeht. Sie will ihn nicht loslassen, damit er nicht vom Wickeltisch fällt, aber eine Hand braucht sie für die Stinkewindel, und mit der anderen würde sie sich eigentlich gerne ein Feuchttuch aus dem Spender ziehen, um die Finger sauber zu machen.

»Gar nicht wahr! Ich hab nieeee so gestunken.«

»Wohl wahr.« Mit ihren vier Jahren kann Theresa manchmal wirklich nervtötend besserwisserisch sein. »Mama, jetzt sag doch.« Sie zupft an Helens Blusenärmel. Helen hatte sich die Ärmel extra hochgeschoben, damit sie das Shirt vielleicht noch bis morgen vor Flecken bewahren kann, aber natürlich rutscht es jetzt herunter und trifft das Windelpaket ausgerechnet da, wo es kackeverschmiert ist. Ein Feuchttuch wird eine zunehmend dringliche Notwendigkeit.

»Kannst du mir mal die Packung mit den Feuchttüchern geben?« Resi? Chrissi? Irgendwer? Bitte??!!

Statt ihr zu helfen, fängt Chrissi an zu singen. Aus voller Lunge trötet sie: »Anselm ist ein Ferkel, Anselm ist ein Ferkel.«

»Selber, selber, lachen alle Kälber, lacht der ganze Bauernhof, und du bist doof.«

»Mamaaa!!! Die Resi hat gesagt, ich bin doof!«

Hinterher kann sie nicht mehr sagen, wer von den dreien als Erstes anfängt zu krähen. Das Nächste, woran sie sich erinnern kann, sind Chrissi und Resi, die sich gegenseitig schubsen und an den Haaren ziehen, und Anselm, der weint, als hätte ihm jemand bei lebendigem Leib die Gedärme aus dem Bauch gerissen. Was vielleicht gar nicht so unzutreffend ist. Gerade als sie die volle Windel in den mal wieder übervollen Mülleimer stopft, verlässt nämlich ein weiterer Schwall Durchfall geschossartig den kleinen Kinderkörper und verschmutzt nicht nur die ganze Wickelunterlage, sondern auch ihr Shirt und die Jeans.

»Himmelherrgott, könnt ihr euch nicht einmal fünf Minuten verstehen, ohne zu streiten?«, brüllt sie die Zwillinge an und drückt den weinenden Anselm an sich, während sie im Bad die Babybadewanne volllaufen lässt. Die Tür zum Bad macht sie zu. Sie kann einfach nicht mehr. Kann sich nicht einen einzigen weiteren Augenblick lang das Gezicke der Mädels anhören, kann den Gestank aus dem Kinderzimmer nicht mehr ertragen und auch nicht das Chaos in der Küche.

Irgendwas stimmt nicht, denkt sie, immer und immer

wieder, während sie Anselm wäscht und ihn im warmen Wasser die Erschöpfung einholt. Irgendwas ist hier nicht richtig. Bis die Mädchen sauber waren, hat Helen unzählige Windeln gewechselt, und natürlich war da auch die eine oder andere Stinkbombe dabei, aber so war es nie. Nicht diese schleimig-klebrige Masse, der weder Stoffwindeln noch die teuren Super-Pampers Herr werden und die jeden Tag bis zu sechs Mal aus Anselm herausschießt. Sie weiß, dass irgendwas nicht stimmt, weiß es ganz genau, aber sie kann nicht schon wieder zu Doktor Renner gehen. Sie kommt sich schon ganz blöd vor, weil sie ständig da antanzt. Letztes Mal hat sie gesehen, wie die eine Sprechstundenhilfe, die mit den grauen Haaren und der Fünfzigerjahre-Brille, die Augen verdreht hat, als Helen ihren Namen sagte. Später dann hat sie ihrer jungen Kollegin »Immer nett sein« zugeflüstert, als wäre es bei Helen ein echtes Kunststück, nett und professionell zu bleiben, wo sie sich doch so offensichtlich ständig nur einbildet, dass etwas mit Anselm nicht stimmt.

Aber egal, was der Renner sagt, sie kann nicht glauben, dass das, was Anselm durchmacht, normal ist. Wie gern hätte sie ihn länger gestillt als die Mädchen, aber das hat sie schon nach einem Monat aufgegeben. Gleichgültig, wie oft sie ihn angelegt hat, der Kleine hatte immer Hunger. Er hat geschrien und geschrien, oft noch, während sie ihn an der Brust hatte, und egal, wie sehr sie sich bemüht hat, wie viele Tage und durchwachte Nächte sie mit wunden Nippeln und heiß geschwollenen Brüsten verbracht hat, nie ist er satt geworden. Zu wenig zugenommen hat er auch. Ganz normal, hat der Renner auch da gesagt, dann füttern Sie halt zu. Sie hat geweint, als sie das erste Fläschchen Pulvermilch angerührt hat, aber sie wusste ja, weshalb sie das machte. Weil es das Beste für ihren Kleinen war. Basti war da schon längst wieder auf Montage, und als sie bei einem der Anrufe ins Telefon geschluchzt hat, hat er nur gesagt, sie solle doch froh sein, weil sie jetzt nicht mehr so viel Arbeit habe.

Geweint hat sie auch, als die Sprechstundenhilfe beim Renner Anselm beim nächsten Mal auf die Babywaage gelegt hat und er immer noch nicht zugenommen hatte.

»Wird schon«, hat der Renner da wieder gesagt und ihr linkisch die Schulter getätschelt. »Manche brauchen eben ein bisschen länger. Schauen Sie sich nur Ihre zwei Mädchen an. Die haben Sie auch groß gekriegt.«

Aber wann sollte sie sich die denn anschauen, wenn sie ständig mit dem Baby beschäftigt war? Kaum hatte sie abgestillt, hat Anselm den ersten Infekt bekommen. Gehustet hat er wie ein alter Traktor. Das war im Sommer, und es war ohnehin so heiß, dass sie dachte, wenn jetzt noch Fieber dazukommt, dann schmilzt er ihr einfach weg. Am liebsten wäre sie mit ihm nach Freyung ins Krankenhaus gefahren, aber da war der Basti mal wieder nicht da, und die Rosi hat gesagt, sie könne nicht ständig springen, wenn Helen was brauche. Natürlich hätte sie die Mädchen mitnehmen können, aber man las ja so viel von Keimen im Krankenhaus, und sie wollte nicht, dass die Kinder sich dort irgendwas holten. Wenn sie ganz ehrlich war, dann grauste ihr auch vor den Stunden im Wartezimmer allein mit zwei überdrehten Vierjährigen, die dort über Stühle und Tische klettern würden, begleitet von den verurteilenden Blicken der anderen Wartenden, die hin und her wandern würden zwischen Helen und den Mädchen, immer wieder hin und her, als könnte sie etwas daran ändern, dass zwei Vierjährigen nun mal langweilig wurde, wenn sie eine gewisse Zeit lang in einem Wartezimmer festsaßen.

Wieder hat sie der Renner beruhigt. Die Großen bringen aus dem Kindergarten eben Infekte mit nach Hause. Das ist oft so bei kleineren Geschwistern, und sie wollte ihm glauben, wollte es wirklich, aber es fiel schwer. Jedes Mal, wenn sie wieder in der Kinderarztpraxis auflief, fiel es schwerer.

Ein knappes halbes Jahr alt ist Anselm jetzt, und auf diesen Gewichts- und Größenkurven in den gelben Heftchen liegt er immer ganz weit unten. Noch unter der dritten Perzentile, und ihre innere Stimme ist längst schon ein innerer Chor, der ihr wieder und wieder zuruft: »Irgendwas stimmt nicht!« Viermal musste er schon Antibiotika nehmen.

Im Wasser entspannt sich Anselm ein bisschen. Er mag es nicht, als sie ihm mit einem Waschlappen die Kackereste zwischen den Pobacken und von unter der Vorhaut wegwischt, aber er fängt nicht wieder an zu weinen. Bevor das Wasser kalt wird, holt sie ihn raus und zieht ihm Sachen an, die seit über einer Woche über der Erwachsenenbadewanne auf einer Spinne hängen. Jeden Abend sagt sie sich, sie muss sie abhängen, aber wenn die Kinder dann endlich schlafen, ist auch sie nur noch müde und denkt sich: morgen. Und wenn dann auch noch Resi zehnmal aus dem Bett kommt, weil sie noch eine Flasche Kakao will, und Chrissi quengelt, weil es zu dunkel im Kinderzimmer ist, aber Resi drauf besteht, dass sie nicht schlafen kann, wenn im Flur noch Licht brennt, und Anselm, statt endlich durchzuschlafen, immer noch dreihundert Mal in der Nacht kreischend vor Hunger aufwacht, doch sie jetzt schon weiß, dass er, selbst wenn sie ihm noch eine Flasche macht, die Milch ohnehin nur wieder auskotzt, dann tut sie manchmal so, als würde sie schlafen und nichts von der Not ihrer Kinder mitbekommen. Nur für ein paar Minuten. Nur, bis sie es nicht mehr ertragen kann, weil das schlechte Gewissen sie packt und beutelt und ihr Tränen aus Wut und Verzweiflung in die Augen treibt. Sie liebt ihre Kinder, das weiß sie selbst in diesen Momenten. Irgendwo unter der Erschöpfung und Angst und dem ständigen Gefühl, nichts auf die Reihe zu bekommen, lebt auch Liebe. Aber manchmal sind die ganzen anderen Gefühle viel lauter, und dann kann sie die Liebe nicht fühlen, und das ist die schlimmste Strafe von allen. Schlimmer als das Tuscheln der Sprechstundenhilfe, schlimmer als der herablassende Tonfall vom Renner und das geheuchelte Verständnis der anderen Mütter in der Spielgruppe, deren Kinder alle schon krabbeln und lachen und greifen, währen Anselm sich gerade einmal selbstständig rollen kann. »Das kommt schon noch«, sagen sie dann lächelnd zu Helen, doch in ihren Augen sieht sie ganz genau, dass sie im Grunde froh sind, dass es nicht ihr Kind ist, das langsamer ist als die anderen, kleiner und dünner und so viel öfter krank.

In ein paar Tagen hat sie die U5 mit Anselm. Da wird sie dem Renner noch mal klipp und klar sagen, dass das so nicht geht. Dass er doch selbst sehen muss, dass irgendwas mit dem Anselm nicht stimmt und es doch irgendwelche Tests geben muss, die man machen kann, um rauszufinden, was das ist. Sie übt die Sätze im Kopf und vor dem Spiegel, so lange, bis sie sicher ist, dass sie sie ohne Zögern, ohne Frage in der Stimme oder Zaudern rausbringen wird, und dann ist all die Mühe umsonst, weil Anselm schon in der kommenden Nacht einen so starken Hustenanfall bekommt, dass er ganz blau wird vor Atemnot und sie Angst hat, dass er ihr unter den Händen erstickt. Sie hält ihn und hängt nasse Handtücher auf und stellt sich mit ihm ans offene Fenster, aber nichts hilft, und da weiß sie sich nicht mehr anders zu helfen und wählt den Notruf. Kaum hat sie aufgelegt, ruft sie Rosi an und bittet sie zu kommen, um auf die Mädchen aufzupassen, falls sie mit Anselm ins Krankenhaus muss.

»Es ist mitten in der Nacht«, sagt ihre Schwiegermutter, als wüsste Helen das nicht selbst.

»Ich weiß«, sagt sie, »ich hätt ja auch nicht angerufen, wenn es nicht wirklich dringend wäre.«

»Okay, ich komme«, sagt Rosi, und Helen ist ihr so dankbar, dass sie für einen ganz kurzen Moment wirklich glauben kann, dass alles gut wird.

Hektisch arbeitet sie die To-do-Liste ab, die sie noch während des Telefonats mit Rosi im Kopf erstellt hat. Sie braucht ihre Krankenkassenkarte und die vom Anselm, sie braucht die Wickeltasche und muss sichergehen, dass da genug Windeln und Feuchttücher drin sind. Wechselkleidung für Anselm wäre auch nicht dumm und abgekochtes Wasser in der Thermoskanne, Milchpulver und saubere Fläschchen, falls er Hunger bekommt. Für sie und ihn was zum Trinken und für sich was zum Lesen, denn so, wie sie es kennt, wird sie ewig lang in der Klinik warten müssen, ehe was passiert, und dann braucht sie etwas zu tun, um nicht vor Sorge verrückt zu werden. Sie stellt sicher, dass sie genug Kleingeld im Portemonnaie hat, um zu Hause anzurufen, sobald sie etwas Genaueres weiß, und Scheine, falls sie sich für den Rückweg vom Krankenhaus ein Taxi nehmen muss. Sie versucht auch, Basti anzurufen, um ihm zu sagen, was gerade passiert, aber in der Arbeiterunterkunft, wo er während seines Einsatzes untergebracht ist, geht niemand dran, also schreibt sie Rosi einen Zettel mit der Bitte, ihren Sohn zu informieren.

Aus dem Kinderzimmer hört sie ein Geräusch, Chrissi spricht manchmal im Schlaf. Sie will die Mädchen nicht wecken, will nicht, dass sie ihre Mutter so sehen, so hilflos und flattrig vor Sorge, aber natürlich wachen sie auf, als der Krankenwagen kommt und Hektik ausbricht, weil sie recht hatte und Anselms Sauerstoffgehalt wirklich viel zu niedrig ist. Sie geben ihm Sauerstoff über eine Kanüle in die Nase und Flüssigkeit über einen Zugang im Arm, und natürlich brüllt er wie am Spieß, als sie die winzige Ader in dem winzigen Ärmchen nicht sofort treffen und überlegen, ob sie mit der Flüssigkeit noch warten können, bis sie in der Klinik sind, wo es

Leute gibt, die geübter darin sind, spitze Nadeln in haardünne Babyvenen zu legen. Immer wieder versucht er, seinen Arm zurückzuziehen.

»Sie müssen ihn festhalten«, sagt der eine Sanitäter zu ihr. »Wenn Sie ihn nicht richtig festhalten, schaffen wir das nicht.« Er biegt Anselms kleine Hand so fest nach unten, dass sie denkt, das kann nicht gut gehen. Unmöglich kann das gut gehen, gleich platzt die Haut oder bricht der Knochen, und dann ist alles aus, aber trotzdem tut sie, was die Fachleute ihr sagen, und hält ihren Sohn, liefert ihn dem Prozedere aus, das für ihn reinste Folter sein muss. Unter ihren Armen rinnt der Schweiß bächeweise die Seite entlang, ein Tropfen fällt von ihrer Braue ins Auge, aber sie traut sich nicht, den Schweiß abzuwischen, denn sie muss Anselm festhalten, der immer noch röchelt und brüllt und der so heiß ist vom Fieber, dass sie glaubt, er müsse jeden Moment verglühen. Und ausgerechnet da kommt Theresa aus dem Kinderzimmer getappt. Sie hat ihren Schnuffelhund im Arm und einen Daumen im Mund. Mit riesengroßen Augen beobachtet sie die Situation. Endlich liegt der Zugang, Flüssigkeit rinnt durch einen Schlauch in Anselms Vene. Die Sanitäter packen ihre Sachen zusammen.

»Wollen Sie ihn in den Krankenwagen tragen?«, fragt der Jüngere der beiden, und sie nickt und rückt sich Anselm im Arm zurecht und geht den beiden Sanitätern voran in Richtung Haustür.

»Mama!« Als sie an Theresa vorbeikommt, greift die nach ihrem Arm. Helen hat Angst, dass ihre Tochter aus Versehen an dem Infusionsschlauch zieht, und sie hat Angst, dass sie nicht mehr rechtzeitig ins Krankenhaus kommen, um Anselm zu retten, und Angst, dass all das, was sie gerade erlebt, die gerechte Strafe für eine Mutter ist, die das normale Leben mit drei Kindern, das sie sich so sehr gewünscht hat, manchmal so müde macht, dass sie nicht einmal mehr die Liebe für ihre Kinder spürt. Die Angst ist so groß, dass sie ihre Glieder nicht richtig kontrollieren kann und deshalb zu grob ist, als sie Resi zurückschiebt. Die Kleine stößt mit dem Hinterkopf gegen den Türrahmen. Helen erwartet Gebrüll, aber das kommt nicht. Noch im Vorbeigehen sieht sie, wie Theresas Augen sich mit Tränen füllen, wie die Kleine noch einmal die Hand nach ihr ausstreckt und ihre Lippen lautlos ein einziges Wort formen: »Mama.«

Ihr Herz bricht, aber sie kann gerade nicht darauf achten. Die Sanitäter schieben sie weiter.

»Jetzt nicht!«, ruft sie über die Schulter zurück zu Theresa. »Anselm muss ins Krankenhaus. Geh ins Bett. Bald sind wir zurück.«

Theresa rührt sich nicht, aber dagegen kann Helen jetzt nichts tun. Das wird ein Problem für Rosi, wenn sie endlich da ist. So lange kann das schließlich nicht mehr dauern. Und dann wird Theresa schon wieder einschlafen, und wahrscheinlich vergisst sie dann auch, was passiert ist, schließlich ist sie gerade mal vier, und mal ehrlich, wer erinnert sich schon noch so richtig an irgendwas, das man als Vierjährige erlebt hat?

Helen will sich das einreden, aber so richtig gelingt ihr das nicht. Auch dann nicht, als sie eine Woche später endlich einen Namen für das hat, was nicht mit Anselm stimmt, und die Schwestern, Ärzte, Pfleger und Physiotherapeutinnen im Krankenhaus ihr wieder und wieder erklären, dass sie alles richtig gemacht habe und nichts von alldem ihre Schuld sei. Mukoviszidose heißt der Teufel, und sie ist bereit, ihm den Kampf anzusagen. Sie hat eine Überweisung an die Uniklinik nach München und genug Willen, um es noch mit viel Schlimmerem aufzunehmen als einer verdammten Stoffwechselkrankheit. Es ist ein Glück, dass sie Anselm nicht allein lassen muss, wenn er nach München muss. Das Kinderspital hat Mutter-Kind-Zimmer und sogar ein Haus von der Ronald-McDonald-Stiftung ganz in der Nähe der Klinik. So kann sie bei ihm sein und ihm die Kraft geben, die er braucht, um wieder fitter zu werden. Heilbar ist Mukoviszidose nicht, aber mit den richtigen Therapien kann man die Lebensqualität von Betroffenen stark verbessern. Die Mädchen haben Rosi und ein ganzes Dorf, das auf sie aufpasst, wenn Basti auf Montage ist. Anselm braucht sie jetzt dringender.

Manchmal, wenn Anselm schläft und sie mit einer der anderen Mütter raus eine rauchen geht, dann denkt sie an ihre Mädchen und das Versprechen, das sie Theresa in der Nacht gegeben hat, als Anselm ins Krankenhaus musste. Sie hat es nicht gehalten, doch wenn sie tief genug an ihrer Zigarette zieht, so tief, dass ihr vom Rauch schwindelig wird und der Kopf ganz leicht, dann kann sie das vergessen und sich nur auf das konzentrieren, was vor ihr liegt: die nächste Untersuchung, die nächste Visite, der nächste Tag.

Es ist ja nicht, als hätte sie eine Wahl.

HEUTE – THERESA

Chrissi bittet Theresa herein. Im Flur hinter der Eingangstür stapeln sich Schuhe ordentlich auf einem Regal. Die Haken quellen über von Jacken in jeder Größe. An der Wand hängt eine Leinwand mit farbigen Handabdrücken. In jedem Abdruck steht ein Name: *Lukas. Christina. Korbinian. Severin. Benedikt.* Darüber hat jemand mit Filzstift geschrieben: *Familie ist, für den Rest seines Lebens nie mehr alleine zu sein.*

»Soll ich die Schuhe ausziehen?« Theresa hätte nicht kommen sollen. Dort, wo sie die Narbe weiß, fühlt sie ein Reißen.

»Zu gefährlich.« Chrissi deutet mit dem Kinn in Richtung Wohnzimmer. »Sevi hat die Legos ausgepackt und im ganzen Zimmer verteilt. Wenn du noch nie barfuß auf einen Legostein getreten bist, weißt du nicht, was Schmerzen sind.«

»Werde ich mir merken.«

Sie gehen weiter ins Wohnzimmer. Blinzeln hilft kaum gegen die grellgelb gestrichenen Wände. Theresa hat das Gefühl, das Innere eines Textmarkers zu betreten. Also, nein, die Legos sind nicht das Erste, was ihr auffällt, sondern wie fremd ihr hier alles ist. Mit der Wandfarbe fängt es ja nur an. Das riesige Ecksofa in flaschengrünem Veloursleder knistert schon elektrisch bei dem Gedanken, sich darauf zu setzen. Den Teppich hat sie ziemlich sicher schon einmal in einer Internet-

Anzeige auf Instagram gesehen. Auf einer Kommode an der Wand steht ein Blumenstrauß, der »Aldi-Angebot« schreit. Das ist nicht mehr das Haus, das sie ihre ganze Kindheit und Jugend lang ihr Zuhause genannt hat, nichts mehr kommt ihr bekannt vor. Ihre Eltern haben das Haus von den Großeltern übernommen. Sie hatten weder die Zeit noch das Geld, groß etwas zu ändern. Die Einrichtung bestand aus Erbstücken und Flohmarktfunden. Hier ein alter Bauernschrank, dort eine Cordsofagarnitur, für die Kinder lagen Sitzsäcke auf dem Boden, und in Zimmerecken standen Gummibäume und Zimmerpalmen.

Mittlerweile ist Severin dabei, die losen Steine in eine Kiste zu sammeln. Auf dem Esstisch ist eine Kuchentafel gedeckt. Komplett mit Tischdecke, Stövchen unter der Kanne und Kuchenplatte. Es riecht nach Airwick-Lufterfrischer. Hinter Klickrahmen hängen jede Menge Familienfotos an den grellgelben Wänden – typische Studioaufnahmen von Babys auf Schaffellen, Kindern mit Schultüten, gezwungen stolz lächelnden Eltern, die ihren Nachwuchs präsentieren. Es gibt eine Schrankwand in Eiche rustikal und noch mehr selbst erstellte Kunst. Im Fenster hängen aus Papptellern gebastelte Schmetterlinge, ein Plakat mit »Familienregeln« – wir passen aufeinander auf, wir sagen Bitte und Danke, wir freuen uns auch über Kleinigkeiten, wir halten immer zusammen und so weiter – ist als Collage aus verschiedenen Materialien gestaltet. Theresa sucht nach Zeichnungen mit der Kunstfertigkeit von Korbis Tierskizzen und wird nicht fündig.

»Schön habt ihr es hier«, lügt sie. In Wahrheit erdrückt sie die brüllende Familienidylle.

»Danke.« Falls Chrissi ihre Lüge bemerkt, versteckt sie das gut. »Korbi hat mich ein bisschen überfahren mit dieser Einladung. Ich hatte nicht so viel Zeit, was Vernünftiges vorzubereiten. Also ist es einfach ein Schokokuchen geworden. Ich hoffe, du magst Schokolade immer noch?«

»Ist das überhaupt eine Frage? Wer mag keine Schokolade?« Sie rückt sich einen Stuhl zurecht, nimmt Platz. »Ich wusste gar nicht, dass du backst.« Noch während sie spricht, fällt ihr auf, wie blöd diese Feststellung ist. Nach fünfzehn Jahren Funkstille gibt es sicher vieles, was sie von ihrer Schwester nicht weiß.

»Ach, das ist doch gar kein richtiges Backen. Für Sevis letzten Geburtstag habe ich eine Formel-1-Motivtorte gemacht, die hättest du mal sehen sollen. Sevi?« Der Junge sieht von seiner Aufräumarbeit auf. »Warum zeigst du deiner Tante Resi nicht ein paar Bilder von deiner Geburtstagsfeier? Sicher ist sie neugierig.« Sevi flitzt davon. Theresa interessiert Weniges noch weniger als Fotos von einer Formel-1-Motivtorte, aber sie will nicht unhöflich sein. Wahrscheinlich war es zu erwarten, dass dieses Treffen einem Tanz über Eierschalen gleicht.

»Ich musste die Torte sogar in zwei Varianten backen. Der Sohn vom Huber Schorsch ist Veganer. Erinnerst du dich an den Schorsch? Und die Kathi vom Ponzauerhof hat eine Glutenunverträglichkeit. Das war wirklich ein bisschen tricky, aber am Ende hab ich es geschafft, und alle waren begeistert. Ich hätte mir ja auch für dich mehr Mühe gegeben, aber wie gesagt: Die Zeit …« Theatralisch verdreht sie die Augen. Sie rutscht das Baby auf ihrem Arm zurecht, zuppelt an der Tischdecke und der Platzierung von Tellern und Besteck auf der Kaffeetafel. Nie stehen ihre Hände still. Ihr Mund auch nicht. »Seit ich Bene abgestillt habe, mach ich ja wieder die Buchhaltung für Lukas. Ich sag's dir: Da ist so viel liegen geblieben, und dass du kommst, hat Korbi mir erst gestern Abend gesagt. Aber so ein Schokokuchen geht immer.«

Wer bist du, würde Theresa am liebsten fragen, und was hast du mit meiner Schwester gemacht? Was soll dieses Spektakel? Gönn dir Ruhe. Atme durch. Die Chrissi, die sie kennt, hätte nicht einmal dann das Kochen übernommen, wenn die Alternative Verhungern gewesen wäre. Immer war Theresa es, die eingesprungen ist, wenn Mama mit Anselm beschäftigt war. Sie hat gesaugt und gekocht und die Spülmaschine ausgeräumt. Himmel, sogar das Kloputzen hat sie übernommen, weil es von allen Familienmitgliedern offenbar sie am meisten gestört hat, wenn die Schüssel nach Urinstein roch oder sich Bremsstreifen von den Geschäften der anderen zeigten. Gern hat sie das nicht gemacht. Natürlich nicht! Welches Kind hantiert schon gerne mit Klobürste und Chlorbleiche? Aber irgendwer musste es tun, und Chrissi hatte die Kunst drauf, unangenehme Dinge grundsätzlich zu übersehen. Ihr war wichtiger, mit ihren Freunden abzuhängen, den Jungs den Kopf zu verdrehen und Spaß zu haben. Klar hat Theresa sich damals geärgert, trotzdem war es die Chrissi, die sie gerne wiedergesehen hätte. In den vergangenen fünfzehn Jahren verging kein Tag, an dem sie die alte Chrissi nicht vermisst hat. Und jetzt das?

Theresa fühlt sich schrecklich bloßgestellt, fast schon erniedrigt. In den vergangenen drei Jahren ist ihr Leben Stück für Stück auseinandergebrochen. Job weg, Eileiter durchtrennt, Freund weg. Theresa steht wieder ganz am Anfang, und hier ist Chrissi und jongliert Arbeit, Haushalt und Familie, als wäre es nichts. Theresa hat keine Ahnung, was sie auf Chrissis Torten-Ode antworten soll. In ihr drinnen braut sich etwas zusammen, das Wut sehr ähnlich ist. Als wäre das hier ein Wettbewerb, der nur darauf ausgerichtet ist, sie zur Verliererin zu machen, dabei ist sie doch eigentlich gekommen, um neue Brücken zu bauen, statt welche einzureißen.

Zum Glück taucht in diesem Moment Korbi auf. Er hält

eine Thermoskanne in der Hand und schaut von seiner Mutter zu seiner Tante und wieder zurück. »Sevi findet das Fotoalbum nicht. Aber ich hab schon mal Kaffee gemacht. Wer will?« Ohne die Antworten abzuwarten, schenkt er sich ein.

»Ich, bitte.« Theresa schiebt ihm die Tasse hin. Wenigstens das kann sie. Voller Dankbarkeit lächelt sie ihn an. »Und ein Stück Kuchen nehme ich auch. Schließlich muss ich mir selbst ein Urteil über die Backkünste deiner Mutter bilden.«

Während Korbi den Kuchen verteilt, taucht Sevi wieder auf. Er schiebt sich auf einen der freien Stühle, greift mit der Hand nach einem riesigen Stück Kuchen. Statt es auf den Teller zu legen, beißt er direkt davon ab. Brösel regnen auf sein T-Shirt und die Tischdecke. Ohne hinzugucken, schiebt Chrissi seinen Teller näher an die Tischplatte. Kleine Krisen meistert Super-Mom im Handumdrehen.

Auch Theresa kostet die süße Versuchung auf ihrem Teller, versucht, die Wut und Enttäuschung herunterzuschlucken, die unter der Oberfläche immer wilder brodelt. Sie kaut und schluckt und schmeckt nur Pappe. An dem Kuchen liegt's nicht. Sicher hat Chrissi sich selbst übertroffen. Es ist sie, mit der etwas nicht stimmt, die nicht an diesen Ort passt, der sich doch zumindest ein bisschen wie zu Hause anfühlen sollte. Ihr gegenüber sitzt ihre Schwester. Die Kinder sind ihre Neffen. In diesem Haus ist sie aufgewachsen. Damals, als es noch nicht die Katalogversion eines Spießertraums war.

»Und du?« Erwartungsvoll sieht Chrissi sie an. Sie wackelt mit der Gabel in der Hand. »Korbi hat erzählt, dass du immer noch an deiner Doktorarbeit schreibst.« Alles, was Theresa hört, sind die Worte *immer noch.* Es stimmt also. Chrissi hält sie für eine Versagerin, dabei hat sie doch keine Ahnung. So was passiert eben, wenn man mitten in der Promotion die Forschungsstelle verliert, weil der Zeitvertrag nicht verlängert wird und man anschließend glaubt, das müsse ein Zeichen sein, dass der richtige Augenblick gekommen ist, um dem Leben eine neue Wendung zu geben, die sich dann niemals einstellt. Sie hatte nicht geplant, in einer Sackgasse zu landen. Es war niemals ihr Wunsch, nach Jahren noch einmal von vorn anfangen zu müssen, weil ihr Gewissen sie zu einer Entscheidung gezwungen hat, mit der Philipp nicht leben konnte. Aber sie ist nun mal nicht Wonderwoman mit der glutenfreien Formel-1-Torte, und so hadert und zaudert sie, und es dauert seine Weile, bis sie wieder ganz auf Kurs ist. Die Stelle in Moosbrunn ist immerhin ein Anfang.

Wieder ist es Korbi, der vorprescht und sie rettet, ehe die Wut überhandnehmen kann. »Tante Resi macht viel mehr als das. Neben ihrer Doktorarbeit forscht und arbeitet sie im Museum, und wenn es für dich und Papa in Ordnung ist, darf ich ihr dabei helfen, auf eine Expedition zu gehen.«

Okay, also von einer Expedition hat sie nie geredet, aber Korbis Begeisterung rührt sie. Endlich löst sich ihre Zunge von dem schokokuchenverklebten Gaumen. Soll Chrissi doch wissen, dass das, was sie macht, wichtig und wertvoll ist. Auf jeden Fall genauso wichtig wie gebastelte Papptellerschmetterlinge.

Sie räuspert sich. »Also, auf jeden Fall war die Stelle in Moosbrunn ein echter Glücksgriff. In den letzten Jahren sind Moore immer mehr in den öffentlichen Fokus geraten. Endlich haben Politik und Naturschutz begriffen, wie wichtig sie für den Klimaschutz und die Artenvielfalt sind. Erfahrung auf diesem Gebiet wird mir sicher auch nach der Promotion zugutekommen. Ich kann mir durch die Arbeit hier ein richtiges Netzwerk aufbauen und einen Beitrag zum Schutz wichtiger Ökosysteme leisten. Einerseits durch meine Forschung, aber eben auch, weil das Museum Aufklärungsarbeit leistet.«

»Ah.« Chrissi räuspert sich. Rutscht Benedikt auf dem Schoß zurecht. Erinnert Severin daran, sich die Finger an der

Serviette sauber zu wischen. Dann schweigt sie, wie Theresa zuvor geschwiegen hat, und die Wahrheit hockt zwischen ihnen wie ein unsichtbarer Elefant: Chrissi – ihre Zwillingsschwester, die einzige Person, die ihr noch von ihrer Ursprungsfamilie geblieben ist – und sie haben sich nichts mehr zu sagen.

Auf einmal ist ihr alles zu viel. Sie stürzt den letzten Schluck Kaffee herunter und steht auf. In ihrem Mund bleibt ein bitterer Geschmack. »Hör zu, Chrissi, danke, dass du dich auf die Einladung eingelassen hast. Ich weiß, du wolltest eigentlich nicht, dass Korbinian und ich uns anfreunden. Aber er ist im Museum aufgetaucht, und ihn interessiert die Arbeit dort, und ich würde ihm gerne die Möglichkeit geben, mehr darüber zu erfahren und sich einzubringen. Natürlich nur, wenn das für dich und Lukas in Ordnung ist. Das Angebot steht. Gib ihm einfach eine Einverständniserklärung mit, wenn er das nächste Mal ins Museum kommt, dann kann er ein Praktikum bei uns machen. Alles andere«, sie macht eine Geste, die nicht das Wohnzimmer einschließt, sondern das ganze Haus, »ist wahrscheinlich keine gute Idee. Wir sind wohl zu unterschiedlich geworden.« Sie schließt kurz die Augen, hofft, dass Chrissi die Geste nicht sieht. Zwischen ihr und der Haustür liegt ein Ozean aus Enttäuschung, den es zu überwinden gilt. So gerne hätte sie ihre Schwester wieder zurückgehabt, aber manchmal heilt Zeit eben doch nicht alle Wunden.

Auch Chrissi steht auf. Sie drückt das Baby Korbi in die Arme, stemmt die Fäuste in die Hüfte. Die ganze Pose schreit Provokation. »Was soll das jetzt schon wieder? Warum läufst du davon? Was in meinem Leben ist diesmal nicht gut genug für dich? Was muss ich noch tun, um in deinen Augen endlich einmal zu genügen?«

Chrissis Worte treffen sie wie ein Schlag in den Rücken.

Sie fährt herum. »Wo kommt das denn jetzt bitte her?«

»Das fragst du tatsächlich? Für dich war ich immer nur der dumme Zwilling! Kannst du nicht *ein* Mal gut finden, was ich mache?«

»Das mache ich doch. Du bist die, die die Nase rümpft und gähnt, kaum, dass ich den Mund aufmache. Wer fand denn bitte immer alles langweilig, was ich gemacht habe, hm? Und wir haben noch keine zehn Sätze miteinander gesprochen, dann tust du es schon wieder. Was ich mache, ist dir doch vollkommen egal, wenn du ehrlich bist.«

Chrissi schnaubt. »Da haben wir es schon wieder! Immer weißt du besser, was ich denke oder will. Nichts, was ich je mache, ist gut genug für dich. Meine Beziehungen, meine Träume, mein ganzes Leben, immer weißt du alles besser und musst die Nase rümpfen.«

»Nicht ich hab den Kontakt abgebrochen, Chrissi, sondern du! Du hast gesagt, du willst mich nie wiedersehen.«

»Weil du mich verraten hast!«

»Ich wollte dich schützen! Ich hab es immer nur gut mit dir gemeint.«

»Gut gemeint ist das Gegenteil von gut gemacht! Schon mal gehört?«

Nein, hat sie nicht, aber jetzt, wo Chrissi es ihr vor die Füße spuckt, ergibt es Sinn, denn so gemein Chrissis Anklagen sind, sie hat recht: Wenn es Theresa an einem nie gemangelt hat, dann an guter Absicht, und trotzdem ist ihr Leben ein Scherbenhaufen. Doch all das kann sie nicht sagen. Nicht so, dass Chrissi sie hört. Ergeben hebt sie die Hände, schluckt an dem Knoten in der Kehle, will nur noch weg hier. Von der Küchentür aus verfolgt Korbi mit großen Augen den Streit. Hektisch wippt er auf und ab, wahrscheinlich, um das Baby in seinem Arm zu beschäftigen. Sein Gesicht ist blass, und am liebsten würde Theresa heulen. Davor wollte sie Korbi bewahren, als sie ihm die kalte Schulter gezeigt hat. Überhaupt würde sie ihn gerne beschützen. Vor dem Netz aus Enttäuschungen, Anklagen und verletztem Stolz, in dem Chrissi und sie sich verfangen haben, seit sie aufgehört haben, ein Team zu sein. Ihr Blick fällt auf die Collage mit den Familienregeln. *Familie ist, wo man immer füreinander da ist,* steht da drauf. Na, das hat ja mal super geklappt.

»Ich gehe besser«, sagt sie noch einmal, ganz leise diesmal. Sie reißt den Blick von der Collage los, und dabei bleibt er an einem Foto hängen. Keine der gestellten Studioaufnahmen, die sie so nerven, sondern ein Foto im Format 9 x 13 in einem schlichten Holzrahmen. Die Aufnahme ist vergilbt, was die Unschärfe der abgebildeten Gesichter verstärkt. Wie ein Magnet zieht Theresa dieses Bild an. Sie tritt näher, nimmt es in die Hand.

Das Foto zeigt Mama, Papa, Anselm, Chrissi und sie am Strand von Wangerooge. Anselm muss vier oder fünf Jahre alt gewesen sein, sie und Chrissi vielleicht acht. Mama und Anselm waren für drei Wochen auf Mutter-Kind-Kur auf der Nordseeinsel, und weil es Mama dort so gut gefallen hat, haben Papa, Chrissi und sie die beiden abgeholt. Eine ganze Woche Familienurlaub haben sie drangehängt. Anselm ging es gut, ihre Eltern haben sich verstanden. Das Leben war leicht.

Zärtlich streicht sie mit dem Zeigefinger über die Gesichter auf dem Foto. Alle fünf lachen. »Wir sehen so glücklich aus«, sagt sie.

Zuerst reagiert Chrissi nicht. Unter der Oberfläche scheint es immer noch zu brodeln, aber dann tritt sie doch an Theresas Seite und betrachtet mit ihr das Foto. »Mama hat die Kur richtig gutgetan. Kannst du dich an die Sandburg erinnern, die Anselm gebaut hat?«

»Mit einem Burgklo.« Sie riskiert einen Blick zu Chrissi.

Das Lächeln, das sie auf deren Miene sieht, fühlt sie auch auf ihrem Gesicht. Traurig und wehmütig, aber auch warm.

»Ich kann immer noch nicht glauben, dass Anselm da wirklich reingepinkelt hat. Und Papa hat mitgemacht.«

»Euer Vater hat am Strand öffentlich in den Sand gepinkelt?« Korbi hat seine Sprache wiedergefunden.

Lachend schüttelt Theresa den Kopf. »Ja, echt. Unserer Mutter war das schrecklich peinlich, aber ich glaube, Papa war einfach nur froh, mit Anselm zur Abwechslung mal so 'nen Blödsinn zu machen wie andere Väter mit ihren Söhnen. Zum Glück war außer uns kaum jemand am Strand.«

Chrissi hat offenbar genug von guten Erinnerungen. Sie schnaubt. »Hat ihn trotzdem nicht davon abgehalten, beim nächsten Mal, als es schwierig wurde, Reißaus zu nehmen. Ich wette, seine neue Familie hat ihm nicht so viele Sorgen gemacht. Hast du dich mal gefragt, ob das zwischen Mama und Papa eigentlich je eine richtige Trennung war und nur wir nichts davon wussten, oder ob Papa einfach irgendwann nicht mehr von einem seiner Einsätze zurückgekommen ist, weil wir ihm zu viel wurden, und das Nächste, was Mama von ihm gehört oder gesehen hat, war ein Foto von seiner neuen Trulla mit dem hübsch gesunden Baby?«

Die Frage trifft Theresa unvorbereitet. Sie saugt die Unterlippe zwischen die Zähne, schüttelt den Kopf. Hätte sie sich das jemals gefragt, hätte sie eine Antwort haben wollen, und die einzige Person, die sie ihr hätte geben können, wäre Mama gewesen. Nach Anselms Beerdigung hat keiner von ihnen ihren Vater je wiedergesehen. »Was hätte es gebracht, in den alten Wunden zu stochern? Mama hatte so oder so genug zu tun, was spielen da die Gründe für eine Rolle?«

»Hast du mit ihr mal gesprochen? In letzter Zeit, meine ich?«

Wieder schüttelt sie den Kopf. Sie verschweigt Chrissi,

dass sie kurz davor war. Letztes Jahr, auf dem Parkplatz vor dem Krankenhaus, nach der OP. Sie hatte das Handy schon in der Hand. Die Telefonnummer von Mamas Töpferwerkstatt auf Santorin leuchtete ihr vom Display entgegen. Sie hätte nur den grünen Knopf drücken müssen. Nach nichts hat sie sich damals mehr gesehnt als nach Absolution. Nach der Bestätigung ihrer Mutter, das Richtige getan zu haben. Nach ein bisschen Trost und Zuspruch und Mut. Doch nie ist es ihre Mutter gewesen, die Trost und Mut gespendet hat, immer war es andersherum. »Was würde ich ohne dich nur tun?«, hat Mama oft zu ihr gesagt, als sie noch ein Kind war. »Mein großes, fleißiges Mädchen. Du bist mir so eine große Hilfe.« Theresa hat das Telefon wieder weggesteckt.

»Und du?«

Chrissi zuckt mit den Schultern. »So alle drei Monate. Ihr geht es gut. Die Werkstatt läuft. Zu Benes Geburt hat sie uns ein selbst getöpfertes Nachtlicht geschickt. Echt schön. Es hat die Form eines Zugs, mit eingraviertem Namen und Geburtsdatum und allem. Sie meinte, ich soll dir Grüße ausrichten, wenn ich mit dir spreche. Das tue ich dann wohl hiermit.«

»Okay.« Sie schluckt. »Danke. Schön, dass sie auf Santorin was gefunden hat, was ihr guttut.«

»Ja. Resi?«

»Hm?« Langsam hebt sie den Blick, sieht Chrissi direkt in die Augen. Ihre Schwester ist nicht mehr wütend. Sie ist traurig. Genauso wie sie.

»Korbi kann dieses Praktikum machen, wenn er will.«

»Danke.« Sie lächelt schwach. »Ich versprech dir, es wird gut für ihn sein.«

»Wenn du das sagst.«

»Sehen wir uns wieder? Ich meine, glaubst du, wir sollten es noch mal versuchen? Auch wenn es diesmal nicht ganz so optimal verlaufen ist?«

Chrissi grinst, stupst verhalten mit ihrer Schulter gegen die von Theresa. »Ach komm schon, das hier ist Moosbrunn. Natürlich sehen wir uns wieder. Geht doch gar nicht anders. Und schließlich ist Es-Versauen unsere Spezialität. Ist ja nicht so, als ob uns das jemals von irgendwas abgehalten hätte.«

»Da hast du recht.« Es ist kein Versprechen und auch keine Lösung. Aber es ist etwas anderes. Es ist ein Anfang.

2008 – CHRISSI

Es sind Pfingstferien, und in einem Kaff wie Moosbrunn bleibt einem nichts anderes übrig, als im Freibad abzuhängen. Bisher war die Neunte scheiße. Noch beschissener als das Jahr zuvor. Jetzt tuscheln die anderen nämlich nicht mal mehr über sie, sondern tun so, als sei sie nie eine von ihnen gewesen. Die anderen aus ihrer ehemaligen Clique sind fast alle beim Volleyballnetz. Lisa ist besonders gut mit dem Ball. Immer wenn sie für ihre Mannschaft einen Punkt erspielt, klatschen die anderen sie ab. Nur Konstantin belässt es nicht beim Abklatschen. Er packt sie dann um die Taille, hebt sie hoch und wirbelt sie im Kreis.

Chrissi wühlt in ihren Sachen nach der Sonnencreme. Wenn sie wollte, könnte sie auch mitspielen. Sie bräuchte nur rüberzugehen, und sie würden sie in ihren Kreis aufnehmen. Aber sie will nicht. Das ganze Getue ist ihr zu kindisch. Jedem ist klar, dass es Konstantin nur darum geht, möglichst unauffällig Lisas Titten zu begrapschen. Sicher spannt er, wenn er sie hochhebt, auch noch seine Brustmuskeln an. Ganz Macho und Supersportler und all der Scheiß. Genauso wie wenn er und die anderen Jungs sich nach dem Spiel lachend auf die Schultern dreschen und tun, als würden sie direkt aus einer amerikanischen Highschool kommen. Ist doch alles lächerlich.

Sie cremt sich die Schultern und Arme ein und verteilt dann noch ein bisschen Sonnencreme auf ihrem Bauch. Zu Lukas würde sie sich vielleicht setzen, wenn der auch im Freibad wäre, aber der muss mal wieder seinen Eltern in der Schreinerei helfen. Was das angeht, würden Lukas und Resi viel besser zusammenpassen als Lukas und sie. Resi ist auch ständig mit irgendwas beschäftigt, und das, obwohl jetzt Ferien sind. Die Loibl hat ihr zum Geburtstag ein Mikroskop geschenkt, und seitdem ist Resi nur noch damit zugange. Sie zerschneidet zu Hause Zwiebeln und färbt sie mit irgendwelchen Flüssigkeiten ein, ehe sie sie auf einem dünnen Glastellerchen unter das Mikroskop schiebt. Sie sammelt Gräser und Blüten und tote Tiere im Wald und macht weiß der Geier was damit und nennt es dann Forschung. Überhaupt versteht Chrissi nicht, was Lukas an ihr findet. Theresa ist nicht nur klüger als sie, Erwachsene lieben Resi. Bei ihr müsste sich Lukas keine Gedanken machen, sie mit zu sich nach Hause zu nehmen. Dass er eng mit seinen Eltern ist, wissen schließlich alle, und Resi würde die sicher genauso um ihren Finger wickeln wie die Loibl. Nicht einmal am Aussehen kann Lukas' Interesse an ihr liegen, denn außer dass Theresa immer noch winterblass ist und Chrissi mittlerweile coole Bräunungsstreifen auf den Schultern hat, sehen sie gleich aus.

Gerade will sie ihre Sonnencreme wieder einstecken, da laufen ein paar Typen an ihr vorbei, glotzen und pfeifen. Arschlöcher, denkt sie, und ihr erster Instinkt ist, die Arme vor der Brust zu verschränken, aber die Genugtuung gönnt sie ihnen nicht. Wenn sie unbedingt glotzen wollen, gibt sie ihnen halt was zum Glotzen. Extra langsam steht sie auf. Dabei verschiebt sich ihr Bikinioberteil ein bisschen. Seitlich rutscht die Brust ein kleines Stück raus, aber auch das korrigiert sie nicht. Den Arschlöchern ist das Pfeifen vergangen, dafür starren sie jetzt mit offenen Mündern. Da, wo gerade noch Scham war, fühlt sie plötzlich einen Rausch. So unterschiedlich fühlen sich die beiden Sachen nämlich gar nicht an. Beides geht mit einem Kribbeln in ihrem Bauch einher, als hätte sie zu viel Brausepulver gegessen, beides lässt ihr Herz schneller schlagen und das Blut in ihren Ohren rauschen.

Sehr bedacht setzt sie auf dem Weg zum Becken einen Fuß vor den anderen, wackelt dabei mit dem Hintern, wie sie es bei den Models von *GNTM* gesehen hat. Die Blicke der Jungs brennen auf ihrem Rücken, die Sonne brennt auf ihrem Kopf. Das Rauschen in ihren Ohren vermischt sich mit dem Lachen der Kinder am Pool, den Geräuschen von platschendem Wasser und ratschenden Müttern. Schultern zurück, Brust raus. Halt den Kopf hoch und zeig ihnen die Zähne, dann meinen sie, du lächelst.

Sie schafft, was sie sich vorgenommen hat, hat die Stelle vom Pool im Blick, wo es flach ins Wasser geht, und überlegt schon, wie sie da reinkommt, ohne sich doch noch lächerlich zu machen. Resi verkriecht sich in ihre Würmerwelt, Mama ist entweder in der Arbeit oder liegt im Bett, aber Chrissi hat was ganz anderes gelernt seit der Beerdigung. Wie man im Mittelpunkt steht nämlich. Wie man die Blicke und das Getuschel zu *seinem* macht, bis es für andere uninteressant ist, noch länger hinzugucken. Sie ist so konzentriert auf ihren Auftritt, dass sie nicht schnell genug reagiert, als ganz in der Nähe von ihr ein blödes Malheur passiert. Irgendein Vollhonk hat eine Fantaflasche am Beckenrand abgestellt. Nicht direkt am Wasser, aber nah genug dran, um noch auf den Fliesen zu stehen. Eines von den wasserballspielenden Kindern zielt zu hoch. Die Mitspielerin springt, fast bis zum Bauch erhebt sie sich, aber sie ist zu spät, das Timing stimmt nicht. Nur ihre Fingerspitzen berühren den Ball. Er fliegt über den Beckenrand, landet auf der blöden Fantaflasche und kegelt sie um. Der Wurf war stark, die Flasche kippt und zerbirst laut scheppernd in unzählige Scherben. Der Ball rollt davon, genau auf Chrissi zu. Sie streckt sich nach ihm, vergisst dabei die Scherben auf dem Boden und tritt prompt in eine hinein.

Der Schmerz schießt von der Fußsohle ihr Bein hinauf.

»Au!«, schreit sie auf, bückt sich, um den Fuß zu umklammern. Auf den Fliesen mischt Blut sich mit den Wasserspritzern aus dem Becken. Wolkenartig verbreitet es sich. Eigentlich sieht das sogar ganz schön aus, aber dann holt Chrissi die Erkenntnis ein, dass das ihr Blut ist, das da auf den Boden tropft, und das Pochen von der Wunde verbreitet sich in ihrem ganzen Körper. Vor allem in ihrem Kopf, und auf einmal sieht sie nur noch schwarz, und alles dreht sich um sie und sie fällt und fällt und fällt.

Das Erste, was sie sieht, als sie wieder zu sich kommt, ist ein Paar kristallblauer Augen. Sie sind umrahmt von einem Kranz dichter blonder Wimpern. Je mehr sich ihr Sichtfeld wieder vergrößert, desto mehr vergrößert sich auch das Gesicht, das zu diesen Augen gehört. Eine gerade Nase, sonnenbraune Haut, markante Wangen und ein Mund, der zum Lächeln gemacht ist. Und das tut er auch. Er lächelt, und die Augen sind genau die richtige Mischung aus besorgt und ruhig. Und sie sehen sie an. Sie! Hat sie jemals jemand so angesehen, als gäbe es nichts und niemand anderen auf der Welt? Wieder wird ihr flau im Magen, doch diesmal ist nicht das Blut der Grund. Daran hätte sie nicht denken sollen. Allein schon das Wort in ihrem Kopf reicht, und ihr wird übel. Sie zieht die Nase kraus, krümmt sich.

»Hey, hey«, sagt die Stimme, die zu den tollen Augen und den sinnlichen Lippen passt. »Bleib bei mir. Schön bei mir bleiben. Denk nicht an das Blut.«

»O...okay.«

Sie schluckt die Galle runter, die ihr aus dem Magen die Kehle hinaufsteigt, und konzentriert sich auf nichts anderes als auf die Augen. Tatsächlich lässt der Schwindel nach.

»Sehr gut. Und jetzt stehen wir langsam auf, okay? Im Wachraum kann ich mir deine Verletzung anschauen.«

Er hilft ihr beim Aufstehen, indem er ihr eine Hand hinstreckt und den freien Arm um ihre Taille legt, sobald das geht. Keine Millisekunde lang zögert er dabei. Er fasst sie an und dirigiert sie mit einer solchen Sicherheit, dass ihr gar nichts anderes in den Sinn kommt, als sich in seine Umarmung fallen zu lassen und seiner Führung zu folgen. Ihr fallen die roten Badeshorts auf, die er trägt, und da erinnert sie sich, dass sie ihn schon öfter im Freibad gesehen hat, wie er mit seiner Trillerpfeife am Beckenrand patrouilliert ist.

»Du bist der Bademeister.«

Er lacht, und sie kann das Vibrieren in seiner Brust auch in ihrer Brust fühlen, weil sie einander so nah sind und er immer noch den Arm um sie gelegt hat. »Was denkst du denn? Sonst hätte ich mich mindestens vorgestellt, bevor ich dich in meine Höhle verschleppe.« Seine Augenbrauen wackeln, und er schaut sie an, immer noch mit diesem Blick, aber auf einmal ist ihr das zu viel, und sie rückt ein wenig von ihm ab.

»Ich glaube, es geht schon wieder.«

»Musst nicht gleich die Sittenpolizei rufen, das war ein Witz. Ich dachte, du wärst nicht so eine. Als wir uns letztes Mal gesehen haben, hast du auf mich gewirkt, als wärst du cool.«

Was für eine, will sie fragen, und wann haben wir uns zum letzten Mal gesehen, und eigentlich mag sie den Abstand zwischen ihnen auch nicht. Dass sie cool ist, hat er gesagt, und nicht wie die anderen, und er muss es wissen, denn er ist bestimmt mindestens schon achtundzwanzig oder so. Aber jetzt ist es zu spät, um sich wieder an ihn zu schmiegen. Das würde wirken, als würde sie sich an ihn ranschmeißen, und wie peinlich wäre das denn bitte? So in der Art wie diese kreischenden Tussis bei Konzerten von Justin Timberlake, die echt glauben, der Sänger würde *für sie* schwärmen, nur weil er einmal zufällig in ihre Richtung geschaut hat.

»Da sind wir«, sagt er jetzt wieder ganz sachlich, ohne Unterton in der Stimme, den sie sich ohnehin bestimmt nur eingebildet hat, und auch ohne diesen Blick, der so tief in sie reingeschaut hat. »Setz dich am besten auf die Liege da. Ich hol den Verbandskasten.«

»Ich bin wirklich nicht wie die anderen. Ich meine, ich hänge ja auch meist allein hier ab. Ich wollt dir ganz sicher nichts unterstellen oder so.«

»Hm.«

Während sie das sagt, dreht er ihr den Rücken zu. Er tut, was er angekündigt hat, und holt den Verbandskasten. Seine Handgriffe sind routiniert und voll profihaft. Selbst als er sie anfasst, weil er die Schnittwunde am Fuß erst ausspült, dann desinfiziert und schließlich verbindet, fühlt sich das nicht mehr an, als wäre er wirklich bei ihr, sondern so, als wäre sie nur seine Arbeit.

Was sie natürlich ist. Dummes, dummes Mädchen. Was hat sie denn geglaubt? Er ist Rettungsschwimmer. Und sie ist was? Eine Schülerin. Nicht mal ihre alten Freundinnen können noch was mit ihr anfangen. Oder sie mit ihnen. So genau lässt sich das nicht sagen. Klar haben sich am Anfang alle um sie bemüht und alles, aber sie kann nicht mehr mit denen abhängen und tun, als wäre sie eine von ihnen. Als wäre das Schlimmste, was ihr je passiert ist, dass der Schwarm eine andere hat oder die Eltern ihnen nicht erlauben, auf irgendeine Party zu gehen. Das sind dieselben Mädels, die sie, immer wenn Anselm krank war, mit diesen typischen Sprüchen bearbeitet haben, wie »Das wird schon wieder« oder »Er ist so ein Kämpfer, er schafft das schon« und so. Nur als er gestorben ist, da hatten sie dann keinen klugen Spruch mehr parat. Hätte wahrscheinlich blöd geklungen, zu sagen: »Dein Bruder war halt doch nicht so stark, wie wir gedacht haben. Kein Kämpfer, sondern ein Loser.« Also haben sie lieber geschwiegen und nur bedröppelt geguckt und Chrissy behandelt, als wäre sie nicht mehr sie selbst, sondern eine Fremde. Und obwohl das alles jetzt schon Monate her ist, hat sie keine neuen Freundinnen gefunden. Manchmal hat sie das Gefühl, sie wäre unsichtbar. Aber dann passiert so was wie vorhin mit den Arschlöchern, die ihr nachgepfiffen haben, und dann weiß sie, dass sie doch sichtbar ist, und obwohl sie weiß, dass das eigentlich scheiße ist, ist es nicht ganz so scheiße, wie ein unsichtbares Alien zu sein.

Ihr Blick fällt auf das laminierte Namensschild, das an einem Nylonband um den Hals ihres Gegenübers hängt. *Michael Mairhofer* steht da, und kleiner darunter *Bademeister*. Michael Mairhofer. Sie lässt sich den Namen durch den Kopf gehen, während er sicherstellt, dass der Verband richtig sitzt, und die Schnipsel vom Pflaster und alles in eine Nierenschale zusammenräumt. Michael Mairhofer. Wenn sie seine Freundin wäre, würde sie ihn Michi nennen. Michi hat all das, was sonst nur in ihr drinnen ist, gesehen. Ein einziger Blick hat ihm genügt, und er hat gesehen, dass sie anders ist als die anderen.

»So, fertig«, sagt er schließlich und führt ihren verletzten Fuß so, dass sie ihn wieder auf den Boden setzen kann. »Wenn du das nächste Mal ins Freibad kommst, solltest du Badeschuhe mitnehmen. Das ist sicherer.«

»Okay.« Sie saugt die Unterlippe zwischen die Zähne, schafft es nicht mehr, ihm ins Gesicht zu sehen. Selbst wenn sie in der Schule Zusatzaufgaben machen musste, hat sie sich nie so getadelt gefühlt. »Danke.«

Noch einmal versucht sie, Blickkontakt mit ihm herzustellen, aber er ist damit beschäftigt, mit einem Stift irgendwas in ein aufgeklapptes Buch auf dem Schreibtisch einzutragen. »Ich geh dann mal.«

»Ciao.«

Das war's, oder? Ihre Chance darauf, einmal richtig wahrgenommen zu werden. Es war ein schöner Traum.

HEUTE – THERESA

Zurück nach Moosbrunn fährt Theresa wie in Trance. Die Zigarettenautomaten können ihr gestohlen bleiben, ebenso wie die Wiesengräser neben der Fahrbahn. Sie will einfach nur noch nach Hause. Der Gedanke treibt ihr um ein Haar Tränen in die Augen. Zu Hause, wo soll das sein? Das Haus ihrer Eltern, das jetzt Chrissi mit ihrer Familie bewohnt, ganz sicher nicht. So viel ist ihr in der letzten Stunde klar geworden. München kann es auch nicht sein, denn ihr Zwanzig-Quadratmeter-Zimmer dort hat sie für die Dauer ihres Vertrags an eine Studentin aus Kolumbien untervermietet. Bleibt die Museumswohnung, doch in den vergangenen Wochen, seit sie hierhergezogen ist, haben die zweieinhalb Zimmer kein Stück mehr Persönlichkeit gewonnen als am Tag ihres Einzugs. Sie sollte sich wenigstens eine Matratze kaufen. Und Vorhänge. Vorhänge machen immer so viel aus und schaffen es für fast kein Geld, die Atmosphäre eines Raumes zu verwandeln. Zufrieden nickt sie. Irgendwo muss sie schließlich anfangen, denn einen Weg zurück gibt es nicht. Die OP ist irreversibel, Philipp ist weg, und ihre Zwillingsschwester ist eine Fremde geworden. Egal, ob Theresa die Tatsachen gefallen, sie muss sie akzeptieren, und vielleicht sind ein paar neue Vorhänge dafür der richtige Anfang. Bleibt nur die Frage, wo sie die in Moosbrunn herbekommen soll. Gibt es in Deggendorf ein Stoffgeschäft? Sicher hat der nächste Baumarkt Fertiggardinen, aber dann könnte sie genauso gut alles lassen, wie es ist. Wenn schon, dann will sie etwas Individuelles. Etwas, das aus einer Wohnung ein Zuhause machen kann. Irgendwas Durchsichtiges, Luftiges, das ihr nicht aufs Gemüt drückt. Sobald sie wieder am Laptop ist, muss sie auf Pinterest schauen, sicher findet sie dort Inspiration. Alles, nur um nicht zu sehr an Chrissi und all das andere denken zu müssen, was nach dem Gespräch schwer in ihrem Magen liegt. Vielleicht traut sie sich ja sogar, David zu fragen. Dem ist es gelungen, mit wenigen Handgriffen aus seiner Mitarbeiterwohnung ein Zuhause zu machen. Einrichtungstipps sind nicht das Einzige, was sie sich von ihm abschauen könnte. Ihr neuer Kollege wirkt immer so in sich ruhend. So, als ob er wirklich wüsste, wo sein Platz in der Welt ist.

In Gedanken versunken bemerkt sie erst im allerletzten Moment, dass zwischen dem Museum und dem Haus, in dem sie und David wohnen, ein Seil über den Vorplatz mit der Kastanie gespannt ist. Sie tritt auf die Bremse. Quietschend kommt das Auto zum Stehen. Bestürzt lässt sie die Stirn gegen das Lenkrad sinken. Mit zu vielen Sorgen im Kopf sollte man nicht Auto fahren. Was, wenn diese Schnur ein Mensch gewesen wäre?

Mit wackligen Knien steigt sie aus. Sieht sich um. Kein Schild, das verrät, warum jemand den Vorplatz mit einer Schnur abgesperrt hat. Wobei … Eine Schnur ist das nicht wirklich. Eher ein Gurt. Etwa auf Hüfthöhe ist er zwischen der Kastanie und dem Treppengeländer am Haus gespannt. Sie kommt gerade näher, um sich die Konstruktion genauer anzusehen, als David ins Freie tritt. Er hat eine Flasche Fassbrause in der Hand und ein Handtuch um den Hals gelegt. Dynamisch fliegt er aus der Tür, hält aber inne, sobald er sie sieht.

»Oh, hi. Hat dich die Slack gestört? Tut mir leid, ich wollte dich fragen, ob das für dich okay ist, wenn ich hier ein bisschen rumspiele, aber du warst nicht da.«

»Ja, äh, kein Problem.« Sie wischt sich eine Haarsträhne aus dem Gesicht. Nur langsam lässt der Schock über den Beinaheunfall nach, und ihr gelingt es, sich ein neues Bild von der Realität zusammenzustellen. »Ich war bei meiner Schwester.«

»Bei Korbis Mutter?« Neugierig hebt David die Augenbrauen.

»Ja, ich …« Ihr gehen die Worte aus. David ist ihr Kollege, nicht ihre Therapeutin. Sicher hat er kein Interesse an ihrem Familiendrama. »Jedenfalls darf Korbi das Praktikum bei uns machen. Jippie.« Ihr Freudenruf fällt eher müde aus, und auch ihr Lächeln nimmt David ihr offensichtlich nicht ab.

Er verzieht die Miene zu einer Grimasse. »So schlimm?«

Sie zuckt mit den Schultern. »Ich geh dann mal besser rein. Viel Spaß noch beim …«, sie macht eine Geste zu dem gespannten Gurt, »… was auch immer du mit dieser Konstruktion da vorhast.«

»Du kennst Slacklining nicht?«

»Doch, klar.« Sie zuckt mit den Schultern. »Gehört habe ich davon.«

Das ist David anscheinend nicht genug. »Komm, ich zeig's dir.« Er stellt die Limoflasche auf den kleinen Gartentisch, der irgendwann in den letzten Wochen auf den Vorplatz gewandert ist, wirft das Handtuch daneben, und noch ehe sie widersprechen kann, steht er auf dem gespannten Gurt. Unter seinem Gewicht biegt er sich, wackelt gefährlich hin und her, doch David bleibt stehen. Die Arme zur Seite ausgestreckt, den Körper gerade, aber nicht steif, mit gebeugten Knien und einer weichen Hüfte, balanciert er das Geschaukel aus. »Wenn du einmal stehen kannst, ist das Gehen dran.« Flink macht er ein paar Schritte nach vorne, dann zurück. »Du kannst dich hinsetzen.« Mit einem angewinkelten und einem ausgestreckten Bein lässt er sich auf die Line sinken, wartet einen Moment, löst erst das eine Bein von dem Gurt, dann das andere. »Und wieder aufstehen.« Diesmal spielt die Schwerkraft ihm einen Streich. Die Line wackelt, schwingt, David rudert mit den Armen, versucht, mit dem Körper auszugleichen, verliert. Mit dem Rücken voran stürzt er zu Boden. Gerade noch so gelingt es ihm, sich an dem Gurt festzuhalten und den Sturz abzufangen. Das Ergebnis ist irgendwas zwischen Purzelbaum, Salto und Seitwärtsrolle, und für einen Moment lang liegt er lachend auf dem Boden, ehe er sich wieder aufrappelt und aufsteht. »Nicht lachen. Das war alles so gewollt.«

Wenn er wirklich nicht wollte, dass sie lacht, sollte er es selbst auch nicht tun. Sie kann nicht anders, als sich von ihm anstecken zu lassen. »Ach so? Hat dieser Trick auch einen Namen?«

»Klar, er heißt eleganter Fall.«

»Gibt's auch den Nicht-so-eleganten-Fall?«

»Selbstverständlich.« Gespielt übertrieben verzieht er das Gesicht. »Gerade am Anfang, als ich noch gelernt habe, auf dem Ding zu laufen. Sagen wir so: Ich habe auf die ziemlich schmerzhafte Art gelernt, warum es so wichtig ist, dass die Slack nicht zu hoch gespannt ist.«

Fragend runzelt sie die Stirn.

»Na ja. Wenn du am Anfang das Gleichgewicht verlierst, passiert das meistens mit einem Bein rechts und einem links von der Line. Und wenn dann die Line auch noch zu hoch gespannt ist …« Er zieht die Hüfte nach hinten, verschränkt die Arme schützend vor seinem Unterleib, und sie versteht.

Solidarisch kräuselt sie die Nase. »Oje.«

»Absolut. Aber wie sagt man so schön: Aus Fehlern wird man klug. Willst du auch mal?«

»Ich? Nachdem du mir vorgeführt hast, wie gefährlich das ist?«

»Gar nicht gefährlich. Ich bin ja da, um zu helfen. Komm schon, einen Versuch ist es wert. Mehr als fallen kannst du nicht, und dann bin ich da und fang deinen Fall auf.«

Ihr Herz setzt einen Schlag lang aus, und am Ende ist es weniger die Aussicht darauf, ein neues Hobby auszuprobieren, als das, was er gesagt hat, was sie überzeugt. Im Fallen ist sie ein Profi geworden in den letzten drei Jahren. Wie oft hätte sie sich jemanden gewünscht, der ihren mildert.

»In Ordnung. Was muss ich tun?«

Er zeigt es ihr. »Zieh deine Schuhe aus. Barfuß ist es leichter. Der Trick ist, dass du den Körperschwerpunkt immer genau über der Mitte der Line hältst, verstanden? Bist du Rechts- oder Linkshänderin?«

»Rechts.«

»Okay. Dann stellst du zuerst deinen rechten Fuß auf die Line und verteilst das Gewicht gleichmäßig auf beide Beine. Halte deine Körpermitte stabil und richte dich allein mit der Kraft aus dem rechten Oberschenkel auf.« Er macht es ihr vor, und bei ihm sieht es aus wie ein Kinderspiel. »Jetzt du.«

Sie legt ihre Hand in seine, versucht, seine Anweisungen so genau wie möglich umzusetzen. Tatsächlich gelingt es ihr, sich aufzurichten. Die Line wackelt, Theresa rudert mit den Armen, schwankt mit dem Oberkörper und fällt. Wie versprochen fängt David sie auf.

»Noch mal«, verlangt diesmal sie. Ihr Ehrgeiz ist geweckt. Vor ihr liegt eine simple Aufgabe: Auf die Slackline steigen, Balance halten, ein paar Schritte gehen. An nichts anderes muss sie denken.

Bald schon lernt sie, dass ihr Körper jedes Mal, wenn sie Gefahr läuft, die Balance zu verlieren, ein Eigenleben entwickelt. Er schwankt und beugt sich, ruckt nach vorne, hinten und zur Seite. Um dann die Kontrolle zu behalten, muss sie ihren Instinkt besiegen. Nicht starr bleiben, das nicht, aber auch nicht nachgeben, sobald es ungemütlich wird.

»Sehr gut! Super!« David ist ein guter Lehrer. Er spornt sie an. Wenn sie ihn braucht, ist er für sie da, doch er lässt sie auch ausprobieren. »Wer laufen will, muss hinfallen«, sagt er einmal. »Das gilt für die Slackline genauso wie fürs Leben.«

»Hast du das von einem Inspirationskalender?« Ihre Wangen glühen von der Anstrengung, in ihren Oberschenkeln beginnen die Muskeln zu brennen.

»Erwischt. Aber nur, weil etwas ein Klischee ist, ist es nicht zwangsweise falsch.«

»Da hast du auch wieder recht.«

Ungefähr eine Stunde nach ihren ersten wackligen Aufstiegsversuchen gelingt es ihr, einmal die komplette Slack entlangzulaufen, ohne zu stolpern oder gar zu wackeln.

»Yeah!« Mit zum Sieg ausgebreiteten Armen hüpft sie am Ende auf den Boden. »Ich kann's!«

»Du kannst es!« David hält ihr die Hand zum High five hin, und sie schlägt ein. »Als Nächstes kommt das Stehen auf einem Bein dran.«

Geschlagen hebt sie die Arme. »Aber nicht mehr heute. Eigentlich wollte ich schon vor über einer Stunde reingehen. Meine Oberschenkel fühlen sich an wie Wackelpudding.«

»Das ist ein Argument. Aber warum bleibst du nicht wenigstens noch auf eine Fassbrause?« Er nickt zum Gartentisch.

»Deine muss mittlerweile lauwarm sein, das schmeckt doch gar nicht mehr.«

»Ach, so schlimm ist es nicht. Ich hol dir schnell auch eine. Mach es dir so lang gemütlich.« Die Art, wie er es sagt, lässt ihr kaum eine andere Möglichkeit, aber seltsamerweise macht ihr das nichts aus. Im Gegenteil, es fühlt sich gut an, zu tun, was er vorschlägt, weil es sicher ist und leicht und kaum eine Konsequenz hat. Ächzend lässt sie sich auf einen der beiden Stühle fallen. Sie streckt die Beine aus, legt den Kopf in den Nacken, schließt die Augen. Abendlicht wärmt ihre Lider, in der Kastanie geben Spatzen ihr Abendkonzert. Irgendwo, weiter unten am Berg, fährt ein Auto. Es ist friedlich hier, wenn auch viel zu warm für März. Friedlich auf eine Weise, die sie aus München nicht kennt.

Auch als David zurückkommt, öffnet sie nicht die Augen. Nur das Geräusch von Glas auf Holz verrät, dass er ihre Limo abstellt. Ohne ein Wort setzt er sich auf den anderen Stuhl. Dass er niemand ist, der drängt, hat sie schon in den letzten Wochen an ihrem Kollegen zu schätzen gelernt. Womöglich ist es genau das, was es ihr am Ende leichter macht zu sprechen.

»Danke«, meint sie schlicht. »Das hat mir wirklich gutgetan. Endlich den Kopf frei zu bekommen, mal für eine Weile an gar nichts zu denken.«

»Das hast du dir verdient.«

»Womit?« Verdient – das Wort kommt ihr viel zu groß und bedeutungsschwanger vor für irgendwas, das mit ihr zu tun haben könnte. Sie wurschtelt sich doch nur irgendwie durch. Wie vorhin mit der Slackline ist ihr Leben immer nur einen halben Schritt vom Absturz entfernt. So oft wünscht sie sich, irgendjemand würde ihr sagen, wie das alles geht, das Leben. Wenn sie ehrlich mit sich selbst ist, war das einer der Hauptgründe, warum sie sich am Anfang so zu Philipp hingezogen gefühlt hat. Aber jetzt ist wieder niemand mehr da, so wie es fast immer war, also hofft sie auf den Tag, an dem ein Wunder geschieht, an dem sie aufwacht und sich denkt: Hey, so fühlt es sich also an, erwachsen zu sein. Jetzt weiß ich endlich, wie das mit dem Leben geht.

Ihren Frust über sich selbst lässt sie an David aus. »Du

kennst mich doch so gut wie gar nicht. Woher willst du wissen, ob ich irgendwas verdient habe?« Und wo sie schon von verdienen sprechen: Ihr ist sehr wohl bewusst, dass er diese Abfuhr nicht verdient hat. Er war einfach nur nett zu ihr. Eigentlich wollte sie auch nicht protestieren, aber es ist einfach so in ihr drin. Sie weiß nicht, wie das geht, etwas auf sich beruhen zu lassen, und jetzt ist sie zudem auf die Antwort gespannt.

Doch David lächelt nur. Er hält ihr die volle Limoflasche hin, dann hält er seine so, dass sie anstoßen können. »Prost, Resi«, sagte er schließlich und schmunzelt dabei, als würde er an etwas Schönes denken, und irgendwie ist das die richtige Antwort auf alles.

Am nächsten Tag taucht Korbi voller Tatendrang im Museum auf. Er trägt Kaki-Cargohosen, ein langärmliges Polohemd und Wanderschuhe. Das Wort *übereifrig* strahlt von ihm ab wie eine Aura.

Theresa hasst es, seinen neu entdeckten Forscherdrang zu dämpfen, aber falls er sich wirklich für die Wissenschaft interessiert, gibt es etwas, das er gar nicht früh genug lernen kann.

Sie rückt ihm einen zweiten Stuhl vor ihrem Rechner zurecht und fordert ihn auf, sich hinzusetzen. »Weißt du, wie die wichtigste Grundregel in der Forschung lautet?« Geduldig wartet sie sein Kopfschütteln ab, dann lässt sie die Bombe platzen: »Vor jeder großen Entdeckung steht ein großer Papierberg.«

»Hat das Konfuzius gesagt?«

»Nein, mein erster Prof, aber der hält sich mindestens für einen genauso großen Lehrer, und was das angeht, hat er recht.« Sie macht Korbi den Platz vor dem Computer frei und steht selber auf. »Für dich heißt das in dem Fall: Literaturrecherche. Ich hab dir eine Liste mit Links bereitgelegt, damit kannst du anfangen. Sei aber auch gerne selbst kreativ: Unser Ziel ist es, soviel es geht über *Rana arvalis* herauszufinden, bevor wir mit der Suche loslegen.«

»*Rana arvalis?*«

»Der lateinische Name für den Moorfrosch.«

»Got it.«

Das ist das Letzte, was sie in den kommenden Stunden von ihm hört. Kein Wort über das missglückte Treffen bei Chrissi, kein Murren, weil sie ihn für die Recherche im Keller einteilt, statt mit ihm in geheimer Mission durchs Moor zu stapfen. Während sie Genehmigungen einholt, das Forschungsvorhaben formuliert und einen Budgetplan schreibt, wühlt sich Korbi systematisch durch die Tiefen des Internets. Immer, wenn er es nicht bemerkt, beobachtet sie ihn. Er ist so ein netter Junge, höflich und gewieft, fleißig und zielstrebig, aber trotzdem auch fröhlich. In seinem Körperbau und den Gesichtszügen erkennt sie viel von Chrissi, aber wo ist Lukas? Wenn Theresa an ihren Schwager denkt, denkt sie immer an den Jungen von früher, nicht an den Mann von den Fotokarten, die Chrissi ihr regelmäßig zu Weihnachten schickt. Würde es denn einen Unterschied machen zu wissen, ob Korbi sein Lächeln von Lukas hat, ob seine Angewohnheit, mit dem Fuß zu wackeln, wenn er sich konzentriert, genetisch veranlagt ist oder ob er sich das selbst angewöhnt hat? Nature vs. nurture – seit Ewigkeiten wird diese Debatte in der Biologie geführt. Welche unserer Eigenschaften werden durch Umwelt und Erziehung geprägt, welche durch Genetik? Doch was bringt die Debatte eigentlich? Tut ein böses Wort weniger weh, wenn jemand Zorn im Blut hat? Fallen Tränen anders in ein offenes Grab, wenn man vorher weiß, dass der Tote niemals eine echte Chance hatte?

Sie kippt die kalte Kaffeepfütze ins Spülbecken und sieht

den braunen Wasserfäden nach, wie sie im Abfluss verschwinden. Sie wünschte, sie könnte das auch: die dunklen Schlieren aus Angst und Zweifel wegkippen und noch mal von vorne anfangen. Unbelastet von allem. Frei. Sie hatte gehofft, die OP würde ihr Freiheit bringen. Sie von der Furcht erlösen, eine tickende Zeitbombe zu sein, nur weil sie ist, wer sie ist. Geklappt hat das nicht.

»Buh!«

Vor Schreck rutscht ihr die Tasse aus der Hand. Scheppernd fällt sie ins Spülbecken. Sie hat gar nicht mitbekommen, dass David die Küche betreten hat. »Um Himmels willen, hast du mich erschreckt.« Sie hält sich eine Hand aufs Herz.

David grinst. »Du warst in Gedanken. Muskelkater?«

»Ja. Das heißt: nein.« Sie streicht sich die Haare aus dem Gesicht. Noch immer tänzelt ihr Herz in der Brust. »Wie ist noch mal die Frage?«

Lachend winkt David ab. »Wie wär's mit einer neuen? Dein Praktikant und du, ihr habt den ganzen Tag über keine frische Luft bekommen. Was hältst du von einem Picknick im Garten? Mal sehen, wie Korbi sich auf der Slack macht.«

Das, was David als Garten bezeichnet, ist für sie der Museumsvorplatz, aber darum geht es nicht. Auch dort riecht es nach frischem Grün, die Forsythien strahlen in blühendem Gelb, und die Spatzen singen ihr Lied. »Warum nicht«, meint sie deshalb und freut sich sogar ein bisschen darauf. Es ist lange her, seit sie mit Freunden gemeinsam etwas unternommen hat.

Auch Korbi lässt sich nicht lange bitten. Bald schon sitzen sie zu dritt an dem klapprigen Gartentisch. Den dritten Stuhl musste Theresa aus ihrer Wohnung holen. Zwischen ihnen ausgebreitet sind Brezen, Butter, ein Bund Radieschen, Essiggurken und ein Töpfchen Obazda. Den macht die Marion vom Krämerladen schon immer selbst, und das schmeckt man auch. Der Käse ist cremig und würzig und legt sich mit einem schmeichelnden Fettfilm an den Gaumen. Einen Obazda zuzubereiten, war eine der ersten Sachen, die Theresa zu kochen gelernt hat. Die Zubereitung ist unkompliziert. Außer Camembert, Butter und einer halben Zwiebel braucht es nur ein paar Gewürze. Früher, als sie noch mit Philipp zu Freunden zum Grillen gegangen ist, hat sie manchmal welchen als Beilage beigesteuert. Dann hat sie einen Teil der Butter durch Frischkäse ersetzt, weil mittlerweile ja jeder auf eine gesunde Ernährung achtet. Geschmeckt hat auch die schlankere Variante. Seit der OP und der anschließenden Trennung hat sie nie mehr auch nur daran gedacht, einen Obazda zu machen. Nichts aus ihrer Vergangenheit wollte sie mehr in ihrem neuen Leben haben, es hätte einfach zu wehgetan. Erklären kann sie nicht, was ein Streichkäse mit ihrer Entscheidung zu tun hat, doch das macht die taube Ohnmacht, die sie immer dann empfindet, wenn sie an all die Dinge denkt, die sie niemals an ein eigenes Kind weitergeben wird, nicht weniger real.

Im Nu ist das Picknick verputzt, und Korbi versucht sich an der Slack. Ihr Neffe ist ein deutlich besserer Schüler als sie. Hundert und mehr Stunden auf dem Skateboard haben sein Gleichgewicht und seine Koordination geschult. Die Fortschritte, für die Theresa tags zuvor eine Stunde gebraucht hat, meistert er nach ein paar Anläufen. Er übt gerade, ein Bein anzuheben, als ein weiterer Junge auf einem Skateboard um die Ecke biegt. Schwungvoll lässt der Neuankömmling das Board neben Korbi ausrollen, dann bringt er es mit einem geschickten Fußtritt dazu, ihm direkt in den Arm zu springen.

»Hey, Korbi, cool, eine Slackline. Darf ich auch mal?«

Von dem neuen Besucher aus der Konzentration gerissen, gerät Korbi ins Straucheln. Gerade noch rechtzeitig gelingt ihm der Absprung. »Ist nicht meine. Da musst du David fragen.« Er hebt den Saum seines T-Shirts und wischt sich damit den Schweiß von der Stirn. Über dem Bund seiner Hose wird ein Streifen blasser Jungenhaut sichtbar. Er ist so ungehemmt in seinen Handlungen, so frei und echt, dass Theresa nicht anders kann, als zu starren.

»Hey, David, ist es okay, wenn Flo auch mal probiert? Er ist ein Kumpel von mir.«

»Klar, macht mal.«

Theresa rechnet damit, dass David aufsteht, um Flo die gleiche Einführung zu geben, die Korbi und sie bekommen haben, aber er rührt sich nicht.

»Echt?« Flos Miene erstrahlt. »Vielen Dank, Herr …«

»Oswald«, hilft David aus, »aber du kannst mich auch David nennen.«

»Alles klar.«

Die beiden Jungen legen los. Sie albern und lachen und rangeln spielerisch. Es gibt viel Schulterklopfen und Ellenbogenknuffen. Sie erinnern Theresa an Fohlen, die ihre Kraft noch nicht einschätzen können. Ihr Lachen ist manchmal zu laut, ihre Bewegungen zu grob, aber nie gewaltvoll, und auf einmal begreift sie, warum sie nicht wegschauen kann. Das ist, worauf sie mit ihrer Entscheidung verzichtet hat. Nie wird sie selbst einen kleinen Menschen dabei begleiten, groß zu werden. Nie selbst miterleben, wie aus einem hilflosen Baby ein junger Mensch voller Lebenshunger, Tatendrang und Neugierde wird. Natürlich hat sie auch vorher schon gewusst, dass Korbi gesund ist. An ihm ist der Fluch des CFTR-Gens vorbeigegangen, aber wirklich gespürt, was das bedeutet, hat sie nicht. Seit dem Augenblick, als ein Arzt Philipp und sie taktvoll über das Testergebnis informiert hat, hat sie immer nur die Mühen gesehen, die es bedeutet, ein Kind zu haben. Die durchwachten Nächte, die Ängste und Sorgen. Die Einsamkeit, wenn Kinder groß werden und ihre Eltern hinter sich lassen. Alles andere hat sie sich nicht erlaubt. »Wenn es so weit ist, schaffen wir das schon, egal, was kommt«, hat Philipp immer gesagt, »gemeinsam«. Sie hat ihn für naiv gehalten. Er hat nicht ihr Leben gelebt. Es hat nicht lange gedauert, da gab es kein »gemeinsam« mehr. Doch auch sie kennt nur einen Teil des Gesamtbildes, wird ihr jetzt klar. Damals hatte sie Korbi noch nicht beobachtet, kerngesund und kräftig, während sein Lachen durch den Garten fliegt und sich in der Ferne verliert, irgendwo draußen in der Todtenau, wo die Geister wohnen. Es ist ein Gruß aus dem Leben an den Onkel, den er nie kennenlernen durfte.

2002 – HELEN

Ausgerechnet heute läuft alles schief. Schon als Anke ihr den Termin vorschlägt, ist ihr klar, dass neun Uhr heikel werden kann. Sicher, um neun beginnt die Kernarbeitszeit im Büro, und an den meisten Tagen schafft sie es, pünktlich anzufangen – zumindest mehr oder weniger. Aber ein Meeting ist etwas anderes. Da fallen fünf Minuten hin oder her auf, viel mehr, als wenn es nur darum geht, wer als Erstes an der Kaffeemaschine ist. Aber wenn die Chefin um ein Gespräch bittet, dann sagt man natürlich Ja, vor allem, wenn besagte Chefin ohnehin immer sehr kulant ist, was Fehlzeiten und Kinderkrankentage angeht.

Helen stellt sich am Abend zuvor den Wecker eine Stunde früher, um sicherzugehen, dass sie wirklich pünktlich ist. Außerdem sind Herbstferien, wenigstens muss sie nicht dafür sorgen, dass die beiden Großen den Schulbus erwischen. Es kann so gut wie nichts schiefgehen.

Dann weckt sie am nächsten Morgen Anselms Röcheln noch vor dem Wecker. Ihr Herz bleibt stehen, als sie sich aus dem Bett rollt, denn da ahnt sie schon, was sie gleich fühlen wird. Anselms Stirn glüht. Eine Sekunde lang gönnt sie sich Zweifel. Vielleicht war ihm einfach nur zu heiß unter der Decke. Vielleicht hatte er einen schlechten Traum und hat deshalb geschwitzt. Sie fasst seine Arme an, schiebt eine

Hand unter sein Schlafanzugoberteil, prüft die Temperatur an seinem Rücken.

»Mama, lass das!« Im Vergleich zu seiner Haut sind ihre Finger eiskalt. Er windet sich unter der Berührung, setzt sich hustend auf. Spucketröpfchen regnen auf sein Schlafanzugoberteil.

»Ist gut, Schatz, ist gut.« Während sie ihm den Rücken klopft, passiert etwas mit ihr. In ihr drinnen wird es ganz ruhig. Ein leichtes Rauschen nistet sich in ihren Ohren ein, trennt den Teil von ihr, der starr vor Angst und rasend vor Wut ist, weil sie doch heute das Gespräch mit Anke hat und wirklich einen guten Morgen gebraucht hätte, von dem Teil, der handelt und weiß, was zu tun ist. »Komm, raus mit dir. Inhalieren wir erst mal und machen deine Übungen, dann sehen wir weiter.« Anselm ist fünf. Seit seiner Geburt haben sie Jahre gemeinsam auf der Matte in seinem Zimmer verbracht. Mittlerweile ist sie eine Expertin für cystische Fibrose, wie die Ärzte Anselms Erkrankung nennen. Sie kennt die Übungen und Tricks, die ihm das Atmen erleichtern, weiß, wie sie seinen Körper biegen, drehen und wenden muss, um ihm beim Abhusten des Schleims zu helfen. Je älter er wird, desto besser kann er mithelfen, doch heute will er nicht mithelfen. Immer wieder hält sie ihm den Inhalationskopf hin, immer wieder dreht er seinen Kopf weg. Er hustet und windet sich, und je vehementer sie darauf besteht, dass er mitmacht, desto weinerlicher wird er. Wie ein Schluck Wasser in der Kurve hängt er in ihren Armen. Sie selbst war noch nicht mal auf dem Klo, die Uhr tickt, und wenn es so weitergeht, wird sie es niemals pünktlich zu dem Gespräch mit Anke schaffen. Ob sie statt ins Büro zu fahren lieber mit Anselm zum Arzt sollte? Oder am besten direkt nach München in die Klinik? Der Renner hat doch eh keine Ahnung. In den letzten fünf Jahren hat er immer wieder bewiesen, dass er mit

Anselm überfordert ist. Zu ihm kommen Eltern für die U-Untersuchungen und weil das Kind mal eine Mittelohrentzündung hat. Das ist okay, aber das Vertrauen in ihn hat Helen schon lange verloren.

Das Ohrthermometer zeigt 38,7. Zwar schon echtes Fieber, aber noch keine Katastrophe, noch kein Grund, nach München zu fahren. Vielleicht ist es diesmal ja wirklich nur ein ganz normales Virus. Auch Anselm kann mal genauso unspektakulär krank sein wie andere Kinder.

Also lässt sie ihn nach der Physio auf der Matte liegen und sagt ihm, er solle sich anziehen, während auch sie sich fertig macht. Dass sie nicht alle Übungen geschafft haben, die normalerweise zu seiner Morgenroutine gehören, verdrängt sie. Sie geht ins Bad, putzt sich die Zähne. Auf Make-up verzichtet sie, und das hohle Gefühl in ihrem Bauch, weil sie drauf und dran ist, ihren kranken Sohn allein zu Hause zu lassen, ignoriert sie.

In der Küche will sie sich einen Kaffee machen, und natürlich verlangt der verdammte Automat ausgerechnet jetzt eine Vollreinigung. Also Tee. Nicht so schlimm. Wenn 38,7 keine Katastrophe sind, dann ist es ein Tee statt eines Kaffees erst recht nicht. Während das Wasser warm wird, nimmt sie den Kaffeeautomaten auseinander. Aber sie entfernt den Milchtank zu schnell, der Silikonschlauch schnalzt aus dem Plastik, verteilt Milchtröpfchen auf der Bluse, die sie extra gestern gebügelt hat für das Gespräch. Okay, sagt sie sich. Kein Problem. Dann halt doch nur ein stinknormaler Pulli. Ist ja nicht so, als ob Anke sie nicht schon kennt. War im Grunde eh lächerlich, dass sie sich für das Gespräch rausputzen wollte. Dieses kleine bisschen zusätzliche Sicherheit, das davon kommt, etwas für sich gemacht zu haben, braucht sie ja eigentlich gar nicht.

Sie schlüpft gerade in den erstbesten Pullover, den sie im

Kleiderschrank zu fassen bekommt, als das Telefon klingelt. Das Hängebändchen vom Pulli verhakt sich in ihrem Ohrring. Verdammt, tut das weh. Nach dem fünften Mal Klingeln geht der Anrufbeantworter dran. Die Ansage läuft noch, als sie gerade noch rechtzeitig den Hörer erreicht.

»Ja, hallo?« Sie klingt, als hätte sie gerade einen Marathon gelaufen, dabei ist es doch nur ein ganz normaler Morgen.

»Hey, Schatz, Basti hier.«

»Ah, du.« In der Küche jault der Wasserkocher.

»Na, du klingst, als ob du dich freust, mich zu hören.«

»Ich freu mich.« Sie spurtet in die Küche. Wie konnte sie jemals glauben, einer dieser altmodischen Singwasserkessel sei eine gute Idee? Das Gepfeife sirrt ihr in den Ohren. »Wie ist es denn in …« Sie überlegt. Wo ist Basti noch gerade? Griechenland? Portugal? »Spanien?«

»Norwegen, Helen. In Norwegen ist es arschkalt. Deshalb zahlen sie die Leute gut, die im Winter hierherkommen, um die Straßen schneefrei zu halten.«

»Ja, klar, Norwegen. Das wusste ich doch.« Ihr Lieblingstee ist alle. Sie darf nicht vergessen, den auf die Einkaufsliste zu setzen. Und wo sie schon dabei ist, sollte sie auch gleich mal gucken, ob sie noch genug Frühstücksflocken haben. Wenn Anselm am Nachmittag immer noch Fieber hat, muss sie ja wohl oder übel zum Renner, und wenn sie schon in der Stadt ist, kann sie auch gleich noch kurz einkaufen gehen. Sie öffnet die Klappe von dem Oberschrank, wo sie immer die Frühstücksflocken haben, und der Karton stürzt ihr entgegen. Sie steht in einem Regen klebriger Weizenpops. Die Teile verfangen sich in ihren Haaren, kleben sich in den Wollfransen ihres Pullis fest. »Verdammt, Himmelherrgott, wer hat die Smacks so idiotisch in den Schrank gestellt? Es muss doch klar sein, dass die rausfallen, sobald man die Klappe aufmacht.«

»Hörst du mir überhaupt zu?«, tönt es aus dem Telefonhörer.

»Ja, ja, ich höre dir zu.« Unter dem Waschbecken sucht sie nach Kehrschaufel und Besen. Natürlich sind die nicht da, wo sie sein sollten. »Resi, Chrissi, kann eine von euch mal kommen? Wo ist die Kehrschaufel?« Wegen des Smacksregens muss sie sich jetzt noch mal umziehen. Über dreißig Minuten Puffer hatte sie eingebaut, und jetzt ist sie doch wieder spät dran. Sie muss aussehen, als wäre sie Opfer einer Zombie-Apokalypse geworden, und am anderen Ende der Telefonleitung redet Basti sich von Wort zu Wort mehr in eine Schimpftirade.

»... fragst dich, warum ich lieber unterwegs bin als zu Hause. Immer ist was anderes wichtig. Kein Wunder, dass meine Mutter auch schon gesagt hat, sie kann das nicht mehr mitmachen. Vor allem jetzt, wo sie selbst krank ist. Doch statt dich auch mal um sie zu kümmern, spielst du die beleidigte Leberwurst, weil sie dir nicht mehr dauernd mit den Kindern helfen kann. Dabei hast du nach deiner Kur versprochen, dir mehr Zeit für dich zu nehmen. Für uns. Und jetzt kannst du dir nicht mal fünf Minuten für ein Telefonat nehmen? Wenn es so weitergeht, bin ich der Nächste, der raus ist, Helen. Ich hab's satt, behandelt zu werden wie ein Problem. Ob du es glaubst oder nicht, es gibt durchaus Frauen, die sich für mich interessieren.«

»Ich muss jetzt wirklich los. Anke hat mich um ein Personalgespräch gebeten.«

»War ja klar.« Ohne ein weiteres Wort hängt Basti auf.

Helen atmet aus. Sie legt den Telefonhörer weg, schaufelt mit den Händen die Zerealien vom Fußboden in den Mülleimer. An ihre scheiternde Ehe kann sie jetzt nicht auch noch denken. In ihrem Kopf ist einfach kein Platz mehr dafür.

Eine Bewegung im Augenwinkel lässt sie aufschauen. Resi

steht im Türrahmen. Müde reibt sie sich die Augen. Unter ihrem Nachthemd ragen nackte Kinderbeine hervor.

»Musst du nicht in die Arbeit?«

»Muss ich.« Sie guckt auf die Uhr. »Um genau zu sein, bin ich schon viel zu spät dran. Aber jetzt muss ich mir erst noch mal die Haare kämmen und vielleicht noch mal einen anderen Pulli anziehen?« Prüfend sieht sie an sich herab.

»Das passt schon«, meint Resi. Sie geht zu ihr, kniet sich neben sie auf den Boden. »Lass mich. Ich kann das machen.«

»Sicher?«

Resi verdreht die Augen. »So schwer ist es echt nicht.«

»Das meinte ich nicht.« Helen hat keine Worte für das, was sie meint, und nicht die Zeit, um sie zu finden. Sie überlässt Handschaufel und Besen ihrer Tochter, sprintet ins Bad, kämmt sich die Haare.

»Ich ruf nachher mal an, wie es Anselm geht. Ich glaub, der hat sich wieder hingelegt.«

»Okay.« Resi kommt aus der Küche, guckt ihr nach, wie sie aus dem Haus hetzt, raus zum Auto. Bevor Helen losfährt, winkt sie ihr noch einmal zu.

Im Büro angekommen, hetzt sie noch immer, selbst dann, als sie ruhig auf Ankes Besucherstuhl sitzt, rauscht das Blut in ihren Ohren, als würde sie rennen. Anselm krank, Resi ein Schatz, Basti sauer, keine Smacks mehr. Du musst einkaufen gehen, du musst mit Anselm zum Arzt, du musst Basti anrufen und ihm sagen, dass du ihn liebst, du musst mal was mit den Mädels machen, mit jeder von ihnen alleine. Du musst dich auf dieses Gespräch konzentrieren. Du musst mal wieder was für dich tun. Du musst, du musst, du musst.

»… es sinnvoller wäre, wenn Julia deine Projekte übernimmt.« Ihre Chefin lächelt. Das kann sie gut. Helen fühlt sich nie von ihr herabgesetzt oder erniedrigt.

»In Ordnung.«

»Ich dachte mir auch, vielleicht wäre es sinnvoller, wenn du deine Stunden noch mal runterschraubst. Fünfundzwanzig sind vielleicht doch noch zu viel. Mit drei Kindern hast du einfach viel zu tun. Ich meine das nicht böse, das weißt du. Wir alle bewundern es sehr, wie du das alles schaffst.«

»Ja.« Sie schluckt an dem plötzlichen Kloß in ihrem Hals vorbei. Weniger Stunden bedeutet weniger Gehalt. Weniger Gehalt bedeutet weniger Freiraum. Ihr Lohn fließt auf ein eigenes Konto. Sie gönnt sich nicht oft was, aber die wenigen Male, wenn sie sich etwas kauft, das sie nicht braucht, sondern einfach nur haben will, will sie nicht Basti fragen müssen. Aber es ist auch keine Katastrophe, wenn ein bisschen weniger Geld auf ihr Konto fließt. Sie kommt ja eh fast nie dazu, etwas auszugeben. Und weniger Zeit in der Arbeit bedeutet mehr Zeit für die Kinder. Dann können sie vielleicht mal wieder was zusammen machen, was schön ist. Nicht immer nur die Dinge, die notwendig sind. »Ich glaube, du hast recht. Das ist eine gute Idee.«

»Natürlich wird sich dadurch auch was an deinem Aufgabengebiet ändern. Bei der momentanen Auftragslage kommen wir mit den ganzen Sekretariatsaufgaben kaum nach. Ich würde das gerne dir übertragen. Du kannst dir deinen eigenen Bereich dann ganz autark organisieren.«

Die Zynikerin in ihr fragt, was das wohl genau heißt. Ob sie selbst entscheiden darf, ob sie die Briefe mit der rechten oder linken Hand durch die Frankiermaschine zieht. Doch unsinnigen Stolz kann sie jetzt nicht gebrauchen. Klar, sie hat die Ausbildung zur Mediengestalterin gemacht, weil sie künstlerisch arbeiten wollte, aber manchmal muss man eben pragmatisch sein. Ist keine Katastrophe, wenn sie sich in ihrem Job nicht verwirklichen kann. Das tun die wenigsten.

»Hört sich gut an«, sagt sie tapfer und schluckt die Enttäuschung mit dem Knoten in ihrer Kehle runter. Was hat sie denn für einen Grund, traurig oder enttäuscht zu sein? Im Gegenteil, Arbeitgeber wie Anke gibt es sicher nicht viele.

»Dann haben wir das geklärt.« Anke nickt. Und Helen nickt, und den Rest des Arbeitstags verbringt sie damit, ihren Schreibtisch zu räumen und Julia dort Platz zu machen. Julia, die drei Jahre jünger ist als sie und natürlich keine Kinder hat, schon gar kein krankes Kind, das mehr Aufmerksamkeit braucht als andere Kinder. Mehr Anstrengung bedeutet mehr Angst. Sie räumt ihre persönlichen Dinge an den Tisch am Empfang, richtet sich an ihrem neuen Arbeitsplatz ein. Ihre Kollegen wussten alle vor ihr Bescheid, alle betonen, wie erleichtert sie sind, dass jemand wie Helen sich jetzt um den organisatorischen Kram kümmert. Auf sie ist schließlich immer Verlass. Powerfrau, die sie ist. Ganz toll. Wirklich bewundernswert.

Der Knoten aus ihrem Hals ist jetzt in ihren Bauch gerutscht, sitzt dort eiskalt und schwillt mit jedem Kompliment weiter an. Am liebsten würde sie ihnen ihre Komplimente zurück ins Maul stopfen, damit sie dran kauen können, während sie an den Projekten arbeiten, die Helen spannend fände, und sie für sie Klopapier bestellt und Briefe frankiert. Pünktlich um zwei fährt sie den Rechner runter und verlässt das Büro. Ihr doch egal, ob sie zwanzig Minuten zu spät gekommen ist, ins Zeiterfassungssystem trägt sie trotzdem die vollen fünf Stunden ein. Sie will keine Powerfrau sein. Was sie sein will, ist normal, verlässlich. Kein verdammtes Klischee, das beweist, warum es für jede Firma eine schlechte Idee ist, Müttern einen Job in verantwortungsvollen Positionen anzuvertrauen.

Das schlechte Gewissen, bei der Zeiterfassung geschummelt zu haben, verfolgt sie den halben Weg nach Hause. Dann wird es von dem schlechten Gewissen übertönt, die Kinder den halben Tag lang allein gelassen zu haben. Sie hält beim

Bäcker, um ein paar süße Teilchen zu holen. Mohnschnecken mag Resi besonders gerne, Chrissis Favorit sind Muffins mit Nutellafüllung. Anselm sollte eigentlich nicht so viel Süßes essen. Damit seine Verdauung halbwegs normal funktioniert, schluckt er ohnehin jeden Tag eine Handvoll Tabletten. Aber ihn als Einzigen außen vor zu lassen, wäre auch nicht fair, und außerdem ist er doch krank, und da hat er ein Gutti verdient. Weil es zu spät ist, sind die Mohnschnecken schon ausverkauft, also holt sie für alle drei Kinder Muffins. Ist ja keine Katastrophe. Sicher freuen sie sich trotzdem, doch das Lächeln, das sie sich aufs Gesicht kleistert, fühlt sich immer mehr an wie eine Grimasse. Vor allem als sie Resis Miene sieht, als sie in die Tüte vom Bäcker guckt und sieht, dass keine Mohnschnecke drin ist. Ganz kurz nur rutscht ihrer Tochter das Grinsen von der Miene, und Helen weiß nicht, was schlimmer ist, dass sie ausgerechnet Resi enttäuscht hat, die ihr so viel abnimmt, oder dass es nicht mal eine Sekunde dauert, bis ihre Neunjährige sich wieder im Griff hat, lacht und große Augen macht und sagt: »Mmmmh, Nutella-Muffins! Lecker!«

Sie tut sich das Gebäckstück auf einen Teller, dann macht sie das Gleiche mit einem zweiten Muffin. »Für Anselm«, sagt sie und reißt von der Küchenrolle ein paar Blätter ab, die sie als Servietten zu den Tellern gibt.

»War es okay mit ihm?«, will Helen wissen. »Habt ihr noch mal Fieber gemessen?«

»War schon okay. Er hat die meiste Zeit ferngeschaut.« Auch jetzt kommt aus dem Wohnzimmer das Gedudel einer vollkommen überdrehten Zeichentrickserie. Helen reibt sich die Schläfen. Allein die Stimmen machen ihr Kopfweh, aber was soll sie sagen? Sie war den ganzen Vormittag nicht da, um sich um die Kinder zu kümmern. Und schließlich gibt es Schlimmeres als amerikanische Zeichentrickbrüder mit einer nervigen Petze als Schwester. Alles keine Katastrophe. Keine! Katastrophe!

Sie folgt Resi ins Wohnzimmer und ist erstaunt, dass nur Anselm dort ist.

»Ist Chrissi nicht da?« Im Vorbeigehen legt sie Anselm die Hand auf die Stirn. Er glüht nicht mehr. Soweit sie es beurteilen kann, fühlt sich seine Temperatur ganz normal an. Sie schiebt ein paar Bücher auf dem Sofa zur Seite, steigt über den Schlauch des Inhalationsgeräts, presst ihren Hintern zwischen Anselm und Resi. Das Wohnzimmer sieht aus, als hätte es eine Hausdurchsuchung gegeben. Der Inhalt diverser Brettspiele liegt über den Boden verteilt, dazwischen Lego, Playmobil, Loombänder. Ein paar Tiegelchen von Chrissis Kinder-Nageldesign-Set sind umgekippt und ausgelaufen. Dazwischen Brotkrümel und ein Schmier, der getrockneter Fruchtjoghurt sein könnte oder irgendeines von Resis wissenschaftlichen Experimenten. Helen macht die Augen zu. Das alles lässt sich wieder aufräumen. Sie kann kaum von zwei Neun- und einem Fünfjährigen erwarten, perfekte Ordnung zu halten.

»Die ist zu Fiona gegangen. Die wollten an ihrem Lidstrich arbeiten oder so. Fionas Mama hat angerufen und gesagt, du sollst dich melden, wenn du zurück bist. Wenn es in Ordnung ist, kann Chrissi über Nacht bleiben.«

»Okay, ich ruf sie nachher an.« Sie macht die Augen nicht auf. Das ist echt nett von Fionas Mama. Die weiß, wie viel Helen um die Ohren hat, und will ihr sicher nur helfen. Niemand konnte ahnen, dass Helen ausgerechnet heute Chrissis Lieblingskuchen mitbringen würde. Der zusätzliche Nutella-Muffin wird auch so gegessen werden. Und mal ehrlich, natürlich ist eine Pyjamaparty mit einer Schulfreundin wichtiger als Helens kläglicher Versuch, bei ihren Töchtern irgendwas wiedergutzumachen. Und obwohl auch das keine Katastrophe ist, wirklich nicht, wird es hinter Helens geschlossenen Lidern ganz heiß, und eine einzelne Träne quetscht sich in die Freiheit. Sie will nicht theatralisch sein, echt nicht, aber auch, wenn sie weiß, dass das alles heute keine Katastrophen waren, dann fühlt es sich halt doch so an. Jede einzelne von ihnen. Dass ihre Ehe den Bach runtergeht, dass sie ihren Job nur noch so schlecht machen kann, dass Anke sie von einer Kundenberaterin zum Mädchen für alles degradiert, natürlich ohne das so deutlich auszusprechen. Dass sie ihre Kinder dafür alleine lassen muss und nicht mal da ist, wenn Anselm krank ist. Dass die Geste mit den Muffins ins Leere gelaufen ist, weil Chrissi es vorzieht, bei anderen zu sein, wo es ein echtes Familienleben gibt und eine Mutter, die sich um alles kümmert. Wo Helen hinschaut, gibt es eigentlich nur Katastrophen, und zu allem Überfluss macht das Helen neben einer schlechten Mutter, einer miserablen Ehefrau und unzuverlässigen Mediengestalterin auch noch zu einer Hochstaplerin, denn warum sonst sollten alle anderen sie eine Powerfrau nennen?

Sie schluckt und schluckt, weil sie vor Resi und Anselm nicht weinen will, doch ein paar Tränen entwischen ihr, und schon spürt sie Resis Hand auf ihrer und hört die besorgte Stimme ihrer Tochter, die fragt: »Mama, alles in Ordnung bei dir?«

Reiß dich zusammen, sagt sich Helen, setzt sich aufrechter hin, öffnet die Augen und wischt sich mit dem Handrücken die Tränen von den Wangen. »Ja ja, alles klar. Ich bin nur ein bisschen müde. Das ist alles.«

»Dann leg dich doch hin.«

Lächelnd stupst Helen Resi mit der Schulter an. »Aber ich dachte, wir machen am Nachmittag was zusammen. Wir müssen die Ferien ein bisschen ausnutzen.«

»Die sind doch noch lange.« Resi winkt ab. »Anselm und

ich kommen schon zurecht.« Sie sagt es mit so viel Ernst in der Stimme. Aus Helens gespieltem Lächeln wird ein echtes. Ihre große kleine Tochter. Sie zieht sie an ihre Seite, drückt Küsse auf Resis Scheitel und wiegt sie beide hin und her.

»Was würde ich nur ohne dich machen, hm? Du weißt, dass ich dich sehr lieb habe, oder? Ich bin so froh, dass es dich gibt.«

»Klar weiß ich das.« Resi kuschelt sich in ihre Umarmung. »Aber jetzt ab ins Bett mit dir. Ausruhen.«

»Aye, aye, Ma'am.« Helen imitiert einen militärischen Gruß und steht auf. Resi grinst und macht die Geste nach, und Helen will glauben, dass es damit gut ist. Dass sie doch nicht an jeder Front versagt und ihre Kinder eine gute Kindheit haben. Immerhin kann Resi noch lächeln und blödeln, und gut in der Schule ist sie auch. Doch die Traurigkeit in Helens Bauch lässt sich davon nicht beirren. Tag für Tag wächst sie ein bisschen mehr.

HEUTE – THERESA

»Weißt du, wie man den Bayerischen Wald früher genannt hat?«

Theresa und Korbi sind seit fast zwei Stunden unterwegs. Direkt vom Museum aus sind sie aufgebrochen, Korbi mit Karte und Kompass in der Hand, sie mit dem Rucksack voller Ausrüstung auf dem Rücken. Die morgendliche Nebelnässe hängt noch in den Bäumen, die Luft riecht nach feuchtem Moos und frischer Erde. Obwohl sie erst zum zweiten Mal auf diese Weise unterwegs sind, fühlt es sich schon fast vertraut an. Dass es endlich ins Feld geht, hat sich Korbi redlich verdient. Eifrig hat er sich durch alle Artikel gelesen, die er zu den Mooren und umliegenden Auen gefunden hat.

Theresa zuckt mit den Schultern. »Du wirst es mir gleich erzählen.«

»Den nördlichen, siedlungsfeindlichen Wald hat man ihn genannt. Weil es hier so schwer war zu überleben. Die ersten Siedler kamen deshalb auch erst im Mittelalter hierher. Damit sie hier wohnen konnten, mussten sie erst mal Platz schaffen. Das merkt man an den Dorfnamen in der Gegend. Die Endung -ried kommt von *roden:* Reichertsried, Dösingerried, Höllmannsried.«

»Und schon wieder was gelernt.« Sie zwinkert ihm zu. In Wahrheit lauscht sie höchstens mit halbem Ohr. Wenn sie etwas über diese Gegend erfahren will, muss sie nur auf die Natur achten. Auf das Zwitschern eines Rotkehlchens in der Nähe. Auf den Zitronenfalter, der sich von der nahen Lichtung zu ihnen auf den Weg verirrt hat. Seine blassgelben Flügel flattern in der Luft, mit seinem Tanz begrüßt er den Tag. Wie soll etwas feindlich und grausam sein, das so viel Schönheit hervorbringt? Sicher hat man ihnen das, was Korbi jetzt an sie weitergibt, auch im Heimat-und-Sachkunde-Unterricht in der Schule erzählt, aber da waren ihr andere Dinge wichtig. Korbi hört sie gerne zu, ganz egal, worüber er erzählt. Die Begeisterung, mit der er sich in seine Recherche gestürzt hat, erinnert sie an sich selbst in seinem Alter, als sie begriffen hat, dass es hinter den langweiligen Fakten, mit denen die Lehrkräfte sie im Unterricht gelangweilt haben, eine ganze Welt zu entdecken gab. Eine Welt, die besser strukturiert, spannender und so viel abenteuerlicher war als ihre eigene.

»Das, was wir heute sehen, ist eine Kulturlandschaft. Wären die Siedler nicht in den Bayerischen Wald gekommen, wäre hier immer noch Urwald. Aber durch die Rodungen entstanden die Feucht- und Nasswiesen, auf denen wir jetzt nach dem Moorfrosch suchen. Wenn wir die wieder der Natur überlassen würden, würden die Wiesen ruckzuck wieder verwalden. Dann hätte *Rana arvalis* Pech gehabt.«

»Und so manche andere Art auch.« Sie ist wieder im Geschäft. Mit den verschiedenen Lebensräumen in der heimischen Landschaft kennt sie sich aus. Kurz schließt sie die Augen, atmet tief ein und genießt den grünen Duft, den es nur in Wäldern gibt. Die Biologin in ihr weiß, dass er von den Terpenen kommt, die die Bäume ausstoßen, doch in diesem Moment ist sie keine Wissenschaftlerin, sie will genießen. »Vor allem an den Waldrändern ist eine Menge los, wenn man die Natur lässt. Dann wachsen dort Laubbäume, Sträucher und Kräuter neben- und übereinander, die sich ausgezeichnet als Versteck, Aufenthalts- und Schlafplatz für viele Arten eignen. Bienen, Schmetterlinge, aber zum Beispiel auch die Heckenbraunelle oder die Goldammer haben sich auf diese Lebensräume spezialisiert. Und wo wir gerade bei Feuchtwiesen sind, hier ist unser nächster Stopp.« Sie deutet auf einen Tümpel, der etwas rechts des Weges vor ihnen liegt. Nur weil sich die Sonne in Silberpfützen auf der Oberfläche sammelt, kann man die Wasserstelle erkennen, die sich am Rand einer Lichtung unter Gräsern, Farnen und Rohrkolben versteckt. Der Rest des Wassers ist mit Blütenblättern, Pollen und Wasserpflanzen bedeckt. Die Schatten der Pflanzen lassen den Tümpel an manchen Stellen tiefer erscheinen, als er ist. Pechschwarz ist dort die Oberfläche, geheimnisvoll und unergründlich. Es ist ihr dritter Stopp, mittlerweile weiß Korbi, was zu tun ist. Sie nimmt den Rucksack ab, klappt den Kescher auf und reicht ihn an Korbi, während sie Pinzetten, Probenbehälter und Aufnahmestäbchen vorbereitet. Auf ihren Rat hin hat Korbi Gummistiefel mitgenommen. Er steht wadentief im Wasser, als ein Rattern und Röhren aus dem Wald sie beide aufhorchen lässt. Begleitet werden die Geräusche von Stimmen, die sich etwas zurufen.

»Obacht!«, hört sie heraus, und »langsam jetzt«.

Sie sieht von ihrer Arbeit auf, zum Schutz vor der Sonne legt sie sich eine Hand über die Augen. Aus dem Wald hinter ihnen schält sich ein Traktor mit einem riesigen Baumstamm im Schlepp. Vier oder fünf Burschen und Männer begleiten das Gefährt, rufen sich gegenseitig Kommandos zu, um es um die Kurve aus dem Unterholz hinaus auf den Weg zu manövrieren. Auch Korbi ist sich ihrer Gesellschaft bewusst geworden. Er kommt zu ihr.

»Das muss der neue Maibaum sein.«

»Meinst du?«

Ehe er antworten kann, haben die anderen sie bemerkt.

Ein paar der Männer nicken grüßend, ein Junge springt vom Bock des Traktors, winkt ihnen zu. »Korbi, kumm, schau da den neuen Maibaum o.«

Jetzt erkennt auch Theresa den Jungen. Es ist Flo, mit dem Korbi vor ein paar Tagen auf der Slack rumgealbert hat. Da hat er kein so tiefes Niederbayerisch gesprochen.

Korbi wirft Theresa einen fragenden Blick zu. Seine Finger krampfen sich um den Griff des Keschers, doch weil er nichts sagt, versteht sie seine Frage nicht.

Sie zuckt mit den Schultern. Von mir aus kannst du dir das ruhig anschauen, heißt das, und so legt er den Kescher weg und stampft zu den anderen.

Mittlerweile haben es die Männer geschafft. In voller Länge stehen Traktor und Fracht auf dem Waldweg. Der Fahrer lässt den Motor im Leerlauf tuckern, die Männer schlagen sich lobend gegenseitig auf die Schulter. Korbi nähert sich ihnen zögernd. Er sticht aus dieser Gruppe heraus. Obwohl Theresa nicht festmachen kann, woran es liegt, sieht sie es sofort. Die fohlenhafte Leichtigkeit, die sie an ihm im Spiel mit Flo so fasziniert hat, fehlt ihm jetzt komplett. Er zieht die Schultern ein, lässt den Kopf hängen. Schämt er sich, dabei ertappt zu werden, mit ihr zusammen im Wald zu sein?

Nicht nur Flo begrüßt ihn, auch die anderen heißen ihn lautstark willkommen, aber irgendwas passt nicht.

Sie folgt ihm.

Einer der älteren Männer erkennt sie. »Na, wenn das nicht die Resi Radinger ist. Immer noch auf Schatzsuche im Wald. Und für so was wird man in Minga bezahlt?«

Sie kneift die Augen zusammen. »Schorsch?« Die Söhne der Hubers hießen schon immer Georg. Einer von denen war ein paar Jahre über ihr in der Schule. Hatte Chrissi nicht irgendwas von denen erzählt? Dass sein Sohn Veganer sei? Sie kriegt es nicht mehr zusammen.

»Genau der. Habe die Ehre.« Mit der Fingerspitze tippt er sich an einen nicht vorhandenen Hut. Dann nickt er zu dem Baumstamm. »Und was sagst du zu unserem diesjährigen Maibaum? Sechzehn Meter hat der. Eine stattliche Stange.« Vieldeutig wackelt er mit den Augenbrauen, und selbst wenn Theresa vorher noch etwas zum Maibaum zu sagen gehabt hätte, verschlägt es ihr jetzt die Sprache. Aus dem Augenwinkel wirft sie Korbi einen Seitenblick zu. Flo und er stehen mit den Jüngeren aus der Gruppe zusammen. Ihm scheint es ähnlich zu gehen wie ihr. In der Jungengruppe wirkt er wie ein Sonderling.

Sie muss zu lange geschwiegen haben. Schorschs Lachen bringt sie zurück. Er klopft ihr auf die Schulter. »Keine Angst, wir sind ganz nachhaltig unterwegs. Wir brauchen keine Baumpolizei, das geht alles sauber vonstatten. Die Fichte ist bei einem Sturm gefallen. Die müsste eh raus aus dem Wald. Wir haben uns nur den prächtigsten Stamm ausgesucht. Du kommst doch zum Maifest, oder? Wenn wir den aufstellen?«

»Hm. Klar.« Sie nickt. »Chrissi hat mich auch schon eingeladen.«

»Ah, die Gute. Mein Jüngster ist mit ihrem Sevi befreundet. Is a prima Bua, der Sevi. Hat beim letzten Spiel der E-Jugend sechs Tore g'schossen. I sog da, wenn si der a weng anstrengt, dann kann aus dem was richtig Großes wer'n. Bei di Sechzger oder sogar bei di Bayern oben in Minga. Du warst doch da jetzt a gonze Weil in Minga. Sog amoi, bist du jetzt a Sechzger- oder a Bayern-Fan g'word'n?«

»Ähm, keine Ahnung.« Hilflos zuckt sie mit den Schultern. »Fußball ist nicht so wirklich mein Ding.« Ihr Lachen klingt aufgesetzt und verlegen, dabei hat sie beim besten Willen keine Ahnung, wofür sie sich schämt. Sicher nicht dafür, dass sie auch nach fünfzehn Jahren in der Landeshauptstadt weder mit dem einen noch dem anderen Münchner Fußballverein etwas anfangen kann. »Wenn ich ehrlich bin, habe ich von den Spielen immer nur was mitbekommen, wenn die Fans in der Stadt unterwegs waren.«

»Ah so.« Schorsch kratzt sich den Nacken. »Macht ja nix. Muss ja nicht a jede mög'n.«

»Ja. Also … na ja, ich muss dann auch mal wieder.« Etwas linkisch nickt sie zu ihrem Rucksack und den Utensilien, die sie im Gras neben dem Weg ausgebreitet hat. »Die Arbeit ruft. Wir sehen uns bestimmt.« Und dann lauter und in die Richtung, wo Korbi mit den Jungen steht: »Korbi, kommst du? Wir haben noch einiges zu tun.«

»Komme.« Ihr Neffe verabschiedet sich von den anderen. Er trabt zu ihr. Der Traktor fährt an, und die Gruppe samt Maibaum entfernt sich wieder. Bis das Gefährt aus ihrem Sichtfeld verschwindet, schauen sie ihm nach. Als nur noch ein leises Tuckern zu hören ist, sagt Korbi: »Sie haben gesagt, ich soll zur Maibaumwache kommen. Das hat bisher niemand gemacht.«

»Und, hast du Lust?«

Er zuckt mit den Schultern. Begeisterung sieht anders aus. »Ist halt besser, je mehr mitmachen. Bis der Baum aufgestellt wird, muss Tag und Nacht immer jemand da sein und aufpassen.«

»Kannst es dir ja überlegen. Macht Flo denn auch mit?«

»Mhm.« Er saugt die Unterlippe zwischen die Zähne, kaut darauf herum, nickt aber. »Der hat mich eingeladen. Ich meine, vielleicht macht es Spaß. Die sitzen da die ganze Nacht rum und reden und so. Und wenn wirklich jemand kommt, der den Maibaum stehlen will, dann können sie die Wachglocke läuten und das ganze Dorf aufschrecken.« Er grinst. »Das klingt schon lustig, oder?«

»Ich fürchte, nur du selbst kannst entscheiden, ob dir das

Spaß machen würde. Aber apropos Spaß: Unsere Frösche warten.«

Und so machen sie sich wieder an die Arbeit. Eine Wasserstelle nach der anderen suchen sie auf, fangen Frösche und Kröten mit dem Kescher, fotografieren, machen Abstriche für Gentests und vermerken auf der Karte genau, wo sie welche Individuen sichten. Ob ein Moorfrosch darunter ist, wird erst die Auswertung des Materials zeigen. Viele Arten, vor allem wenn sie eng miteinander verwandt sind oder denselben Lebensraum bewohnen, ähneln einander stark. Selbst für ein geübtes Auge kann es schwer sein, sie nur anhand des äußeren Erscheinungsbildes zu unterscheiden. Theresa ist keine Expertin für Amphibien, und sie befürchtet, dass sie die Zeit, in der die Moorfroschmännchen sich zur Balz blau färben, verpasst haben, während sie auf die Genehmigung ihres Forschungsvorhabens gewartet haben, also geht sie lieber auf Nummer sicher.

Zurück im Museum, hilft Korbi ihr, die Fotos auf den Rechner zu übertragen. Eins nach dem anderen sieht er sich die Bilder an. Auf den ersten Blick ähneln sich alle, doch je länger man hinschaut, desto mehr Details zeichnen sich ab. Manche Exemplare sind größer als andere, manche haben eine eher braune Hautfärbung, andere variieren von smaragdgrün bis oliv. Bei manchen ist die Haut seidig und glatt mit einer feucht glänzenden Oberfläche, während andere sichtbare Warzen und Knoten haben. Seit dem Treffen mit der Maibaum-Crew ist Korbi schweigsam, die Forscherfreude und Begeisterung vom Anfang haben sich nicht mehr eingestellt.

Umso überraschter ist sie, als er sie jetzt anspricht. »Du, Tante Resi?«

Sie legt die Probe beiseite, die sie gerade für den Gentest vorbereitet hat, und sieht ihn an. »Hm?«

»Wissen die eigentlich, dass sie anders sind?«

»Die Frösche meinst du?« Sie geht zu ihm, setzt sich auf den freien Stuhl neben ihm.

Er nickt.

»Ich weiß nicht.« Sie überlegt. »Manche Arten kreuzen sich untereinander. Zum Beispiel bei der Gattung Pelophylax, wenn ich mich richtig erinnere. Zu der gehören der Wasserfrosch, der Teichfrosch und der Kleine Wasserfrosch. In bestimmten Gebieten ist es vorgekommen, dass diese Arten Hybridarten bilden, die dann genetisch gemischte Merkmale aufweisen. Ich schätze also, bei denen sind die Unterschiede, die sie aneinander wahrnehmen, nicht so dramatisch, dass sie nichts miteinander zu tun haben wollen.«

Wieder nickt er. Ein Gefühl sagt ihr, dass sie hier nicht nur über Frösche und deren Lebensraum sprechen, aber sie ist nicht gut in diesen Dingen. Besser, als seine Frage fachlich zu beantworten, kann sie ihm nicht helfen.

»Und die, die sich nicht kreuzen? Wie leben die miteinander? Fressen die sich? Oder klauen die sich gegenseitig das Futter? Oder prügeln sich gegenseitig aus ihrem Tümpel? Oder klappt das eigentlich ganz gut, auch wenn sie wissen, dass sie unterschiedlich sind?«

Wo kommen plötzlich all diese Fragen her? Sicher, Korbi ist ein aufgeweckter Junge, wissbegierig und klug, aber das hier ist etwas anderes. Die Verantwortung, bloß nicht das Falsche zu sagen, macht ihr die Zunge schwer.

»Die, die sich nicht kreuzen, entwickeln oft spezifische ökologische Nischen«, erklärt sie. »Sie bevorzugen bestimmte Lebensräume und Nahrungsquellen, die sich von denen anderer Arten unterscheiden. Eine Krötenart lebt zum Beispiel bevorzugt in feuchten Wäldern, während eine andere sich eher in offenen Wiesen oder Mooren aufhält. Da die Lebensräume ineinander übergehen, merken wir Menschen gar nicht, wie vielfältig sie in Wahrheit sind. Von einem Schritt zum nächsten können wir uns in einem anderen Ökosystem befinden. So vermeiden die Arten direkte Konkurrenz um Ressourcen wie Nahrung und Lebensraum. Für jede Art gibt es das richtige Fleckchen.«

»Und wenn sie sich nicht aus dem Weg gehen können? Töten die sich dann oder verletzen einander?«

»Das kommt vor«, antwortet sie vorsichtig. Dieses Gespräch droht ihr zu entgleiten. Sie will so sehr das Richtige für Korbi tun, ihm die richtigen Antworten geben, doch wie soll ihr das gelingen, wenn er ihr nicht die richtigen Fragen stellt? »Aber meistens finden sie andere Lösungen. Einige Arten entwickeln spezielle Anpassungsstrategien. Sie gehen sich aus dem Weg, indem sie zu verschiedenen Tages- und Nachtzeiten aktiv sind, oder sie spezialisieren sich auf unterschiedliche Beute.« Sie holt kurz Luft, dann fasst sie sich ein Herz: »Korbi, warum fragst du das alles? Gibt es irgendwas, das dich bedrückt? Du weißt, dass du mit mir reden kannst, oder? Ich weiß nicht, ob ich helfen kann, aber ich versprech dir, ich höre zu.«

Er wendet seinen Blick ab, und sie weiß, sie ist zu weit gegangen.

»Da ist nichts«, meint er. Er deutet auf ein Fenster auf dem Bildschirm, das aufgeploppt ist, während sie gesprochen hat. »Schau, die Bilder sind alle abgespeichert. Kann ich jetzt Feierabend machen?«

Sie nickt resigniert. »Sicher, Korbi. Sag deinen Eltern schöne Grüße.«

Ohne ein weiteres Wort sucht er seine Sachen zusammen und flieht aus dem Büro. Theresa bleibt zurück, mit den Fotos all der verschiedenen Frösche und Kröten und so viel mehr Fragen im Kopf als bei ihrem Aufbruch am Morgen.

Theresa kann Korbis Fragen immer noch nicht vergessen, als sie sich drei Nächte später schlaflos von einer Seite auf die andere rollt. Zu gut kann sie sich daran erinnern, wie das ist, wenn man sich anders fühlt. In ihrer ganzen Familie hat vor ihr niemand Abitur gemacht, geschweige denn studiert. Ohne Frau Loibl wäre sie niemals auf die Idee gekommen, das könnte für sie überhaupt eine Option sein. Sie bleibt auf dem Rücken liegen, starrt an die Decke, wo das Pünktchenmuster des jahrzehntealten Rauputzes selbst in den dunkelsten Stunden der Nacht zu erkennen ist. Warum hat sie eigentlich bisher niemanden gefragt, ob Frau Loibl immer noch in der Gegend wohnt? Sie sollte ihr einen Besuch abstatten. Früher hat sie auf jede von Theresas Fragen eine Antwort gewusst: Warum Wasserläufer nicht untergehen? Wie das Wasser bis in die Baumspitzen kommt, obwohl doch sonst alles nach unten fließt? Ob es wirklich eine Seele gibt, die weiterlebt, wenn der Mensch stirbt? Ob man selbst ein schlechter Mensch ist, wenn man in den Jungen verliebt ist, der für die eigene Schwester schwärmt, oder ob in Wahrheit die Schwester diesen Titel verdient, weil sie von dem Verliebtsein weiß und die Schwärmerei des Jungen trotzdem zulässt. Das Beste an den Antworten von Frau Loibl war immer, dass sie Theresa keine Lösungen vorgaben, sondern sie ermutigten, selbst nachzuforschen. Sie hat ihr Bücher aus der Stadtbibliothek in Deggendorf mitgebracht, hat mit ihr gemeinsam Naturdokus im BR angeguckt. Ganze Nachmittage hat Theresa bei Frau Loibl zu Hause verbracht und am Küchentisch der Lehrerin mikroskopiert, katalogisiert und debattiert. Dank ihr hat Theresa begriffen, dass es manchmal gar nicht die Antworten sind, die einen weiterbringen, sondern die Neugier, die Fragen aufwirft. Im Studium hat sie für dieses Konzept neue, größere Wörter gelernt. Sie hat verstanden, dass Wissenschaft Wissenschaft heißt, weil sie Wissen schafft, und zwar ergebnisoffen und ohne festgelegtes Ziel. Forschende heute erkennen Zusammenhänge, die vielleicht niemals von Nutzen sein werden. Genauso gut kann es sein, dass sie die Welt von morgen verändern. So war es bei der Entdeckung einer Methode der Fall, die die gezielte Veränderung von Erbgut ermöglicht. Ursprünglich wurde der Prozess an Bakterien entdeckt und revolutionierte später die gesamte Grundlagenforschung. Heute kann er Krankheiten heilen und die Landwirtschaft transformieren. Emmanuelle Charpentier und Jennifer Doudna haben für ihre Entdeckung den Chemie-Nobelpreis erhalten. Für Theresa sind sie Heldinnen.

Wie gerne wäre sie für Korbi das, was Frau Loibl für sie gewesen ist. Was genau ist es, das ihn glauben lässt, anders zu sein? Seine Kunst? Sollte sie an einem der kommenden Wochenenden mit ihm nach München fahren und eine der Pinakotheken besuchen? Oder vielleicht sollten sie kleiner anfangen. Mit einer der Ausstellungen in der Hypo-Kunsthalle oder dem Kunstbau vom Lenbachhaus?

Immer weiter kreisen ihre Gedanken. Ihre Lider werden gerade wieder schwer, als ein leises Klingelgeräusch sie erneut aufschreckt. Der Wecker? Hektisch tastet sie nach dem Handy auf dem Nachttisch. Hat sie verschlafen? Aber das ist nicht ihr Klingelton, und draußen ist es immer noch dunkel. Das Klingeln ertönt erneut.

Sie steht auf, geht zum Fenster, begreift, dass ihr erster Eindruck falsch gewesen ist. Das Klingeln ertönt nicht erneut, es hat gar nicht aufgehört. Nur die Intensität verändert sich in unregelmäßigen Abständen. Mal ist es leiser zu hören, mal lauter. In der Dunkelheit vor dem Fenster versucht sie, Schemen auszumachen, und plötzlich ist ihr klar, was sie da hört.

Der Maibaum! Die Jungs vom Burschenverein haben das Wachhäusel nur ein paar Hundert Meter vom Museum errichtet. Auf der Wiese hinter der Freiwilligen Feuerwehr. Erst am Mittag hat Korbi ihr erzählt, dass er sich endlich durchgerungen hat und mit Flo heute Nacht eine erste Wache übernehmen wollte.

Das Klingeln kommt immer näher, und jetzt ertönt auch die deutlich lautere Wachglocke. Sie wirft sich eine Strickjacke über und stürmt nach draußen. Nur wenige Schritte hinter ihr tritt David ins Freie.

»Was ist das?«, ruft er ihr zu. »Brennt es? Hier gibt es doch sicher auch eine richtige Feuersirene.«

»Das ist kein Feuer.« Sie greift nach seiner Hand, zieht ihn mit sich. »Das ist der Maibaum. Die wollen uns den klauen.« Im Kopf ruft sie sich den Grundriss von Moosbrunn vor Augen. Von der Freiwilligen Feuerwehr geht der direkteste Weg an die Ortsgrenze hinter dem Museum vorbei Richtung Wald. Dorthin zieht sie David jetzt.

»Ich habe keine Schuhe an«, protestiert er.

»Ich auch nicht.« Ihre Worte verlassen die Lippen als Juchzen. Der Asphalt ist eiskalt. Immer wieder piksen Kieselsteinchen in ihre Sohlen. Aber das macht nichts. Feuchte Nachtkälte legt sich auf ihr Gesicht. Alles ist wunderbar.

Sie biegen um die Hausecke. Schon taucht kurz vor dem Waldrand eine Gruppe Menschen auf. Zu Theresas und Davids Glück haben sie kein Auto dabei, sondern haben den Stamm hinter einem Pferd eingespannt. Theresa schmunzelt. Ganz schön clever, so hat kein Traktorengeräusch die Moosbrunner auf den Diebstahl aufmerksam gemacht.

Sie beschleunigt ihre Schritte, doch der Abstand ist noch immer beachtlich, und ihnen bleibt nicht mehr viel Zeit. Sobald der Maibaum außerhalb der Ortsgrenze ist, kann er nicht mehr von den Moosbrunnern gesichert werden.

Sie lässt Davids Hand los. »Lauf!«, feuert sie ihn an. »Einer von uns muss versuchen, eine Hand auf den Stamm zu bekommen, dann müssen die Diebe aufgeben.«

»Welcher Stamm?« David klingt furchtbar verwirrt.

»Na, den vom Maibaum. Jetzt mach!« Sie gibt alles. Endlich kommt ihr all die Zeit im Freien zugute. Sie ist eine routinierte Läuferin, und diesmal hat sie ein Ziel. Sie zieht an David vorbei, er ihr dicht auf den Fersen.

Noch hundert Meter bis zum Ortsausgangsschild. Die Maibaumdiebe bemerken, dass sie ertappt wurden und ihr Coup im letzten Moment verhindert zu werden droht. Gegenseitig rufen sie sich Kommandos zu, aber sie haben einen sechzehn Meter langen Fichtenstamm zwischen sich. Auf den müssen sie Rücksicht nehmen. Wenn zwanzig Leute versuchen, im Gleichschritt zu rennen, kann das nur schiefgehen. Einer der Diebe stolpert, fällt. Ein Dominoeffekt setzt ein. Der Stolpernde reißt einige seiner Kumpane mit. Andere lassen den Maibaum los. Der Stamm rumpelt zu Boden. Das Glöckchen in der Baumkrone bimmelt munter vor sich hin.

Das ist die Chance für Theresa. Sie mobilisiert ihre letzten Reserven. Und dann, das Ortsausgangsschild mit dem durchgestrichenen *Moosbrunn* und der Info, dass Tannried noch zwei Kilometer entfernt ist, direkt vor Augen, erreicht sie die Gruppe, schlängelt sich durch die Diebe und legt eine Hand auf den Stamm.

»Sicher!«, ruft sie. Laut genug, dass es halb Moosbrunn hören muss.

Ein kollektives »Maaaaann« geht durch die Räuberriege, als auch David die Gruppe erreicht. Theresa kippt nach vorne. Mit beiden Händen auf dem Maibaum ringt sie nach Atem. Ein weites Grinsen spannt ihr Gesicht.

»Kann mir jetzt mal wer erklären, was hier vor sich geht?« Auch David atmet schwer.

Die gestellten Diebe murren, doch Theresa kann gar nicht aufhören zu grinsen. »Wir haben unseren Jungs eine ordentliche Auslöse erspart. Die Damen und Herren hier …«, sie deutet in die Riege der Maibaumdiebe – tatsächlich befinden sich auch ein paar junge Frauen darunter; das hätte es früher nicht gegeben, aber sie freut es, »... haben versucht, den Maibaum zu klauen. Das ist Brauch hier in der Gegend. Um ihn wieder zurückzubekommen, müssen die Beklauten ihn auslösen. Meistens mit ein paar Trägern Bier und einer Brotzeit. Manchmal müssen sie aber auch für einen guten Zweck Spenden sammeln oder gemeinnützige Arbeit verrichten. Diesmal wollten sie wohl den Maibaum nach Thannried bringen und unsere Burschen zwingen, sich was Schönes einfallen zu lassen.«

Staunend blickt David von Theresa zu den Dieben und wieder zurück. »Und das ist normal hier?«

Immer noch breit grinsend nickt Theresa. »Es gehört dazu. Ein bisschen Rivalität zwischen den Dörfern, ein bisschen Spaß. Aber heute haben die Tannrieder Pech gehabt.« Stolz klopft sie auf den Stamm.

Die verhinderten Maibaumdiebe beginnen sich langsam zu sammeln, Verwunderung weicht einem gewissen Respekt. Ein junger Mann, offenbar der Anführer der Gruppe, tritt vor und reicht Theresa die Hand. »Gratulation, ihr habt uns fair erwischt. Nächstes Jahr kommen wir wieder.« Seine Augen funkeln schelmisch. Sie könnte wetten, dass er schon den nächsten Coup plant. Sicher ist der Moosbrunner Maibaum nicht der einzige in der Gegend, der unzureichend gesichert und bewacht ist.

Langsam ziehen sich die Maibaumdiebe zurück. Für sie gibt es zumindest hier nichts mehr zu holen. Sich gegenseitig tröstend auf die Schultern klopfend, trotten sie, nun ohne ihre Beute, in Richtung Wald.

»Und was machen wir jetzt? Allein können wir den Baum kaum zurück ins Dorf bringen.« David verschränkt die Arme vor der Brust. Erst jetzt fällt Theresa auf, dass er nur kurze, weiche Baumwollshorts trägt. Sie müssen ein schönes Bild abgeben, sie beide. Sie im Nachthemd, er nur in Shorts.

»Wir warten.« Jetzt, wo das Adrenalin verebbt, spürt sie auch die Kälte. »Bestimmt sind unsere Jungs schon auf der Suche nach dem vermissten Maibaum.«

Tatsächlich dauert es nicht lange, bis sie Verstärkung bekommen. Dieselbe Straße, die sie entlanggerannt sind, kommt ein Auto angefahren. Es ist schnell unterwegs. Direkt neben ihnen hält es an. Schon durch die Windschutzscheibe erkennt sie, dass mehr Passagiere in dem Wagen sitzen, als es die Polizei erlauben würde. Einer nach dem anderen schälen sich die Insassen aus dem Wageninneren. Korbi und Flo sind zwei davon. Beide Jungs sehen mindestens genauso schlafknittrig aus wie David und sie. Die anderen Burschen kennt Theresa nicht. Sie schätzt sie auf Anfang bis Mitte zwanzig.

»Ihr habt den Maibaum gesichert!« Der Jubel ist ohrenbetäubend. David und sie werden umarmt, fotografiert, beglückwünscht. Schon machen sich die Jungs daran, den Stamm mit Gurten und Seilen an der Anhängerkupplung des Autos zu befestigen.

Theresa nimmt Korbi beiseite. »Wie haben die Tannrieder den Baum denn stehlen können? Ich dachte, Flo und du machen Maibaumwache?«

Er verzieht das Gesicht. »Wir sind eingeschlafen. Als wir aufgewacht sind, waren die schon über alle Berge. Flo hat dann seinen Bruder angerufen, und der ist mit dem Auto und den anderen hinterher, damit wir sie vielleicht noch einholen können. Wären David und du nicht gewesen, hätten wir es trotzdem nicht geschafft.«

Spielerisch wuschelt sie ihm durch die Haare. Wenn die Älteren wirklich ausgerechnet die beiden Jüngsten allein zur Maibaumwache eingeteilt haben, brauchen sie sich nicht zu wundern, dass so was passiert. Wehe, einer von denen lässt sich einfallen, Korbi und Flo einen Vorwurf zu machen, dann kriegen sie was zu hören.

Ihre Befürchtung tritt nicht ein. Zu beschäftigt sind die Moosbrunner damit, sie und David für ihren Einsatz zu feiern.

Unbemerkt hat sich David ein paar Schritte von der Gruppe entfernt. Er hebt eine Hand zum Gruß. »Das alles ist schrecklich nett von euch, Jungs, aber ich muss heim. Ich erfrier gleich.«

»Ich auch.« Sie gibt Korbi einen kleinen Schubs, dass er sich wieder zu den anderen gesellt. Den Rest der Maibaumrettung bekommen auch die anderen hin. Ihr ist nur noch nach einer Tasse Tee und einer heißen Dusche. »Komm, David, lass uns gehen. Wir haben unsere Schuldigkeit getan.«

Immer noch begleitet von Rufen und Glückwünschen, machen sie sich auf den Rückweg ins Dorf. Der Vollmond steht jetzt hoch am Himmel. Sein heller Ring wirft silbernes Licht auf die Wiesen und Felder auf beiden Seiten der Straße. Schweigend gehen Theresa und David nebeneinander her, ihre Atemwolken mischen sich mit dem Nebel, der in milchigen Schwaden vom Wald her aufzieht. Nachts ist die Welt eine andere. Ihrer Farben beraubt, wirkt die Umgebung geheimnisvoll und beinah unwirklich. Die Geräusche der Nacht sind intensiver als die des Tages, als ob der Mond selbst die Welt zum Flüstern bringt. Das leise Rauschen des Waldes in ihrem Rücken, die unter ihren Schritten knisternden Kieselsteine und das entfernte Rufen einer Eule verschmelzen zu einem beruhigenden Hintergrund. Eine leise Brise leckt über ihre Haut, nimmt alle Aufregung mit sich.

David geht neben ihr her. Von der Seite wirft sie ihm einen Blick zu, sieht, wie das Mondlicht seine Züge in scharfe Kontraste taucht.

Sie schaudert und weiß nicht, ob es von der Nachtluft

kommt oder weil sie sich plötzlich Davids Nähe so sehr bewusst ist. Es ist lange her, seit sie mit einem Mann allein war. Das war mit Philipp, aber nicht mehr am Ende, als sich Schweigen wie eine Mauer zwischen sie geschoben hatte, die nur von Streit durchbrochen werden konnte. Am Anfang war das anders gewesen, da war ihr Schweigen etwas, das sie gemeinsam gemacht haben. Eine ihrer schönsten Erinnerungen mit Philipp spielt an dem Morgen nach ihrem ersten Sex. Die Strahlen der Morgensonne schienen durch das Fenster seines Wohnheimzimmers und legten sich wärmend auf ihre verschlungenen Körper. Philipp lag neben ihr, die Augen geschlossen, aber an seinem Atem erkannte sie, dass er nicht mehr schlief. Sie streckte die Hand nach ihm aus, ihre Finger verschränkten sich ineinander, keiner von beiden sagte ein Wort. Sie hatte sich ihm so verbunden gefühlt in diesem Moment, als ob ihr Schweigen eine gemeinsame Sprache gewesen wäre. Eine Sprache, die ihr so viel mehr lag als der inhaltslose Small Talk und das freundschaftliche Necken, in dem alle anderen so viel gewandter schienen als sie.

Wehmut durchzieht sie. Die Trennung von Philipp war richtig, ebenso wie die Entscheidung, die zu der Trennung geführt hatte. Hätte sie jemand vor Jahren gewarnt, wie weh auch richtige Entscheidungen tun können, hätte sie die Person für verrückt erklärt. Heute ist sie weiser, was das angeht.

Sie schlingt die Arme um ihre Mitte, hält sich selber fest.

»Kalt?«, fragt David.

Sie nickt. Die Kälte ist leichter zu erklären als die Wehmut, zu der sie doch eigentlich kein Recht hat.

David rückt näher an sie heran, legt einen Arm um ihre Schulter. »Besser?«

»Mhm.« Sie schmiegt sich an ihn. Es stimmt, was sie sagt, Davids Nähe hilft nicht nur gegen die Nachtluft. In der Stille der Nacht, mit David so nah, seinen Arm um ihre Schulter, fühlt sie sich zum ersten Mal seit Langem nicht mehr ganz so allein.

Bald tauchen die ersten Straßenlaternen von Moosbrunn vor ihnen auf. Ihre goldenen Lichtkegel bemalen den Asphalt. Auch ein paar Fenster im Dorf sind erleuchtet. Theresa stellt sich vor, wie sich die Nachricht vom verhinderten Maibaumklau noch in der Nacht von Haus zu Haus verbreitet.

Ihre eigene Haustür steht offen. Weder David noch sie haben vorhin daran gedacht, sie zu schließen.

Theresa erklimmt die wenigen Stufen als Erste. Vor ihrer Wohnungstür bleibt sie stehen. Sie will nicht, dass die Nacht zu Ende geht. In ihrer Wohnung warten Einsamkeit und zu viele Gedanken.

»Ich koch uns einen Tee«, bricht es deshalb aus ihr heraus. »Dann können wir uns beide richtig aufwärmen.«

»Gute Idee.« Er folgt ihr in die Wohnung.

In der Küche setzt sie Wasser auf und holt Teebeutel aus dem Schrank. »Setz dich ruhig. Auf dem Sofa muss auch eine Fleecedecke liegen. Wenn du willst, kannst du dir die holen.«

David lässt sich auf einen der Küchenstühle fallen. Während das Wasser warm wird, entschuldigt sie sich kurz. Mit zwei Paar dicken Socken kommt sie aus dem Schlafzimmer zurück. Ein Paar wirft sie David zu.

»Einheitsgröße«, erklärt sie. »Deine Füße müssen Eisklumpen sein.«

Das zweite Paar streift sie sich selbst über. Das Wasser kocht, und sie gießt den Tee auf. Sofort verbreitet sich der Duft nach Vanille und Karamell in der Küche.

»Rooibos Sahnekaramell. Ich hätte wahrscheinlich vorher fragen sollen, ob du den magst.«

»Rooibos Sahnekaramell ist prima.« Vorsichtig nimmt er einen Schluck. Für einen kurzen Moment verwischt sein Gesicht in süßem Nebel.

Auch sie nippt an dem Getränk, nimmt gegenüber von ihm Platz. Beide Hände um den Becher geschlungen, zieht sie einen Fuß auf die Sitzfläche des Stuhls, dehnt den Stoff des Nachthemds so, dass er ihr ganzes Bein bedeckt. »Ein ziemlich aufregender Abend, was?«

David seufzt leise, sein Blick umarmt sie genauso fest, wie es zuvor sein Arm getan hat. »Das kann man wohl sagen. Sind wir jetzt die Helden des Dorfes?«

»Wahrscheinlich.« Sie lacht versonnen. Wer bisher noch nicht mitbekommen hat, dass Resi Radinger zurück im Bayerischen Wald ist, der weiß es spätestens morgen früh.

»Dann bin ich umso froher, dass wir es geschafft haben.«

»Ich auch.« Sie hebt den Blick von ihrem Becher. Zum ersten Mal, seit sie ihn kennt, traut sie sich, ihm direkt in die Augen zu schauen. Er hat schöne Augen. Voller Wärme und Güte. »Auf die Maibaumretter«, sagt sie und hebt ihren Becher zum Anstoßen.

»Auf uns«, antwortet er und sieht ihr dabei weiter tief in die Augen.

2008 – CHRISSI

Auch nach den Pfingstferien geht Chrissi jeden Tag nach der Schule sofort ins Freibad. Von ihrem Handtuch aus beobachtet sie Michi in seinen roten Badeshorts und stellt sich vor, wie sich ihre Finger auf seinem Waschbrettbauch anfühlen würden. Jedes Mal, wenn er durch Zufall in ihre Richtung schaut, zieht sie den Bauch ein und streckt ihre Brüste raus. Aus der Fundkiste in der Umkleidekabine hat sie sich einen neuen Bikini besorgt. Also, neu ist er nicht, an den Nähten ribbeln sich schon ein paar Fäden auf, und das Höschen ist am Po ausgeleiert, aber im Gegensatz zu den Badeanzügen und Bikinis, die Chrissi hat, wirkt er wie ein Designerstück, obwohl die Körbchen ihr etwas zu knapp sind. Wenn sie nicht aufpasst, sieht man manchmal den Rand ihrer Nippelhöfe, aber Chrissi mag, was mit ihren Brüsten passiert, wenn die Polster in den Körbchen ihr Wunder wirken.

Am Freitag ist der Himmel bedeckt, und es nieselt. Außer ihr ist nur eine weitere Schwimmerin im Freibad. Unermüdlich zieht sie ihre Bahnen. Chrissi weiß nicht so recht, was sie machen soll. Auf der Wiese wird ihr Handtuch nass, also setzt sie sich an den Beckenrand, sieht der Schwimmerin zu und bemüht sich, möglichst erwachsen zu sitzen. Die Beine nicht übereinandergeschlagen, sondern aneinandergedrückt und zur Seite gekippt, den Hals lang, die Schultern locker, aber nicht nach vorne gefallen. Durch das Fenster im Wachraum spürt sie Michis Blick auf sich. Ein Gutes hat das Wetter nämlich: Wenn das Schwimmbad so leer ist, kann er sie nicht mehr übersehen. Ihr Herz klopft bis zum Hals, ein Wort spukt immer wieder durch ihre Gedanken. Heute! *Heute wird er wieder mit mir reden, und dann kann ich ihm sagen, wie leid es mir tut, dass ich letztens diesen blöden Kommentar gemacht habe. Heute wird er mich sehen, weil nicht so viele andere da sind, die ihm den Blick auf mich verstellen. Heute ist die perfekte Gelegenheit. Für alles.* Damit er trotzdem nicht auf die Idee kommt, sie wäre nur seinetwegen hier, geht sie eine Runde schwimmen. Das Wasser ist kälter als sonst, beim Eintauchen japst sie nach Luft. Ihre Haut zieht sich zusammen, und sie kommt sich blöd vor, wie sie hier vorgibt, eine Meisterschwimmerin zu sein, dabei kann sie noch nicht einmal diesen echten Bruststil, wo man beim Schwimmen immer ein- und auftaucht. Sie versucht es zwar, aber findet nicht in den richtigen Rhythmus, also gibt sie auf und kehrt an ihren Platz auf der Bank zurück. Bibbernd vor Kälte, packt sie ihre Sachen zusammen und fühlt sich dumm. Wie konnte sie nur glauben, dass es an den anderen Leuten im Schwimmbad lag, dass er sie in den letzten Tagen nicht angesprochen, ja, noch nicht einmal angelächelt hat? Diese Verbindung zwischen ihnen, die hat sie sich nur eingebildet. Für ihn war sie nicht mehr als ein Job, und sie sollte langsam aufwachen aus diesem Traum. Hat sie nicht längst gelernt, dass Träume und Wünsche niemals wahr werden? Wenn Wünschen allein reichen würde, damit etwas wahr wird, dann wäre Anselm noch am Leben, Mama nicht immer traurig und Resi nicht so eine Streberin, die tut, als ob sie die Weisheit mit Löffeln gefressen hat.

Richtig trocken wird sie nicht bei dem scheiß Nieselregen. Also schultert sie ihren Rucksack und beendet den Ausflug ins Freibad viel früher als sonst. In der Umkleide versinkt sie in ihrem Kapuzenpulli. Das Teil ist ihr mindestens zwei Nummern zu groß, vor Michi hätte sie den versteckt, aber Michi beachtet sie nicht. Für sie wird er immer nur ein Traum bleiben.

Mittlerweile ist ihr Fahrrad das einzige in den Ständern vor den Kassen. Sie sperrt gerade das Schloss auf, als neben ihr jemand mit quietschenden Fahrradbremsen zum Halten kommt. Idiotische Hoffnung lässt ihr Herz einen Schlag aussetzen. Vielleicht …

»Hey, Chrissi, was machst du denn hier? Warst du im Schwimmbad?«

Nee, beim Frauenarzt, will sie am liebsten antworten, als sie Lukas' Stimme hört. Nicht, weil seine Frage blöd wäre, sondern weil er es ist, der fragt. Aber sie hat den Mund noch gar nicht zu einer Antwort geöffnet, da spricht er schon weiter.

»Hast du Lust, ein Eis essen zu gehen?«

Sie wirft einen skeptischen Blick in den Himmel. Bestimmt fängt es gleich wieder an zu regnen. Die nächste Eisdiele ist in Tannried, mit dem Fahrrad ist das in vielleicht zwanzig Minuten zu schaffen, aber unter dem Pulli trägt sie immer noch den nassen Bikini. Ihr ist kalt, und sie will nach Hause, aber Lukas sieht sie so hoffnungsvoll an, und das tut ihrem armen, zurückgewiesenen Herzen gut. »Wäre es auch okay, wenn wir uns einfach nur ein Eis holen und auf den Spielplatz setzen oder so?«

»Klar.« Lukas strahlt. Er schwingt ein Bein wieder über die Fahrradstange und radelt los. »Wer als Erstes beim Edeka ist, hat gewonnen.«

»Nicht fair!« So schnell es geht, packt sie ihr Handtuch auf den Gepäckträger, steigt auf und setzt ihm nach. Er hat einen ordentlichen Vorsprung, aber sie gibt alles. Auf dem Fahrrad ist sie besser als im Wasser. Um Haaresbreite holt sie ihn ein, doch jedes Mal, wenn sie es fast geschafft hat, lacht er auf, tritt fester in die Pedale und ist wieder außerhalb ihrer Reichweite. Erst auf der Zielgeraden lässt er sie gleichziehen. Vorderrad an Vorderrad kommen sie vor den Fahrradständern zum Stehen.

Tatsächlich hat es angefangen zu regnen, aber Chrissi ist jetzt nicht mehr kalt. Ihre Wangen glühen. Ihr Lachen kommt aus dem Bauch, und sie kann sich nichts Köstlicheres vorstellen, als gemeinsam mit Lukas unter dem Vordach des Mini-Supermarkts zu stehen und ein Calippo zu schlürfen. Zitrone-Ananas ist ihr Lieblingsgeschmack. Es ist süß und sauer und kribbelt beim Schlecken auf der Zunge.

In ihrer Tasche kramt sie nach dem Geldbeutel. Einen Euro hat sie sicher noch irgendwo, auch wenn die ständigen Ausflüge ins Freibad langsam eine Kerbe in ihr Erspartes schlagen. Tatsächlich findet sie eine Euromünze und nach ein bisschen Kruschen in der Eistruhe auch ein Calippo Zitrone-Ananas. Lukas entscheidet sich für ein Cornetto King, ein riesiges Hörncheneis mit Vanille-Softeis und mehreren Schichten aus Schokolade und Karamell. An der Kasse will sie ihr Eis bezahlen, aber Lukas schüttelt den Kopf.

»Lass mal. Ich lad dich ein.«

»Ich kann auch selbst …« Ihr Protest ist schwach, denn eigentlich hat sie gar nichts dagegen, dass Lukas sie einlädt. Im Gegenteil. Lukas' Papa ist Schreiner. Der hat eine riesen Werkstatt, und sicher bekommt Lukas mehr Taschengeld als sie. Warum sollte sie sich nicht von ihm einladen lassen?

Auch Lukas scheint zu merken, dass es ihr hier nicht ums Prinzip geht, denn er grinst nur und meint: »Weiß ich doch« und schiebt ihr ihren Euro wieder zu.

Gemeinsam sitzen sie dann unter der Markise vor dem Laden und schlecken ihr Eis. Der Regen hat zugenommen. Trommelnd fällt er auf die Stoffabdeckung, und je lauter der

Regen wird, desto leiser wird die Welt. Es ist schön, hier zu sitzen und Eis zu essen, ohne sich Gedanken machen zu müssen. Mit Lukas ist es egal, ob sie ihre Brüste rausstreckt oder wie sie ihre Beine hält, damit sie möglichst lang und sexy wirken. Ihn muss sie nicht beeindrucken, weil er ihr Freund ist. Ein Kumpel, der da ist, wenn sie ihn braucht. Mit dem sie genauso gut schweigen wie lachen kann. Ihr ist schon klar, dass er wahrscheinlich immer noch auf sie steht, aber das ist halt so eine typische Teenieschwärmerei. Der weiß ja eigentlich noch gar nichts vom echten Leben. Mädchen sind Jungs in diesen Dingen eben voraus. Das hat sie oft genug in der *Girl!* oder *Mädchen* gelesen.

Als sie mit ihrem Eis fertig ist, stupst sie ihn mit der Schulter an. »Danke. Das war echt gut.«

»Mhm.« Von seinem Cornetto King ist noch fast die Hälfte übrig. »Ich meine, wenn du willst, können wir das bald noch mal machen. Morgen vielleicht?«

Sie zögert. »Eigentlich wollte ich morgen wieder ins Freibad.« Zumindest das eine Mal noch. Um wirklich sicher zu sein, dass Michi nichts von ihr wissen will.

»Dann treffen wir uns doch dort. Um zwei?«

Zustimmen will sie nicht, aber absagen käme ihr jetzt auch schäbig vor, nach Lukas' Einladung und allem. Also zuckt sie mit den Schultern und hofft, dass er das richtig versteht.

Am Abend liegt sie in ihrem Bett und kritzelt Herzchen und Blumen in ihr Tagebuch. Auf dem anderen Bett sitzt Resi im Schneidersitz und tut, als wäre Chrissi gar nicht da. In einem weiten Halbkreis um sie herum hat sie Schulbücher ausgebreitet. Als ob sie das Lernen nötig hätte. Die schreibt doch sowieso nur Einser. Nicht einmal gefragt, was Chrissi den ganzen Tag über gemacht hat, hat sie. Auch nicht, als Chrissi wie nebenbei hat fallen lassen, dass sie mit Lukas ein Eis essen war. Da war Resi gerade dabei, die Buntwäsche in die Waschmaschine zu stopfen, und Chrissi hat sie nur gesehen, weil sie ihr nasses Badezeug auf den Haufen geworfen hat. Ganz kurz hat Resi mit ihrer Arbeit aufgehört und die Hände zu Fäusten geballt, aber das war's auch schon. Als wär ihr wirklich vollkommen egal, was Chrissi macht, mit wem und überhaupt.

Michi schreibt sie jetzt an den Rand ihres Tagebuchs. Sie schreibt den Namen in Schreibschrift und in Druckschrift und dann noch mal in so einer Art Graffiti mit Schattenlinien und schraffierten Buchstaben. *Michi Mairhofer,* dann *Michael Mairhofer* und zuletzt *Christina Mairhofer.* Ob sie Resi von Michi erzählen soll? Vielleicht könnte ihre Schwester ihr ja helfen zu überlegen, wie sie Michi dazu bringen könnte, sie wieder ernst zu nehmen. So, wie er sie ernst genommen hat, als sie sich verletzt hatte. Von ihm kam kein »Es wird schon wieder« oder »Stell dich nicht so an«. Er hat sie gesehen. Er hat etwas *in* ihr gesehen, und das tut sonst niemand so wirklich. Aber Resi beachtet sie ja nicht. Die beachtet nur ihre Bücher und ihre tolle Frau Loibl. Erst als Chrissi Musik anmacht, um sich abzulenken, und Christina Stürmers *Fieber* in voller Lautstärke aus den Lautsprechern tönt, lässt sich ihre Schwester herab und sieht zu ihr hinüber.

Resi hat eine Gewittermiene aufgesetzt. »Siehst du nicht, dass ich lerne? Ist es so schwer, Kopfhörer zu nehmen?«

Chrissi zuckt mit den Schultern. »Keine Ahnung, wo die sind.« In echt weiß sie ganz genau, wo sie sind. In ihrer Freibadtasche natürlich, aber darum geht es hier nicht. »Kannst ja rausgehen, wenn dich die Musik stört.«

»Das hier ist auch mein Zimmer.«

»Ah, klar, und nur weil du Misses Superbrain bist, ist es natürlich wichtiger, was du willst, als was ich will.«

»Gott, du bist so kindisch, du kapierst echt gar nichts.«

Genervt verdreht Resi die Augen, packt ihr Zeug zusammen und stürmt aus dem Zimmer.

Chrissi lächelt. Wenn die wüsste! Von wegen kindisch. Auch wenn er sie jetzt eine ganze Woche lang ignoriert hat, hat Michi sofort gesehen, dass sie genau das nicht ist.

Von da an zweifelt sie nicht mehr daran, ob es eine gute Idee ist, am nächsten Tag ins Freibad zu gehen. Natürlich geht sie. Sie legt ihr Handtuch neben das von Lukas und tut so, als ob sie Michi gar nicht bemerkt. Doch als ein anderer Bademeister die Schicht übernimmt und sie Michi eine ganze Weile lang nicht mehr sieht, schüttelt sie auf Lukas' Vorschlag, ob sie nachher noch was zusammen unternehmen wollen, den Kopf.

Sie beeilt sich in der Umkleide und hofft, Michi beim Gehen vielleicht noch vor dem Schwimmbad zu sehen.

Wirklich rechnen tut sie nicht damit, umso überraschter ist sie, als er dann tatsächlich auf dem Parkplatz steht. Der Motor seines Autos läuft, doch er steht außen an die Karosserie gelehnt und raucht eine Zigarette. Ihr Herz macht einen Purzelbaum, ihre Knie beginnen zu zittern. Die wenigen Schritte bis zu ihrem Fahrrad hält sie die Luft an, aber sie ist noch gar nicht beim Fahrradständer, da fährt ihr Michis Stimme wie ein elektrischer Schlag in die Brust.

»Chrissi?«

Sie fährt herum. Er nimmt einen Zug von seiner Zigarette, mustert sie von oben bis unten, dann lächelt er träge.

»Lust, mit mir 'ne kleine Runde zu drehen?«

O ja!, will Chrissi antworten, doch sie beißt sich auf die Unterlippe und wartet einen Moment ab. Sie will nicht zu begeistert klingen, nicht, dass er meint, sie hätte nur auf seine Einladung gewartet.

»Ich weiß nicht.« Sie zuckt mit den Schultern.

»Schade. Ich meine, ich verstehe natürlich, wenn deine Eltern was dagegen haben und sich Sorgen machen, wenn du nicht pünktlich nach Hause kommst. Ich dachte nur … Gestern hast du ja nach dem Schwimmen auch noch was mit deinem Kumpel unternommen.«

Also doch! Sie wusste, dass sie ihm nicht egal ist. Warum sonst sollte ihm das mit Lukas gestern aufgefallen sein? Für seine Aufmerksamkeit verdient Michi auf jeden Fall eine Belohnung, also erlaubt sie ihrem Lächeln endlich, sich auf ihrem Gesicht zu entfalten. »Meine Eltern sind kein Problem. Die vertrauen mir in meinen Entscheidungen. Ich bin ja kein Kind mehr.« Damit er es sich nicht im letzten Moment noch anders überlegt, macht sie sich schon mal auf dem Weg zu seinem Auto. Es ist ein älteres VW-Cabrio, tiefergelegt, mit coolen Designs an den Seiten. Das Verdeck ist zurückgeklappt, und obwohl sie echt nicht viel von Autos versteht, kapiert sie, dass das von Michi etwas Besonderes ist.

Mit der Schuhsohle tritt Michi seine Kippe aus. Er umrundet die Front des Wagens und öffnet ihr die Tür. »Die Dame«, sagt er und hält ihr den Arm hin, um ihr beim Einsteigen zu helfen. Ein Hauch seines Aftershaves streift sie, die Berührung ihres Arms an seinem jagt elektrische Schockwellen durch ihren ganzen Körper. Er sieht verdammt gut aus, und er weiß, wie sich ein Mann zu benehmen hat. Das ist so anders als das Geflirte von Lukas, so anders als alles andere, was sie bisher erlebt hat.

Unter gesenkten Lidern lächelt sie ihn an. Er lächelt zurück, und Chrissi ist im Himmel.

Der Fahrtwind in ihren Haaren, Michis Nähe, das alles ist zu schön, um wahr zu sein. Er fragt sie, welche Musik sie mag, und als sie antwortet, »Christina Stürmer«, fragt er sie sogar, ob sie zufällig eine CD dabeihat. Hat sie. Er legt die Scheibe ein.

»Was ist dein Lieblingslied?«

»Track Nummer 8.« Es ist das Lied *Scherbenmeer*, das Lied, das sie seit über einer Woche rauf und runter hört. Als die Musik sich zwischen ihnen ausbreitet, formen ihre Lippen den Text mit. Die Künstlerin singt von dem Mut, den es kostet, ehrlich zu sein und sich einem anderen anzuvertrauen. Vor allem dann, wenn man sich einsam und verloren fühlt. Auf diese Weise ist es leichter, das alles auszusprechen. Weil es nicht ihre Worte sind, sondern die der Sängerin, und trotzdem sprechen sie ihr aus dem Herzen. Es ist, als wären sie extra für sie geschrieben. Für diesen Moment.

Auch Michi scheint das zu verstehen. Ohne den Blick von der Straße abzuwenden, fährt er mit dem Zeigefinger ihren Oberschenkel entlang. Vom Knie bis zu der Stelle, wo der Saum ihres Kleides beginnt. »Ich wollt dich die ganze Woche über schon ansprechen«, gesteht er. «Es war so verdammt schwer, es nicht zu tun.«

»Warum hast du es dann nicht getan? Ich dachte, du wärst sauer auf mich oder so.«

»Weil es nicht gut für dich ist.« Nun wirft er ihr doch einen kurzen Blick zu. Seine Augen glühen förmlich. Allein für diesen Blick hat sich der Herzschmerz der letzten Woche gelohnt. All die Zweifel und durchwachten Nächte.

»Das stimmt doch nicht!«, protestiert sie. »Ich hätte mich gefreut.«

»Du schon. Aber was ist mit deinen Eltern? Mit deinen Freunden? Weißt du, wie alt ich bin?« Trotz seiner Bedenken hört er nicht auf, mit dem Finger ihr Bein zu streicheln. Instinktiv presst sie die Schenkel zusammen, spannt ihre inneren Muskeln an, um den plötzlichen Pochen dort etwas entgegenzusetzen. Sie hat keine Ahnung, ob sie das Gefühl, das seine Berührung hervorruft, mag oder nicht, und sie hat keine Zeit, sich darüber klar zu werden, denn ehe es so weit ist, zieht er seine Hand zurück.

»Entschuldige«, meint er. »Das ist genau, was ich meine. Ich sollte dich nicht überfordern.«

»Das tust du nicht. Echt nicht.« Plötzlich ist ihr sehr wichtig, dass er das versteht. »Und was wir machen, geht niemanden etwas an. Ich kann das für mich selbst entscheiden.«

»Wirklich?« Wieder wirft er ihr einen dieser Blicke zu, doch diesmal mildert ein Grinsen die Intensität. »Dann lass mal hören, worauf du Lust hast. Was machst du mit deinen Leuten, wenn ihr mal einfach so abhängen wollt?«

Wie soll sie diese Frage beantworten? Seit Anselms Tod macht sie ja kaum noch was mit Freunden. Zusammen am Spielplatz abhängen oder unter der Markise beim Edeka ein Eis essen zu gehen, ist das Höchste der Gefühle. »Warum fahren wir nicht einfach durch die Gegend?«, schlägt sie schließlich vor.

»Eine ausgezeichnete Idee. Wenn du Lust hast, zeig ich dir meinen Lieblingsplatz. Normalerweise fahre ich da nur hin, wenn ich allein bin. Zum Nachdenken und so.«

Klar hat sie Lust. Mehr noch. Sie checkt sofort, was für ein krasser Vertrauensbeweis das ist, dass Michi sie an *seinen* besonderen Ort mitnehmen will.

Ein paarmal muss er abbiegen, um dort hinzukommen. Dabei werden die Wege immer holpriger und schmaler, bis schließlich gar kein Weg mehr da ist, sondern nur noch ein Stapel gefällter Baumstämme am Rand einer Wiese. Zuerst sieht sie den Jägerhochstand nicht. Er versteckt sich zwischen Bäumen, die die Lichtung umstehen. Durch kniehohes Gras führt Michi sie dorthin. Die Halme kitzeln an ihren nackten Beinen, das Hämmern eines Spechts in der Nähe wirkt wie ein Echo des Klopfens ihres rasenden Herzens. Das Holz des Hochstands ist rau und rissig. Sie hat Angst, sich einen Spreißel einzuziehen, aber Angst kann sie jetzt nicht aufhalten. Nicht die vor einem Spreißel und auch nicht die vor dem, wozu sie eigentlich Ja sagt, wenn sie jetzt Michi auf diesen Hochstand folgt.

Über Letzteres hätte sie sich keine Gedanken zu machen brauchen, das beweist ihr Michi sehr schnell. Er küsst sie sanft und zärtlich, und es ist genau so, wie sie sich ihren ersten richtigen Kuss immer vorgestellt hat. Aufregend, aber vor allem triumphal. Weil sie ihn nicht einem Jungen schenkt, sondern einem richtigen Mann. Weil dieser Kuss der Beweis dafür ist, dass sie nicht unsichtbar ist, sondern es wert, angeschaut zu werden. Was macht es da schon, dass aus der lauernden Angst fast Panik wird, als Michi den Kuss vertieft und mit der Hand ihre Brust knetet. Er macht das fester, als sie erwartet hat, und es tut sogar ein bisschen weh, aber statt das zu sagen, beißt sie sich auf die Lippen und wartet darauf, dass er aufhört. Wie würde es denn wirken, jetzt zu jammern, nachdem sie mit ihm auf diesen Hochstand gegangen ist? Was hat sie denn geglaubt, was da passiert?

Dass er nach einer Weile aufhört, ihre Brust zu kneten, und wieder von ihr abrückt, ist ja wohl Beweis genug, dass er es ernst gemeint hat, als er sagte, er wolle sie nicht überfordern. Es war kein Fehler, mit ihm hierherzukommen. Es war die beste Entscheidung ihres Lebens, und sie kann nicht erwarten, es noch einmal zu tun.

HEUTE – THERESA

Der erste Artikel über den verhinderten Maibaumklau erscheint schon am nächsten Tag im *Moosbrunner Anzeiger*. Weitere Artikel folgen. In der *Mittelbayerischen Zeitung*, dem *Bayernwald Boten* und der *Moosbrunner Neuen Presse*. Sogar ein lokaler Fernsehsender berichtet. Rot bis über beide Ohren erklärt Korbi vor der Kamera, wie es zu dem Diebstahl kommen konnte. Sein Vater hat den Kastenwagen, in dem er zu seinen Einsätzen als Schreiner fährt, so geparkt, dass alle Beteiligten geglaubt haben, niemand könne den Stamm daran vorbeimanövrieren. Außerdem haben sie ihn mit einer Eisenkette gesichert und ein Warnglöckchen in die Baumkrone gehängt. Als sein Vater dann am Abend überraschend zu einem Notruf beordert wurde, hat er vergessen, Korbi und Flo Bescheid zu sagen, und das Glöckchen haben sie nicht gehört, weil sie im Wachhäusel waren.

Aus allen Gemeinden kommen jetzt jeden Tag Moosbrunner ins Museum. Unter dem Vorwand, sich endlich einmal selbst anzusehen, was in den vergangenen Monaten hier entstanden ist, verwickeln sie David und Theresa in ein Gespräch. David schmeißt sich extra für die zusätzliche Aufmerksamkeit in seinen Kilt. Es ist für niemanden schwer, sie zu erkennen. Auch bekannte Gesichter sind unter den Besuchern. Fiona, mit der Theresa und Chrissi in die Grundschule gegangen sind, die dann nach der Fünften aber aufs Gymnasium gewechselt ist. Chrissis frühere Freunde Lisa und Konstantin. Der Schorsch kommt, mit dem Theresa schon im Wald ein paar Worte gewechselt hat, Flos Vater, dem als Vorsitzender vom Trachtenverein die Sicherung des Maibaums besonders am Herzen liegt. Alle sind freundlich und interessiert. Kein Tag vergeht, an dem das Windspiel über dem Museumseingang schweigt. Lachen und gut gemeinte Scherze nisten sich zwischen den Exponaten ein, erfüllen sie mit neuem Leben.

Wie schön das alles ist. Das neu entdeckte Interesse der anderen, die Fragen und das ehrliche Staunen, wenn einige von ihnen zum ersten Mal begreifen, dass Museen heute nichts mehr mit den verstaubten, langweiligen Ausstellungen zu tun haben müssen, die man früher so kannte. Ganz offen erzählt Lisa, dass sie zum letzten Mal in der Schulzeit ein Museum betreten hat. Im Urlaub, da schleppt seine Frau, die Bianca, ihn schon manchmal ins Museum, gesteht Schorsch. Aber er hat immer geglaubt, in Ländern wie Italien und Frankreich gebe es halt mehr anzugucken. Das, was vor der eigenen Haustür liegt, erschien ihm nie spannend. Bei jedem dieser Gespräche über Kinder, Familienurlaube und Lebensentwürfe schwingt eine Frage mit. Theresa möchte sie nicht beantworten, und je länger das neu gewonnene Interesse am Moorerlebniszentrum im Allgemeinen und ihrer Person im Speziellen anhält, desto weniger gut gelingt es ihr, diese Frage zu verdrängen.

Dann kommt Barbara Zogelmann, eine Freundin ihrer Großmutter väterlicherseits, mit ihren Urenkelinnen ins Museum, und der Druck in Theresa entlädt sich auf einen Schlag. Es fängt ganz nett an. Die Mädchen sind bezaubernd. In identischen pinken Kleidchen schweben sie ins Museum, bringen Glitzer und Feenstaub zwischen Exponate und Schaubilder. Ihre Haare sind zu zwei Pferdeschwänzen gebunden, die eine hat rosafarbene Haargummis, die andere lilafarbene. Nur an diesen Details kann Theresa sie unterscheiden.

Das Gespräch mit Barbara fängt an wie die meisten, die Theresa in den letzten Tagen geführt hat.

»Hast ja für 'ne Menge Furore gesorgt, als du den Maibaum gerettet hast.«

Theresa grinst und lächelt und gibt die Geschichte ihrer Heldentat zum gefühlt zweihundertsten Mal wieder.

»Wenn das nur die Rosi noch hätte miterleben können.« Barbara und Theresas Oma Rosi waren früher Freundinnen. »Die wäre so stolz auf dich!«

Das bezweifelt Theresa stark. Oma Rosi ist noch vor ihrem Vater aus ihrem Leben verschwunden. Bei den wenigen zufälligen Begegnungen hatte es später gerade mal zu einem strengen Nicken gereicht. Für ihre Beerdigung vor fünf oder sechs Jahren ist Theresa nicht aus München gekommen. Im Institut war mal wieder Land unter, und ihre Vertragsverlängerung stand kurz bevor. Was passieren würde, wenn sie sich gegen seinen Willen freinehmen würde, hatte ihr Prof damals ziemlich deutlich gemacht.

»Und was hast du jetzt so vor mit deinem Leben?«, will Barbara wissen. »Bist du für immer zurück?«

Theresa zuckt mit den Schultern. »Mein Vertrag läuft erst mal für zwei Jahre. Danach werden wir sehen.«

»Ah, das ist vernünftig. In deinem Alter, da muss man ja auch an die Familienplanung denken. Deine Chrissi, die hat das richtig gemacht mit ihren drei. So eine Fleißige ist das. Hilft immer allen aus, wenn mal Not am Mann ist. Und dann arbeitet sie auch noch beim Lukas in der Schreinerei mit.«

Theresa weiß das alles, und sie will nicht drüber reden.

»Schau dir die Franzi und die Leonie an, bekommst du da

nicht auch Lust? Zwillinge, das fehlt doch noch bei dir und Chrissi. Dann hat jede Generation ein Pärchen.«

Die Mädchen haben wohl ihre Namen gehört. Jede aus einer anderen Ecke der Ausstellung, kommen sie auf ihre Uroma zu. Lila Haargummi versteckt sich hinter Barbaras Beinen, während pinkes Haargummi sich vor Theresa aufbaut und fragt: »Woher kennst du meine Großi?«

»Meine Oma und sie waren Freundinnen.«

»Aber du wohnst doch gar nicht hier.«

»Ich bin hier geboren. Dann war ich eine Weile weg, und jetzt bin ich wieder da.« Sie streckt die Hand zu dem Mädchen aus. »Ich bin übrigens Theresa, und wie heißt du?«

Ehe das Mädchen antworten kann, ergreift Barbara das Wort. »Das ist unsere Franzi, gell. Aber das musst du dir nicht merken. Die beiden kann man eh nicht auseinanderhalten. Gleichen sich wie ein Ei dem anderen.« Sie lacht, als hätte sie einen prima Witz gemacht. »Ganz so wie die Chrissi und du früher.« An Franzi gerichtet erklärt sie: »Die Resi ist nämlich auch ein Zwilling. Die wird dir sagen können, wie wichtig das ist, dass man immer lieb zu seiner Schwester ist, gell, Resi?«

Franzi verdreht die Augen. »Ich geh wieder«, piepst sie und flattert davon. Leonie verkriecht sich noch weiter hinter ihrer Oma, und Theresa schmeckt Galle auf ihrer Zunge.

Kopfschüttelnd sieht Barbara Franzi nach. »Immer muss die ihr eigenes Ding machen. Dabei kann sie doch froh sein, immer ihre Schwester an der Seite zu haben. Jeder weiß doch, dass Zwillinge eine besondere Verbindung zueinander haben. Normalerweise streiten Zwillinge nie. Lasst euch das von der Resi gesagt sein.«

Jedes Wort, das Barbaras Lippen verlässt, treibt Theresas Puls in die Höhe. Panik macht sich in ihr breit, schwarze Schlieren schieben sich vor ihr Gesichtsfeld. Auf einmal hat sie Mühe zu atmen. Sie schaut von Franzi zu Leonie, auf diese armen, armen Mädchen, und sie weiß, wie sie sich fühlen, weiß es so gut. Barbara macht es ja auch bei ihr. Chrissi dies und Chrissi das, und Theresa ist erwachsen, und trotzdem presst der Druck ihr alle Luft aus der Lunge. Weil sie äußerlich schon immer nur ein chrissiförmiges Puzzleteil war, das nicht in die chrissiförmige Lücke gepasst hat, ganz egal, wie fest man gedrückt, gepresst und geschoben hat. Immer hieß es Chrissi hier und Chrissi da. Die nette Chrissi, die aufgeweckte Chrissi, die Chrissi, die jeder mag und der es so leichtfällt, Freunde zu finden. Und jetzt ist Theresa zurück in der Heimat, und wieder passt sie nicht in die Lücke, in der alle Welt sie sehen will. Sie wird keine Kinder bekommen, dafür hat sie gesorgt. In ihrem Leben hat sie sich genug gekümmert, es reicht. Sie wird auch nie glutenfreie Formel-1-Torten backen und Katzen von Bäumen retten, während sie nebenbei im Büro arbeitet, den Kinderfasching organisiert und beim Brotzeitverkauf der Freiwilligen Feuerwehr aushilft. Und das sind nur ein paar von Chrissis Heldentaten, von denen ihr die stolzen Moosbrunner in den letzten Tagen berichtet haben. Und sie weiß, dass es gut gemeint ist, ein Zeichen von Schwesternschaft, dass sie es ihr erzählen. Sie freut sich für Chrissi, und ihr Kopf weiß, dass Chrissis Erfolge nicht ihre Niederlagen sind. Aber ein anderer Teil von ihr, der vielleicht das Herz ist oder die Seele oder das innere Kind, das sich bemüht, gut zu sein, immer bemüht, das kocht und wäscht und tröstet, will auch gemocht und gesehen werden. Ein erfolgreich verhinderter Maibaumklau ist nicht genug. Nie ist es genug, weil Chrissi heller strahlt und lauter lacht.

Barbara redet weiter und weiter, und Theresa kann sich das nicht mehr anhören. Sie nuschelt eine Entschuldigung und stürmt durch die Hintertür aus dem Museum ins Freie. Sie lässt das, was einmal der Museumsgarten werden wird, hinter sich, läuft weiter den künftigen Erlebnispfad entlang bis zur ersten Station. Hier steht schon jetzt eine Bank am Rand der Auwiese, und eine Infotafel erläutert, wie wichtig die Pflege derartiger Niedermoorinseln ist. Die Lichtung ist zwar von zahlreichen Entwässerungsgräben durchzogen, diese sind jedoch mittlerweile weitgehend verwachsen. Um die Moorentwicklung weiter zu unterstützen, sind diverse Pflegemaßnahmen vorgesehen. Theresa selbst hat den Text geschrieben. Sie ist stolz darauf.

Sie schließt die Augen, richtet all ihre Sinne auf das Außen. Sie riecht das erdige Aroma des nassen Bodens, vermischt mit dem leicht süßlichen Duft blühender Buschwindröschen und Schlüsselblumen. Das Summen der ersten Bienen des Jahres begleitet ein vielstimmiges Vogelkonzert, in dem sich Amseln, Rotkehlchen und Singdrosseln zu einem Frühlingschor vereinen. Die Sonne, wenn auch noch nicht so kräftig wie später im Jahr, fällt wärmend auf ihr Gesicht. Sie wartet, bis ihr Atem sich wieder beruhigt. Langsam lässt der Druck auf ihrer Brust nach. Sie macht die Augen auf. An den Rändern der Entwässerungsgräben haben sich feine Moose und Farne angesiedelt. Es dauert gar nicht lange, bis Gras über die Wunden der Natur wächst. Alles heilt. Irgendwann.

Weiter lässt sie ihren Blick schweifen. Über denselben Pfad, den auch sie gekommen ist, nähert sich David.

Schweigend setzt er sich zu ihr auf die Bank, folgt ihrem Blick über Wiese und Wasserläufe, über Blumen und Gräser zu den Fichten, Kiefern und Birken am Waldrand.

Wieder fällt ihr auf, wie gut sie mit ihm schweigen kann. So gut, dass sie es ihm nicht einmal übelnimmt, als er das Schweigen schließlich bricht.

»Erzähl mir, warum manche von den Wiesen um uns rum leuchtend grün sind und andere eher vertrocknet aussehen.«

Sie weiß, was er macht, und sie ist ihm dankbar dafür. »Die sattgrünen Wiesen werden landschaftlich genutzt. Meistens sind sie in Privatbesitz. Sie werden gedüngt und häufig gemäht. Mit dem Löwenzahn und dem fetten Gras sieht das zwar gesund und gut aus, in Wahrheit sind solche Fettwiesen aber viel artenärmer und anfälliger als die Niedermoorwiesen, die der Landkreis aufgekauft hat und jetzt pflegt und schützt. Hier wird nicht gedüngt und höchstens einmal im Jahr gemäht. Dadurch können sich konkurrenzschwache Arten ansiedeln, die auf den Fettwiesen in der Regel verdrängt werden.« Jedes Wort ist Balsam auf ihrer Seele. Sie hat nichts zu sagen, wenn es um Stufenfinanzierung für einen Eigenheimkauf geht, in Small Talk ist sie eine glatte Null, und weil sie als Jugendliche so viel Haushalt gemacht hat, hasst sie es jetzt mit einer Leidenschaft, die bei den meisten einzig dem gegnerischen Sportverein vorbehalten ist. Aber das hier kann sie. Die Gräser und Farne, Bienen und Käfer sind ihre Freunde. Ihre Geheimnisse sind Theresas Muttersprache, bei ihnen fühlt sie sich geborgen.

»Ich kann keine Kinder bekommen.« Sie ist David keine Erklärung schuldig. Nicht für ihr seltsames Verhalten gerade und auch nicht für ihre Entscheidung. Trotzdem tut es gut, es auszusprechen.

»Das tut mir leid.«

Sie schüttelt den Kopf. »Mir nicht. Ich habe mich für eine Sterilisation entschieden. Weil ich so jung bin, musste ich hart dafür kämpfen. Egal, wohin ich gegangen bin – zu meiner Gynäkologin, zur Frauenklinik –, alle wollten mir die OP ausreden. Aber weil ich Trägerin des Gens bin, das Mukoviszidose vererben kann, habe ich mich doch durchgesetzt.« Innerlich rüstet sie sich. Sie wartet auf Vorwürfe und Unverständnis und Belehrungen. Mukoviszidose ist heute viel besser behandelbar als früher. Erkrankte erreichen mittlerweile fast immer das Erwachsenenalter. Sie können ein erfülltes Leben führen. Die Argumente kennt sie in- und auswendig.

Doch David urteilt nicht. Nur eine kleine Falte zwischen seinen Augenbrauen deutet darauf hin, dass er nachdenkt.

»Mein Bruder ist als Kind an Mukoviszidose gestorben.«

»Und Korbi?«

Sie zuckt mit den Schultern. »Er ist gesund. Gott sei Dank. Die beiden anderen auch.«

Wieder überlegt David eine Weile, ehe er die nächste Frage stellt. »Deine Schwester und du, ihr seid Zwillinge?« Sie hat keine Ahnung, ob er das von Korbi weiß oder ob er ihr Gespräch mit Barbara mitbekommen hat, und im Grunde spielt es auch keine Rolle.

Sie nickt. »Eineiige. Selbes Genmaterial, anderes Leben.« Bitterkeit schleift ihre Worte an den Kanten scharf. Nicht einmal das entlockt David eine Wertung. Er greift nach ihrer Hand, drückt ihre Finger. Es ist das Beste, was er für sie tun kann. Eine Weile noch sitzen sie so da, ihre Hand in seiner. Davids Fingernägel sind lackiert, unter ihren lassen sich die Spuren von Erde und Schlamm nie ganz entfernen. Sie löst ihre Hand aus seiner und steht auf.

»Wir sollten zurückgehen«, meint sie, und David folgt ihr. Es ist eine nichtige Entscheidung, geradezu banal. Dass er sie nicht anzweifelt, ist es nicht.

Falls Theresa gedacht hat, ihre Reaktion auf den Besuch der Zwillinge sei die letzte Überraschung des Tages, hat sie sich gründlich geirrt. David und sie sind gerade dabei, das Museum für den Tag zu schließen, als die Tür aufgestoßen wird und eine ganze Horde Besucher das Foyer stürmt.

»Überraschung!«, tönt es vielstimmig.

Vor Schreck ruckt sie herum. Seit ihrer Panikattacke wegen eines vollkommen normalen Gesprächs hat sie sich die meiste

Zeit im Labor vergraben. David hat sie nicht weiter bedrängt. Jetzt kommt er aus seinem Büro hinter dem Verkaufstresen und beobachtet die neuen Besucher genauso fassungslos wie sie.

Anführer der Gruppe sind Korbi und Flo, aber auch andere Gesichter erkennt Theresa. Ein paar ältere Jungs sind dabei, sogar Männer. Einer trägt eine Tortenglocke aus Plastik, ein anderer eine Bowleschüssel, in der eine Sahnehaube auf einer rotbraunen Flüssigkeit schwimmt.

»Die Überraschung ist gelungen.« David grinst. Mit Handschlag begrüßt er den Mann an der Spitze der Besuchergruppe. »Dürfen wir auch wissen, was genau für eine Überraschung das ist?«

»Ein Dankeschön für eure Heldentat mit dem Maibaum. Ihr habt dem Burschenverein eine Menge Geld für die Auslöse gespart. Davon sollt ihr auch was haben.«

»Wir haben für euch ein Moorfest organisiert.« Korbi tritt vor und grinst von einem Ohr zum anderen. »Ich hab die Deko dabei.« Er deutet auf seinen Rucksack.

»Ähm, ja.« David sieht sich um. »Das ist echt supernett von euch. Ich weiß nur nicht, ob wir hier drinnen …« Er lässt den Satz unvollendet.

Ein Blick durch die großen Fenster im Foyer enthüllt, dass auch der Vorplatz zwischen Museum und dem Mitarbeiterhaus keine Option ist. Zwei Wochen lang hat der angeblich so launische April sie mit Sonnenschein und fast schon frühsommerlichen Temperaturen verwöhnt. Seit ein paar Stunden zeigt er sein garstiges Gesicht. Am Himmel versammeln sich Wolken wie eine dunkle Armee. Aufkommender Wind hat die ersten zarten Blütenblätter von einem nahen Apfelbaum gerissen und treibt sie nun über den Asphalt des Museumsvorplatzes. Wie Schneeflocken im Sturm sieht das aus. Ein bisschen surreal und zauberhaft inmitten des garstigen

Wetters, als würde sich der Frühling mit letzter Kraft gegen die Launen des Aprils wehren.

»Wir können ins Wachhäusel gehen«, schlägt der Älteste der Gruppe als Alternative vor. »Wenn wir ein bisschen zusammenrücken, wird's schon passen.«

Und so findet sich Theresa wenig später als einzige Frau in einer Gruppe von acht Männern. Auf dem Tisch in der Mitte der improvisierten Hütte liegt Froschkonfetti – die Deko, von der Korbi gesprochen hat. Paul, der jüngste Bruder von Lisa, die mit Theresa in der Schule war, schenkt Gläser mit Matschbowle voll. Mit seinen siebenundzwanzig Jahren ist er der Älteste der Gruppe. Neben Korbi und Flo sind da noch Markus, Jakob, Matze, Fabi, Gabriel und Alex. Theresa bezweifelt, dass sie sich alle Namen merken kann, sie ist nicht gut mit Gesichtern, aber eine Ahnung sagt ihr, dass es heute nicht auf die Namen ankommt, damit sie einander besser kennenlernen.

Die Matschbowle mag dabei helfen. Sie nimmt das Glas entgegen. Wirklich appetitlich sieht die Mischung nicht aus. Sie schnuppert daran. Kirscharoma kommt ihr entgehen, dazu etwas Exotischeres – Maracujasaft vielleicht – und die Süße der geschlagenen Sahne. »Will ich wissen, was da drin ist, oder frag ich lieber nicht?«

»Also zumindest ist es kein Moorwasser.« Mit einem Zwinkern beruhigt Korbi sie.

»Sag das lieber nicht so abwertend. Moorwasser ist keine giftige Brühe.« Die anderen lachen, dabei hat sie eigentlich keinen Witz gemacht. Schnell führt sie das Glas zum Mund und nimmt einen ersten Schluck. Das Gebräu schmeckt nicht nur nicht so übel, wie es aussieht, sondern ziemlich gut. Süß und fruchtig, kein Alkohol, der den Gaumen verätzt.

»Der Kirschsaft ist von Kirschen aus unserem Garten«, erklärt Gabriel. Auch die anderen schenken sich jetzt ein.

»Außerdem ist Vanilleeis, Wodka und ein bisschen Sekt drin.«

»Moorkuchen?«, fragt einer der anderen. Jakob, wenn sich Theresa richtig erinnert.

Nickend nimmt sie ein Stück entgegen. Außer der Farbe hat das Gebäck wenig mit Schlamm oder Matsch gemein. Es ist ein Schokokuchen mit leichtem Kaffeearoma. In der Mitte ist der Teig noch flüssig. Cremige Süße rinnt über ihre Finger. Sie leckt sie ab, spült mit Bowle nach. Je mehr sie von der Bowle trinkt, desto besser gefällt ihr das alles hier. Als sie jünger waren, waren solche Partys stets Chrissis Terrain, und Theresa hat sich eingeredet, gar nicht dabei sein zu wollen, wenn die coolen Kids aus der Schule im Bauwagen gefeiert haben. Doch vielleicht hat sie sich getäuscht. Vielleicht hätte es unter der Oberfläche von Zigarettenrauch, Alkohol und Liebeleien, die selten den nächsten Schultag überlebten, schon damals mehr zu entdecken gegeben.

Auch jetzt, bei dieser improvisierten Party, sind die Sprüche markig und die Art, wie die Jungs miteinander umgehen, oft beinah rüpelhaft. Aber über dem dritten Glas Bowle erfährt sie, dass Fabi eine Ausbildung zur Pflegefachkraft macht. Zuerst hat er es mit Feinwerkmechaniker und Drechsler probiert, aber dann festgestellt, dass das nichts für ihn ist. Er mag es lieber, für Menschen da zu sein, und auch wenn der Pflegealltag oft anstrengend ist, bleibt zumindest bei ihnen im Kreiskrankenhaus fast immer genug Zeit, um mit den Kranken zu sprechen.

Paul, mit seinen siebenundzwanzig Jahren, kann sich dieses Jahr nicht so viel um die Maibaumwache kümmern, weil er vor einem halben Jahr Vater geworden ist. Seine Freundin verdient besser als er, also ist er nach den ersten zwei Monaten Elternzeit zu Hause geblieben und übernimmt den größten Teil der Kinderbetreuung. Einen freien Abend wie heute hatte er zuletzt, als seine Tochter noch im Bauch seiner Freundin war.

Jakob freut sich vor allem deshalb auf das Maifest, weil er dort zum ersten Mal mit seiner neuen Bläsergruppe auftreten wird. Seit Monaten proben sie. Er selbst hat die Arrangements geschrieben, die einige der Volksfestklassiker modern interpretieren. Nach dem Abi will er Musikmanagement studieren.

Es ist nicht so, dass sie ihr ihre Lebensgeschichten unter die Nase reiben. Theresa muss sie sich selbst zusammensetzen. Stück für Stück, Witz für Witz, mit denen sich die jungen Männer gegenseitig aufziehen. Doch selbst sie merkt, dass die Sticheleien nicht dazu gemeint sind zu verletzen. Sie lehnt sich zurück, lässt sich einfangen von dem Strom an Gesprächen.

Korbi scheint seine anfängliche Skepsis vergessen zu haben, und sie versteht, warum er gern mit diesen jungen Männern zusammen ist. Seine Wangen glühen. Von der Bowle, oder weil es mittlerweile ziemlich warm geworden ist in dem Wachhäusel. Das ist gut, denkt sie. Gut, dass er sich jetzt besser fühlt, angekommen. Ein Teil von etwas, nicht mehr nur ein Zuschauer.

Zu einem vierten Glas reicht es nicht mehr, die Bowle ist leer. Der Kuchen ist gegessen. Es regnet noch immer nicht, aber in der Ferne grollt Donner wie Kanonenschüsse. Als sie aufstehen will, schwankt der Boden unter ihren Füßen.

»Huch!« Mit der Hand stützt sie sich an der Wand in ihrem Rücken ab. Das heißt, sie will sich an der Wand in ihrem Rücken abstützen, aber irgendwie landet die Hand stattdessen auf Davids Schulter. »Ups!« Jetzt schwankt nicht mehr nur der Boden unter ihren Füßen, sondern auch sie.

David stabilisiert sie. Er greift ihr an die Hüfte, steht seinerseits auf. »Zeit fürs Bett«, stellt er fest. Die anderen fragt er, ob er noch beim Aufräumen helfen soll, aber sie winken ab.

»Dann wären wir euch ja schon wieder was schuldig. Schau mal lieber, dass du die da sicher nach Hause bringst.« Mit hochgezogenen Augenbrauen nickt Paul in Theresas Richtung.

»Ich kann euch hören«, singsangt sie. »Jedes Wort.«

»Das ist auch nicht schlimm«, singsangt Alex zurück. Was, hatte Gabriel gesagt, sei in der Bowle drinnen? Ein bisschen Wodka und Sekt? Offenbar haben sie unterschiedliche Interpretationen von ein bisschen. Oder es liegt daran, dass sie keine große Trinkerin ist. Trinken ist out in München. Zumindest unter ihren Freunden. Schlecht für die Gesundheit und bestimmt auch irgendwie schlecht für die Umwelt. Eigentlich ist alles irgendwie schlecht für die Umwelt. Weinanbau zum Beispiel. Wegen der Monokulturen und so. Jetzt, wo sie drüber nachdenkt, erinnert sie sich schwach an einen Artikel, den ihre Freundin Karin ihr letztens zu lesen gegeben hat. Sie bleibt stehen. Plötzlich gibt es da etwas, das sie David unbedingt mitteilen muss.

»In der Toskana gefährdet die Weinmonokultur die ganze Region. Früher gab es da Oliven- und Obstbäume und viele verschiedene Strauch- und Grasarten. Heute steht überall nur Wein, Wein, Wein. Das ist ein Riesenproblem, weißt du das?«

»Wusste ich nicht.« Mit sachtem Druck bewegt er sie zum Weitergehen. »Aber sicher kannst du mir mehr dazu erzählen.«

Sie nickt eifrig. »Die riesigen Weinplantagen verdrängen alles andere. Die ganzen Tier- und Pflanzenarten: wuuusch, weg.« Mit der Hand macht sie eine Bewegung, die das verdeutlichen soll, und boxt David stattdessen aus Versehen in den Bauch. »Und dann das Wasser! Die Weinreben brauchen

Unmengen von Wasser. Doch bei den langen Hitzeperioden der letzten Jahre wird das Wasser in der Toskana knapp. Die Weinbauern zapfen viel zu viel ab, und die armen Tiere und andere Pflanzen verdursten.« Sie schiebt die Unterlippe vor. Arme Pflanzen, arme Bienen und Käfer und Ameisen und Schmetterlinge. Arme Welt. Die ganze, ganze Welt ist verdammt arm dran. »Wir sollten keinen Wein mehr trinken. Wein ist echt nicht gut. Höchstens Biowein. Das geht. Vielleicht.« Sie verzieht das Gesicht. »Aber der ist teuer.«

»Das ist alles echt schwer auszuhalten, oder?« Davids Stimme klingt ganz sanft, und auf einmal ist ihr zum Heulen zumute. Denn er hat recht. Es ist schwer. Alles ist schwer. Die Kriege und Konflikte und der Raubbau an der Welt. Alles, was die Menschen sich und dem Leben im Großen und Ganzen antun, ist fast nicht auszuhalten. Eine Träne tropft von ihrem Augenwinkel auf den Wangenknochen, rollt von dort über ihre Wange.

Diesmal ist es David, der stehen bleibt. Mit dem Daumen wischt er ihre Wange trocken. »Manchmal ist ein großes Herz ein Fluch.«

Heftig schüttelt sie den Kopf. »Ich hab kein großes Herz. Frag Philipp. Oder Chrissi. Welcher Mensch mit einem großen Herzen schreibt der eigenen Zwillingsschwester in einem Brief, sie sei unverantwortlich und dumm, ein drittes Kind zu bekommen? Welche Frau mit einem großen Herzen schickt ihren Lebensgefährten nach elf Jahren Beziehung zum Teufel, weil er ihr versichert, für sie da zu sein, falls sie ein krankes Kind bekommen? Aber schau dir die Welt an!« Aus dem Matsch in der Bowle in ihrem Bauch steigen Wut und Schmerz. »Egal, wo man hinschaut: nur Katastrophen. Der Klimawandel. Das Patriarchat. Überall Kriege und Hungersnöte und Menschen, die im Mittelmeer ertrinken, und Kinder, die in der Schule nicht mehr richtig lesen und schreiben lernen, weil die Lehrkräfte überfordert sind. Und Rentner, die ihr ganzes Leben gearbeitet haben, um dann einsam im Heim zu sterben. Wer will da noch Kinder in die Welt setzen? Ich frag dich das ganz im Ernst! Lesen die alle keine Zeitung? Schauen die nie fern? Noch dazu ein Kind, das womöglich noch viel schlechtere Möglichkeiten hat als alle anderen Kinder, weil es krank auf die Welt kommt. Ich lese Zeitung und ich schaue fern, und ich merke mir alles. Das ist der echte Fluch, David. Ich merk mir alles!« Mit beiden Händen greift sie sich an die Schläfen, quetscht ihren Kopf, als könnte sie so all das Gift herauspressen, das sich darin festgesetzt hat. »Alles, alles, alles. Und es setzt sich hier drin fest und dann liege ich nachts wach und kann nicht schlafen, weil mein Hirn denkt, drei Uhr nachts sei der richtige Zeitpunkt, um mich mit all dem unnützen Wissen und den Gedanken zu behelligen.« Sie schnieft. »Ich will doch nur schlafen. Endlich mal wieder schlafen.«

»Dann sollten wir dich jetzt schleunigst ins Bett bringen.«

»Aber ich muss doch was tun. Irgendwas müssen wir alle doch tun.«

Einen Augenblick sieht er ihr tief in die Augen, dann schweift sein Blick von ihr zu dem Grünstreifen am Rand der Straße, wo neuerdings kein ordentlicher Rasen mehr wächst, sondern wilde Gräser, gesprenkelt mit den Blüten der Frühlingsblüher. Eine knallgelbe Löwenzahnblüte sticht besonders hervor. Selbst im Licht der einbrechenden Dunkelheit leuchtet sie wie eine Fackel werdenden Lebens. David bückt sich, pflückt die Löwenzahnblüte und hält sie ihr hin. »Hier, das ist deine Arbeit.«

Sie nimmt die Blume an, schnuppert daran, inhaliert das milde, leicht süßliche Aroma nach Honig und frischem Grün. So oft wird der Duft des Löwenzahns überlagert von den anderen Gerüchen der Umgebung. Von Abgasen oder sogar den anderen Kräutern und Gräsern, die mehr zu bieten haben als dieser hübsche kleine Vieleskönner. Sie selbst hatte nichts zu tun mit der Renaturierung der Gemeinflächen in Moosbrunn, aber auch so versteht sie, was David ihr sagen will.

»Du machst so viel. Aber du musst nicht alles schaffen, Resi.«

»Theresa«, korrigiert sie, und wie die Sonne nach einem Regenschauer wagt sich ein erstes zaghaftes Lächeln zurück auf ihre Miene.

»Theresa.« So, wie er es sagt, klingt ihr Name wie die Erlaubnis für etwas, das sie sich schon lange gewünscht hat.

Es ist nicht weit vom Wachhäusel bei der Feuerwehr bis zu ihnen nach Hause. David hilft ihr, die Wohnungstür aufzusperren, dann wünscht er ihr eine gute Nacht.

Sie will ins Bett, und sie fürchtet den Kater, der sie morgen mit Sicherheit einholen wird, doch vorher muss sie noch etwas erledigen. Aus einem der unausgepackten Kartons im Wohnzimmer holt sie ein Buch, das größte und schwerste, das sie auf die Schnelle finden kann, und legt die Löwenzahnblüte, geschützt von je einer Lage Küchenkrepp vorne und hinten, zwischen die Seiten. Auf diese Weise wird dieser Löwenzahn fast ewig für sie blühen.

Mitten in der Nacht erwacht Theresa von einem markerschütternden Donnerschlag. Sie öffnet die Augen. Prompt wird sie geblendet. Einen Moment lang ist es taghell. Direkt vor ihrem Fenster saust ein Blitz vom Himmel. Die gezackte Linie zerreißt das Firmament. Wind peitscht die Äste der Kastanie auf dem Museumsvorplatz. Unmittelbar folgt der nächste Donner, gleichzeitig öffnet der Himmel seine Schleusen. Der Regen ist beinah so laut wie der Donner. Dicke Tropfen hämmern gegen die Scheibe. Immer wieder erleuchten Blitze den Raum. In den kurzen Augenblicken der Helligkeit tanzen Schatten an den Wänden. Blitz, Donner, Regen – alles fließt ineinander, lässt die Welt vibrieren. Ihr Herz schlägt bis zum Hals, doch es ist keine Angst, die sie verspürt, sondern Faszination. Die Wucht, mit der die Naturgewalten toben, wirkt wie ein Filter. Dort draußen: Wassermassen, sich entladende Elektrizität, infernalischer Lärm. Hier drinnen, in ihrem Zimmer: Geborgenheit und Ruhe.

Sie greift nach dem Smartphone auf dem Nachttisch. Halb zwei am Morgen. Schlafen kann sie jetzt nicht mehr, ganz nüchtern fühlt sie sich aber auch nicht. Das kann am Gewitter liegen. Es ist, als würde die rasende Natur sie von der Realität abschneiden. Schon als Kind hat sie Gewitter gemocht. Das Wissen, im eigenen Bett in Sicherheit zu sein, abgeschnitten von allem. Bei Gewitter spielte nichts und niemand eine Rolle. Die restliche Welt ging auf Abstand.

Ganz anders ist es Chrissi gegangen. Mit weit aufgerissenen Augen, ihr Stofftier eng an die Brust gedrückt, saß ihre Schwester bei Gewitter im Bett. Nicht einmal weinen konnte sie vor Angst. Jeder Donnerschlag durchfuhr ihren Körper, jedes Grollen ließ ihre Schwester zusammenzucken wie ein Hieb gegen die Brust. Was Theresa ein Gefühl von Sicherheit gab – das Abgeschnittensein von draußen, die Wucht und Kraft der Natur –, war für Chrissi der Stoff von Albträumen.

Flackernd erlischt das Handydisplay. Der nächste Donner folgt nicht mehr unmittelbar auf einen Blitz. Das Gewitter entfernt sich. Der Regen bleibt. Auf ihrer Haut prickelt Elektrizität. In ihrem Kopf sind Watte und Sehnsucht.

Bevor sie darüber nachdenken kann, ruft sie Chrissis Kontakt auf und drückt das grüne Hörersymbol. Es klingelt. Im Vergleich zu dem Prasseln des Regens vor dem Fenster klingt das Tuten falsch. Viel zu künstlich und geradezu aufdringlich. Sie will es sich gerade anders überlegen und die Verbindung unterbrechen, da meldet sich Chrissi.

»Hallo?« Ein leises Zittern liegt in Chrissis Stimme. Furcht oder Ärger über die Störung mitten in der Nacht?

Auf einmal weiß Theresa nicht mehr, was sie sagen soll. Was soll das? Chrissi zu nachtschlafender Zeit aus dem Bett zu klingeln. Als ob ihre Schwester nicht so schon Gründe genug hätte, auf Theresa wütend zu sein.

Ihre Unschlüssigkeit dauert zu lange, Chrissis Stimme erklingt erneut. »Resi? Bist du das?« Weiter weg vom Hörer das Rascheln von Bettdecken. Weg vom Hörer sagt Chrissi: »Das ist Resi. Schlaf weiter.«

Theresa schluckt. »Ich hab dich geweckt. Tut mir leid.«

»Nicht schlimm. Ich war ohnehin wach.«

Wieder raschelt es in der Leitung. Theresa stellt sich vor, wie Chrissi aufsteht und das Schlafzimmer verlässt, um Lukas nicht zu stören. Sie sieht ihre Schwester in die Küche gehen. Vielleicht zieht sie sich einen Bademantel über. Vielleicht setzt sie den Wasserkocher auf, um sich einen Tee zu bereiten. Was auch immer Chrissi macht, jedes Mal, wenn Theresa durch die Leitung den Donner hört, sieht sie ihre Schwester zusammenzucken.

Sie lächelt, schließt die freie Hand zur Faust, öffnet sie wieder. Sie würde sie gerne nach Chrissi ausstrecken. Würde ihr gern die Haare aus dem Gesicht streichen. Lilafarbene Strähnen und alles. »Immer noch Angst vor Gewittern?« Sie setzt sich im Bett auf, blickt auf die Regenfäden vor dem Fenster. Das Licht der Straßenlaterne auf dem Museumsvorplatz reicht gerade aus, um sie wie Silberschnüre glänzen zu lassen. Es ist so schön. So echt. Der Himmel weint für alle, die keine Tränen mehr haben.

»Hast du deshalb angerufen?«, fragt Chrissi schließlich. Wäre Theresa ganz nüchtern, wäre sie ganz wach oder ganz klar im Kopf, würde sie in der Frage wahrscheinlich einen Vorwurf wittern. Doch so, wie es ist, mit den Regengeräuschen im Hintergrund und Dunkelheit im Zimmer, die sie umfängt wie eine Decke, hört sie in der Frage nur eine Frage.

»Vielleicht.« Sie seufzt. »Ist Korbi gut nach Hause gekommen?«

»Um kurz nach elf war er da.« In Chrissis Stimme meint sie ein Lächeln zu hören. »Er sagte, du seist ein bisschen beschwipst gewesen.«

»Ja.« Sie schließt die Augen. »Ja, da hat er wohl recht.«

»Du und Korbi ...« Chrissi macht eine Pause, als wäre auch sie nicht sicher, wohin dieses Gespräch führen soll oder warum sie überhaupt miteinander sprechen. »Ihr versteht euch ganz gut, oder?«

»Er ist ein toller Junge, Chrissi. Du und Lukas – ihr könnt sehr stolz auf ihn sein.«

»Er ist jedenfalls sehr stolz auf seine Tante. Du solltest ihn hören.« Chrissi lacht ein bisschen. »Hier heißt es nur noch ›Tante Resi hier‹ und ›Tante Resi da‹. Ich sag dir, ich krieg davon schon Ohrensausen. Er ist genauso wie du damals mit der Loibl.«

Theresa lächelt. Es gibt Schlimmeres, als mit ihrer ehemaligen Lehrerin verglichen zu werden. »Weißt du eigentlich, was sie macht? Ist sie immer noch Lehrerin?« In ihrer Erinnerung ist Frau Loibl immer alt, aber das ist das Auge der Jugend. Bis Anfang zwanzig war für Theresa die Dreißig eine magische Grenze, hinter der nur weise Greise lebten. Jetzt, da sie diese Grenze selbst überschritten hat, fühlt sie sich zwar manchmal alt, aber selten weise. Eher im Gegenteil. Vieles, was bis vor ein paar Jahren so einfach einzuteilen war – in Gut und Böse, in Richtig und Falsch –, versinkt mit jeder Erfahrung, die sie macht, mit jeder Entscheidung, die sie trifft, in einem Morast aus Unsicherheit und Zweifel.

»Ja, ist sie tatsächlich. Du musst sie unbedingt mal besuchen. Sicher freut sie sich. Sevi kommt vielleicht sogar in ihre

Klasse. Im nächsten Schuljahr, wenn er auf die Mittelschule wechselt.«

»Vielleicht mach ich das wirklich. Seit ich zurück bin, habe ich oft an sie gedacht.«

»Seit du zurück bist?« Chrissi schnaubt. »Sag bloß, in den letzten Jahren haben es tatsächlich auch andere Menschen in dein Umfeld geschafft, die es wert sind, an sie zu denken. Früher warst du geradezu besessen von der.«

»Chrissi, ich …« Sie stockt. Sie will nicht, dass aus diesem Gespräch wieder ein Streit wird. Sie ist des Streitens so müde. Mit jedem Streit kommen Reue und Einsamkeit. Es wäre so einfach, wenn sie immer noch Kinder wären, Chrissi und sie. Wenn Theresa, wenn es kracht und rumpelt, in Chrissis Bett krabbeln und ihre Schwester festhalten könnte. Damals brauchten sie keine Worte, um einander zu verstehen – da wusste Chrissi auch so, dass sie immer nur das Beste für sie wollte. Aber damals ist damals und heute ist heute, und ihr bleiben nur Worte. Worte und der Regen vor dem Fenster. Er flüstert ihr Ermutigungen zu. »Ich war nicht besessen, sondern …« Sie sucht nach dem richtigen Wort. »Beseelt. Frau Loibl hat mir Dinge gegeben, nach denen ich mich gesehnt habe, ohne es zu wissen. Du müsstest doch wissen, wie das ist. Du warst ständig bei irgendwem zu Besuch.«

»Aber ich habe dich dabei nicht vergessen.«

»Das habe ich auch nicht. Ich hab dich nie vergessen, Chrissi. Es ist kein Tag in den letzten fünfzehn Jahren vergangen, an dem ich nicht an dich gedacht habe.«

»Ich bin nicht Anselm, Resi. Ich war nicht tot. Du hättest anrufen können.«

»Eine Telefonleitung funktioniert in beide Richtungen.«

»Ich …« Sie stockt, atmet durch. Dann ist da ein Geräusch. Vielleicht ein Schniefen oder auch nur das Rascheln von Stoff, weil Chrissi sich anders hinsetzt. »Warum haben wir noch nichts zusammen unternommen, seit du wieder hier bist, Resi? Du weißt, dass meine Tür immer offen steht. Für jeden. Ich weiß, dass du das weißt, Korbi hat es mir erzählt. Alle haben es mir erzählt. Dass sie dich im Museum besucht haben und dir gesagt haben, dass ich für die Leute da bin. Ich schließe niemanden aus.«

Aber haben sie dir auch gesagt, dass das ein Teil des Problems ist? Dass es für mich schwer ist, eine von vielen zu sein, weil je mehr Menschen um mich herum sind, desto weniger fühl ich mich wie eine von ihnen. Und außerdem hätte Chrissi ja auch ins Museum kommen können. Die anderen haben es getan.

Sie wechselt das Thema. »Ich bräuchte neue Gardinen für die Wohnung hier. Und vielleicht auch eigene Bettwäsche und ein paar andere persönliche Dinge.« Es ist nicht das, was ihr in Wahrheit durch den Kopf geht, aber nahe genug dran. Es ist eine ausgestreckte Hand, verpackt in unnütze Worte. »Deine Gardinen sahen neu aus. Wo hast du die gekauft?«

»Bei Otto?« Chrissi gibt einen Laut von sich, halb Kichern, halb Ächzen, und diesmal ist Theresa sich zu hundert Prozent sicher, dass sie weiß, was Chrissi denkt. Dass Otto-Gardinen nicht gut genug für Theresa sind. Dass es für Theresa etwas Besonderes sein muss, irgendeine Extrawurst, und dass sie das nur macht, um Chrissi zu ärgern.

»Vielleicht war's aber auch bei IKEA oder Bonprix. Willst du noch mehr Shoppingtipps von mir?« Aus dem Lachen wird ein Kichern. Chrissi spricht weiter und weiter, und ja, es ist eine Stichelei, aber eine, die nicht wehtut. Einen Laden nach dem anderen zählt sie auf, und sie hat ja recht. Als Theresa zum ersten Mal über Gardinen nachgedacht hat, war ihr sofort klar, dass all das keine Option für sie ist. Lieber gar keine Vorhänge als welche, die nur so tun, als ob.

»Temu hat sicher auch gute Angebote. Kauf zwei, erhalte

vier. Du kannst aber auch zu Obi gehen, oder zur Baywa, oder …«

»Stopp!« Theresa fällt in das Lachen mit ein. »Hör auf, ich kapier's, okay? Du bist die Queen des Online-Shoppings.«

»Ich hab nicht so oft Zeit, in die Stadt zu gehen oder etwas selbst zu nähen. Oma Rosis Nähmaschine steht noch irgendwo hier rum. Du könntest sie dir ausleihen.«

»Wir könnten aber auch zusammen in die Stadt fahren. Nach Regensburg. Oder sogar nach München. Ich könnte dir zeigen, wo ich die letzten fünfzehn Jahre meines Lebens verbracht habe. Und du könntest mir helfen, einen Stoff auszusuchen. Oder so«, fügt sie an, wie einen Nachgedanken, weil sie plötzlich Angst hat, sich zu weit vorgewagt zu haben. Dass sie so weit noch nicht sind. Nicht einmal die größte Regenzelle kann Schmutz von Jahrzehnten in einem Wisch fortwaschen.

Eine ganze Weile lang hört Theresa nur den Regen. Und Chrissis Atem. Dann ergreift ihre Schwester erneut das Wort. Ihr Lachen ist verschwunden, stattdessen schwingt ihre Stimme jetzt vor Sehnsucht. »Das wäre echt schön, Resi. Gib mir ein paar Tage Zeit. Ich muss das mit Lukas besprechen. Er muss die beiden Kleinen dann für einen Tag nehmen, oder vielleicht kann ja auch Korbi einspringen. Ich melde mich, ja?«

»Alles klar.« Es ist so viel mehr, als sie sich erhofft hat. Viel mehr, als sie ahnen konnte, als sie Chrissi mitten in der Nacht aus einem Impuls heraus angerufen hat. Mit der freien Hand streicht sie über die Bettdecke. »Schlaf gut, kleine Schwester, das Gewitter ist vorbei.«

»Ja.« Sicher schaut auch Chrissi jetzt nach draußen. Theresas Versprechen allein haben ihr noch nie gereicht. Von der Küche in Chrissis Haus sieht man auf den Wald. Vielleicht hat der Wind schon die Wolken vertrieben, und über den

Wipfeln der Fichten und Kiefern steht der Mond. Derselbe Mond, den Chrissi als Kind ihren Freund nannte. Derselbe Mond, der auch in Theresas Fenster scheint.

2008 – CHRISSI

Zwei Wochen und vier Tage nach ihrem ersten Kuss in dem Hochstand schlafen Chrissi und Michi zum ersten Mal miteinander. In den achtzehn Tagen dazwischen sehen sie sich jeden Tag. Manchmal ist es nur ein Zwinkern im Schwimmbad. Das tut Chrissi zwar weh, aber wegen so einer Kleinigkeit will sie kein Drama machen. Er ist halt erwachsen und muss arbeiten. Und obwohl sie das weiß, zweifelt sie an solchen Tagen daran, ob er es wirklich ernst mit ihr meint. Dann führt sie sich all die Dinge vor Augen, die mit ihr nicht stimmen. Michi ist eine zehn von zehn, so viel ist klar, während sie allerhöchstens eine sechs oder sieben ist, wahrscheinlich sogar eher nur eine vier. Da ist zum einen ihr Alter. Sie macht sich nichts vor, das ist auf jeden Fall das größte Manko. Ziemlich doof, dass sie ihm zum ersten Mal, als sie sich getroffen haben, nicht gesagt hat, dass sie achtzehn ist. Nächtelang liegt sie wach und bereut diese idiotische Entscheidung. Aber passiert ist passiert, und auch sonst ist sie ja alles andere als perfekt. Einmal, als sie rumgemacht haben, hat er sie spielerisch in den Bauch gekniffen. »Ganz schön viel Babyspeck«, hat er gesagt.

Sie hat sich ihm entzogen und ihr T-Shirt zurechtgerückt. Als er sie danach küssen wollte, hat sie geschmollt, und da ist ihm aufgefallen, dass er was Blödes gemacht hat.

»Jetzt sei doch nicht so«, hat er gebettelt. »Ich find das doch geil. Spürst du das?« Bevor sie richtig versteht, was passiert, nimmt er ihre Hand und presst sie zwischen seine Schenkel. Es ist das erste Mal, dass sie einen Steifen in der Hand hält. An der Hüfte oder am Bauch hat sie ihn schon vorher gespürt, aber so zwischen ihren Fingern fühlt sich das Ding noch mal anders an. Irgendwie größer und härter und so, als ob es eigentlich gar nicht zu einem echten Menschen gehören könnte.

»O ja, Baby«, feuert er sie an und verstärkt den Druck auf ihre Hand. »Siehst du nicht, was du mit mir machst? Ich kann nicht genug von dir bekommen.« Er atmet schwer, und sie kann nur auf die kleinen Schweißtröpfchen starren, die sich unter seinen Ponyfransen und an den Schläfen bilden. Sie glänzen im Abendlicht, aber es sieht nicht schön aus, sondern irgendwie eklig. Eine Falte bildet sich zwischen seinen Augenbrauen, auch wenn er gerade nichts sagt, steht sein Mund ein bisschen offen. Fremd lässt ihn das aussehen, nicht wie der Michi, der lacht und flirtet und im Schwimmbad von ganzen Mädchenschwärmen umschwirrt wird. Dieser offene Mund und der Schweiß und das Keuchen würden eher zu einem Monster passen. Zu etwas, das unter ihrem Bett lauert und darauf wartet, dass sie schläft, damit es sie dann überfallen kann. Als Kind hat sie oft von solchen Monstern geträumt, und selbst wenn sie nicht schreiend von den Träumen aufgewacht ist, hat Resi immer gewusst, wann sie Angst hatte. Dann ist sie zu Chrissi ins Bett gekrabbelt, und sie haben sich an der Hand gehalten, und das Monster ist verschwunden. Heute ist sie allein mit Michi auf der Rückbank seines Autos. Und das ist auch gut so. Wäre ja abartig, wenn sie ihre Schwester mitnehmen würde, um mit ihrem Freund zu knutschen.

Michis Bewegungen werden abgehackter. »Wenn ich

könnte, würde ich dich in Ruhe lassen. Aber ich krieg dich nicht aus dem Kopf. Du bist zu perfekt.«

Sie will die Hand zurückziehen, aber er hält sie fest, reibt sich daran. Da kapiert sie, dass sie im Grunde gar nichts machen muss. Sie kann es gar nicht versauen. Alles, was sie tun muss, ist, die Hand hinzuhalten und zu warten, bis es hinter dem Stoff seiner Hose warm wird.

»Wow.« Als es vorbei ist, liegt in seiner Stimme Wunder. »Du bist echt unglaublich. So gut wie mit dir war's mit noch keiner.«

Dass es vor ihr auch andere gab, viele andere wahrscheinlich, gefällt ihr nicht, aber machen kann sie dagegen nichts. Noch weniger gefällt ihr, dass wieder zwei ganze Tage Sendepause von ihm folgen, obwohl sie ihm einen runtergeholt hat. Sie malt sich aus, wie sie mit ihm Schluss macht und er dann ganz reuig zu ihr zurückkommt. Andererseits fühlt es sich echt scheiße an, wenn er sie ignoriert, und Schluss machen würde bedeuten, dass das von jetzt an immer so wäre. Sie wäre wieder allein. Ganz allein. Mit niemandem, der sie lobt und bewundert und sagt, wie einzigartig und toll sie ist. Nein, das kann sie nicht. Sie müsste versuchen, wieder mehr mit den anderen in ihrem Alter zu machen, die alle so kindisch sind und keine Ahnung davon haben, wie es ist, mit einem echten Mann zusammen zu sein. Letztens hat sie an der Bushaltestelle mitbekommen, wie Lisa ganz stolz herumerzählt hat, dass Konstantin ihr beim Knutschen auf einer Party an den Busen gefasst hat, aber unters T-Shirt getraut hat er sich nicht. Das ist so lächerlich, echt. Als ob das ein Riesending wäre, mit dem man angeben muss. Sie ist aus dem Alter raus, alles rumposaunen zu müssen. Ein Gentleman genießt und schweigt, hat Michi gesagt, als sie ihn gefragt hat, mit wie vielen Frauen er schon geschlafen hat, und auch wenn sie das in dem Moment ein bisschen geärgert hat, findet sie es eigentlich gut, dass das, was Michi und sie verbindet, nur ihnen gehört. Zwischen ihr und den anderen Mädchen gibt es keinen Wettkampf mehr, wer mit mehr Typen rummacht oder auf wen die meisten Kerle stehen. Chrissi hat schon gewonnen. Und ihr ist es egal, dass nur sie das weiß.

Außerdem folgt auf jede Durststrecke wieder ein absolut perfekter Tag. Dann passt Michi sie vor dem Schwimmbad ab oder irgendwo im Dorf, und sie fahren zum Hochstand oder einfach nur durch die Gegend. Zu ihrem zweiwöchigen Zusammenseinstag schenkt er ihr Ohrringe aus echtem Silber. Kleine Stecker mit Schmetterlingen drauf, deren Flügel mit rosa Steinchen verziert sind. Michi erklärt ihr, dass das Swarovski-Steine sind. Sie hat noch nie davon gehört, also zeigt er ihr Bilder im Internet. Jetzt weiß sie, dass Swarovski-Steine im Grunde Edelsteine sind, nur ein bisschen billiger.

Sie staunt, und Michi sagt: »Weil du auch so wertvoll bist.« Michi macht die besten Komplimente.

Tragen kann sie die Ohrringe leider nicht gleich. Sie hat keine Ohrlöcher. Macht nichts. Noch am selben Tag fahren sie mit Michis Auto nach Deggendorf, und sie lässt sich in einem Piercingstudio welche stechen. Michi kennt den Besitzer, deshalb hat er sich extra für sie über die unsinnigen Bestimmungen hinweggesetzt, dass man die ersten acht Wochen nur medizinische Ohrringe tragen darf. Er sticht ihr die Löcher mit einer Nadel von Hand. Das tut zwar weh, aber Michi hält die ganze Zeit ihre Hand, und hinterher, als die Schmetterlingsstecker in ihren Ohren sind, guckt er sie total stolz an und nennt sie vor dem Besitzer, vor der ganzen Welt, »mein tapferes Baby«.

Tags darauf ist Zeugnisübergabe für die Neuntklässler. Der Direx schwafelt von den ganzen Möglichkeiten, die ihnen jetzt offen stehen. Dass das hier jetzt zwar ein Abschluss ist, das richtige Leben aber erst anfängt. Er erinnert sie daran, wie das war, als sie als Fünftklässler von der Grund- auf die Mittelschule gekommen sind. Dass sie plötzlich wieder die Kleinsten waren, aber vieles, was ihnen damals unglaublich schwer erschienen ist, mittlerweile einfach ist. Ganz egal, ob sie jetzt eine Ausbildung beginnen oder weiter die Schulbank drücken, um weitere Abschlüsse anzustreben, dieses Gefühl würden sie immer wieder erleben. Noch oft im Leben würden sie als die Jüngsten, Kleinsten, Unerfahrensten anfangen, doch mit der Zeit merken, dass die Herausforderungen, die dann vor ihnen liegen, im Rückblick gar nicht so beängstigend waren. Wichtig sei nur, dass sie niemals vergessen würden, was sie schon erreicht hätten. Die ganze Zeit da oben auf der Bühne will Chrissi nur weg. Von den dreiundzwanzig Schülerinnen haben über die Hälfte den Quali gemacht. Sie ist eine davon, und auch wenn ihre Noten ganz passabel sind, muss Resi natürlich allen die Show stehlen. Als Einzige im ganzen Jahrgang hat sie einen Schnitt von 1,0. Von der Schule bekommt sie dafür einen Büchergutschein und ein extra Zeugnis mit der Unterschrift vom Ministerpräsidenten. Sogar so 'ne Tussi von der Zeitung ist da und fotografiert Resi mit dem Direx und dem Bürgermeister, dabei ist sie nur eine von zehn Schülerinnen und Schülern, die nach der Neunten weitermachen, um nach dem Hauptschulabschluss auch noch die Mittlere Reife zu bekommen. Mama heult mal wieder, aber diesmal ist es nicht, weil sie traurig ist, sondern vor Freude. Chrissi hat sie, als sie mit dem Qualizeugnis von der Bühne kam, nur gedrückt und »gut gemacht« gesagt.

Hinterher, als alle vor der Schule für das Jahrgangsabschlussfoto zusammenstehen, erzählt Lukas, dass er im September eine Ausbildung in der Werkstatt von seinem Papa anfängt. Überhaupt fangen die meisten, die nach der Schule eine Ausbildung beginnen, in Betrieben von Eltern, Verwandten oder

Bekannten an. Da haben die Eltern sich schon vor Monaten drum gekümmert. Vor Monaten ist Anselm gestorben, und Mama lag im Bett. An eine Ausbildungsstelle für Chrissi hat da niemand gedacht. Außerdem kapiert sie nicht, was so schlimm dran sein soll, erst einmal eine Zeit lang nichts zu tun. Immerhin hat sie neun Jahre Schule hinter sich gebracht. Verdient sie da nicht eine kleine Auszeit? Michi sieht das auch so.

Das ganze Wochenende ist sie schlecht gelaunt, weil sie nicht mit Michi zusammen sein kann. Die Zeugnisvergabe hat Mama neuen Auftrieb gegeben. Chrissi kennt das schon. Lange dauern diese Phasen, in denen Mama kocht und Fragen stellt und dieses ganze Zeug macht, von dem sie denkt, Mütter sollten es machen, nie. Spätestens nach ein paar Tagen checkt sie, dass Chrissi und Resi diese Art von Bemutterung nicht brauchen. Sie kommen seit Jahren mehr oder weniger allein zurecht, jetzt, wo sie so gut wie erwachsen sind, braucht Mama mit dem Scheiß auch nicht mehr anzufangen.

Trotz ihrer schlechten Laune, und um Mama abzulenken, schreibt sie am Montag doch ein paar Bewerbungen. Nichts, was sie im Internet findet, gefällt ihr wirklich, und die meisten Ausbildungsbetriebe sind so weit von Moosbrunn entfernt, dass sie mit dem Bus oder Fahrrad kaum hinkommt. Also sucht sie sich Stellen raus, wo sie ohnehin weiß, dass sie wahrscheinlich nicht genommen wird. Damit ist Mama beruhigt und lässt sie vom Haken. Außerdem hat Chrissi gesagt, dass es unfair ist, dass Resi nichts machen muss, nur weil sie im September mit dem M-Zweig weitermacht, um nächstes Jahr die Mittlere Reife zu erlangen, und das hat auch Mama eingesehen.

Trotzdem ist ihre Laune noch nicht wirklich besser, als Michi sie am Nachmittag am Spielplatz findet. Bei laufendem Motor stellt er seine Karre vor dem Törchen ab und stützt sich mit den Händen auf dem Zaun ab, während er in einem eleganten Satz hinüberspringt. Da zupft zum ersten Mal seit Tagen wieder ein Lächeln an Chrissis Lippen. Er sieht einfach so cool aus, wenn er das macht. Voll selbstbewusst und sportlich und alles.

»Hey, Baby.« Zur Begrüßung tupft er ihr einen kurzen Kuss auf die Lippen. »Alles klar bei dir? Hattest du ein schönes Wochenende?«

Am Donnerstag hatte sie ihm noch erzählt, wie wenig Lust sie auf das scheiß Wochenende nach der Zeugnisvergabe habe, aber sie findet's trotzdem voll süß, dass er fragt. Könnte ja sein, dass sich etwas geändert hat. Also kotzt sie sich aus. Bei niemandem kann sie das so gut wie bei Michi. Der unterbricht sie kein einziges Mal, redet keine ihrer Bedenken und Ärgernisse klein, sondern hört ihr nur zu. Manchmal nickt er oder brummt zustimmend. So hat sie nie das Gefühl, er denkt im Grunde an was anderes. Und er versteht sie. Er versteht, wie ätzend das alles für sie ist, denn als sie dann endlich alles aus sich rausgekotzt hat, nimmt er ihre Hand und knabbert an ihren Fingerknöcheln.

»Ich hab 'ne Idee. Warum übernachtest du nicht bei mir? Ich wüsste nämlich schon, wie ich dich auf andere Gedanken bringen kann. Und außerdem bin ich dir ja noch was schuldig.«

»Schuldig?« Sie hat keine Ahnung, wovon er spricht. Aber die kleinen Bisse an ihren Fingerknöcheln jagen Schauder durch ihren ganzen Körper.

»Hmmm. Für letztens.« Das macht es nicht wirklich klarer. »Meinst du, du kannst das arrangieren? Für morgen oder so?«

Wenn er sie auf diese Weise bittet, würde sie zu fast allem Ja sagen, denn wie er sie in diesen Momenten anschaut, das ist pure Macht. Er gibt ihr sein ganzes Herz in die Hand, seine ganze Liebe, und sie kann entscheiden, ob sie Ja sagt oder Nein. Dieses Gefühl ist eine Droge, von der sie nicht genug bekommen kann, und mittlerweile sind sie lang genug zusammen, dass sie genau weiß, wie sie mehr davon bekommt.

Sie entzieht ihm ihre Hand und senkt den Blick. »Ich weiß nicht«, lügt sie. »Ich müsste mir irgendeine Entschuldigung einfallen lassen.«

»Bitte, Baby«, fleht er, und da ist er schon, dieser Blick, auf den sie gewartet hat, der sie für jeden Augenblick entlohnt, in dem sie hadert oder zweifelt. »Das wäre das Beste, was du für mich machen kannst.«

»Ich guck mal.« Und dann verabschiedet sie sich von ihm mit einem Kuss auf die Wange. Den ganzen Nachhauseweg stellt sie sich vor, wie er nicht schlafen kann, bis sie ihm morgen die freudige Nachricht überbringt, dass sie es sich überlegt hat und gerne bei ihm übernachtet.

Mama tischt sie die hanebüchene Story auf, dass Lisa eine Pyjamaparty gibt, um den Abschluss zu feiern.

»Dann seid ihr morgen ja beide weg.«

Resi schüttelt den Kopf. Hinter Mamas Rücken wirft sie Chrissi einen Blick zu, der sagt, dass sie die Pyjamaparty längst als Hirngespinst entlarvt hat.

Chrissi verengt die Augen. Wehe, heißt das. Wehe, du verrätst mich. Und ausnahmsweise beweist Resi, dass sie im Grunde eine coole Schwester ist.

Sie wendet den Blick ab, zuckt mit den Schultern und sagt zu Mama: »Nee, ich gehe da nicht hin. Dieses ganze Partyzeug ist nichts für mich.«

Damit hat sich das Gespräch. Am kommenden Abend steht Chrissi mit ihrem gepackten Rucksack an der Ecke hinterm Freibad, wo niemand sie sehen kann, weil es auf diesem Weg nur noch zu einem Gebrauchtwarenhändler und dem Wertstoffhof geht, der um diese Zeit geschlossen hat.

Die ersten Herbstblätter wehen über die Fahrbahn. Von Weitem sehen sie so schön aus, doch wenn man genauer hinschaut, sind viele an den Ecken zerfranst, löchrig und gar nicht schön gelb oder rot, sondern braun verfärbt und halb vergammelt. Sie will nicht, dass der Winter kommt. Sie hat Angst vor der Zeit, wenn es zu kalt sein wird, um im Schwimmbad oder auf dem Spielplatz abzuhängen. Wo soll sie sich dann mit Michi treffen? Dieser Abend muss ein Erfolg werden. Sie muss ihm zeigen, dass sie zwar erst fünfzehn ist, aber dass das kein Nachteil sein muss. Alles, was er sich von den älteren Tussis wünschen würde, die ihm im Schwimmbad nachsteigen, kann er auch von ihr haben. Sie hat den Abend genau geplant. Sogar ein paar Teelichter hat sie in ihren Rucksack gepackt. Und sie schwört sich, mutig und tapfer zu sein. Egal, ob es wehtut oder nicht.

Am Ende tut es weh. Michi fährt sie zu einem Wohnwagen auf einem Grundstück irgendwo zwischen Tannried und Moosbrunn.

»Den habe ich von meinem Onkel geerbt«, erklärt er. »Ist viel praktischer als so eine Bude, wo man nur alle Jubeljahre aus dem Mietvertrag rauskommt.«

Säuerlicher Geruch nach Schimmel und Feuchtigkeit weht ihr beim Betreten entgegen. Auf dem Bett hinten im Wohnwagen bauscht sich das Laken über einer gelblichen Matratze. Die Bettwäsche hat er sicher schon Wochen nicht gewechselt.

»Wo soll ich den Rucksack abstellen?« Stocksteif steht sie in der Mitte des Wohnwagens. Wie bei Comicfiguren, die langsam ihre Farbe wechseln, steigt so etwas wie Leere in ihr auf. Von den Füßen bis zum Kopf. So ähnlich hat sie sich gefühlt, als Oma sie und Resi nach München ins Krankenhaus gefahren hat, damit sie sich verabschieden können, und dann auch wieder bei Anselms Begräbnis. Um die Leere herum schmiegt sich eine andere Chrissi, während die echte von oben beobachtet, wie Michi sich auf das Bett fallen lässt und die Arme für sie ausbreitet.

»Ich bin so froh, dass du da bist.«

Die Kerzen in ihrem Rucksack, der schöne Pyjama mit der Häkelkante und den Blümchen auf dem Oberteil, die Kondome in ihrem Kulturbeutel verwandeln sich in Wackersteine. Sie lässt den Rucksack fallen. Michi muss sie nur festhalten. Ganz fest. Dann kommt sie sicher wieder in sich selbst zurück, dann weiß sie wieder, wer sie ist. Dass sie einen Körper hat, den man umarmen kann. Dass sie Haut hat, die man streicheln kann, und Hände, die sich an das klammern können, was Chrissi liebt. Dass sie lebendig ist und lieben kann. Nicht nur mit ihrem Herzen, auch mit ihrem Körper.

Dass auch er sie liebt, bezweifelt sie nicht. Er sagt es ihr, und er zeigt es ihr. Wenn sie früher bei Freundinnen über Nacht war, hat meistens sie gefragt, ob sie bleiben kann. Diesmal hat er gefragt. Sie ist hier, weil er es will. Es tut so gut, gewollt zu werden.

Trotzdem weint sie ein bisschen, als es so weit ist. Weil sein großer Körper ihrem viel kleineren die Luft abdrückt. Weil sie sich gefangen fühlt unter ihm. Weil er, als sie ihn wegschieben will, ihre Hände nimmt und über den Kopf drückt. Weil es nicht nur unten wehtut, wo er in sie eindringt, sondern überall.

»Entspann dich«, flüstert er zärtlich in ihr Ohr und küsst ihre Tränen von der Wange. »Ganz ruhig atmen. Dann ist es gleich vorbei. Das ist nur die Aufregung.«

Sie tut, was er sagt. Versucht es zumindest, doch die Tränen rinnen weiter, auch als es vorbei ist, nur dass es dann Freudentränen sind. Weil endlich alles so ist, wie sie es sich vorgestellt hat. Weil es im Wohnwagen nicht mehr nach Schimmel und dreckiger Wäsche riecht, sondern nach dem, was sie gemacht haben. Weil er sie im Arm hält und streichelt und ihr immer wieder zuraunt, wie toll sie ist, wie schön das war, wie froh er ist, dass sie zusammen sind.

»So weh hat es doch gar nicht getan, oder?« Liebevoll küsst er ihr die Tränen von der Wange. »Beim nächsten Mal wird's dann noch besser. Das ist immer so.«

Beim nächsten Mal. Ja, sie will ein nächstes Mal. Und ein übernächstes. Viele, viele Male, denn selbst wenn das bisschen Schmerz der Preis ist, ist das hier alles wert.

HEUTE – THERESA

Um einen ganzen Tag in München zu haben, fahren sie früh los. Die Autobahn ist relativ leer. Mehr als gemütliche hundertzehn gibt ihr altersschwacher Golf nicht her. Auch dann rattert die Kiste gehörig, und bei jeder Fuge zwischen den Betonplatten der Autobahn macht der Wagen einen Satz.

Chrissi ist ganz weiß im Gesicht. Sie umklammert den Türgriff, und jedes Mal, wenn Theresa einen Lkw überholt, hält sie hörbar den Atem an.

»Ich fahre zwar nicht ganz so häufig Auto, aber ich habe einen Führerschein, weißt du?«

»Tut mir leid.« Chrissi lässt den Türgriff los, legt ihre Hände in den Schoß. »Ich bin eine fürchterliche Beifahrerin. Mir graust jetzt schon, wenn Korbi in ein oder zwei Jahren den Führerschein hat und wir dann dieses begleitete Fahren machen müssen. Ich wette, er wird mich verfluchen.«

Theresa ist noch nicht ganz an dem Laster vorbeigezogen, da nähert sich von hinten ein Auto. Sie hat nicht mal die Gelegenheit, richtig in den Rückspiegel zu schauen, da klebt er ihr schon an der Stoßstange. Lichthupe, nervöses Rechts-und-links-Ziehen. Theresa nagelt das Gaspedal an den Wagenboden, schneller wird ihr Auto dadurch nicht. Auch

Chrissi bemerkt den Drängler. Statt zum Türgriff fliegt ihre Hand zu der Haltestange über dem Beifahrerfenster.

Endlich hat Theresa genug Abstand zu dem Lkw und kann sich wieder rechts einordnen. Der Fahrer des anderen Wagens gibt Gas, fliegt an ihnen vorbei. Es ist ein Porsche. Natürlich ist es ein Porsche mit Münchner Kennzeichen. Im Vorbeifahren zeigt er Theresa einen Vogel.

»Arrogantes Arschloch«, murmelt Chrissi. »Klar fährt der nach München.«

»Hey!« Sie wirft ihrer Schwester einen kurzen Seitenblick zu. »Wer von uns beiden fährt noch mal einen BMW SUV?«

»Jaja.« Im Tonfall ihrer Schwester hört sie das Augenrollen. »Weiß ich ja. Den X7 brauch ich halt, um die Kinder rumzukutschieren. Der läuft auf die Firma vom Lukas. Und außerdem …«, sie macht eine kleine Pause, holt Luft, als würde sie sich für etwas rüsten, »fühle ich mich darin sicherer. Das ganze Metall um mich und die Kinder und so. Ich … ich kann nicht Auto fahren, wenn ich mir ständig Gedanken mache, dass ihnen was passieren könnte. Das Auto hilft, aber … aber trotzdem führ ich mich immer auf wie ein Nervenbündel. Nenn mich hysterisch.« Hat das schon mal wer gemacht? Chrissi abgekanzelt, weil sie Verlustängste hat? Theresa setzt sich gerader hin. Wie von einer unsichtbaren Kraft gezogen, richtet sich ihr Rückgrat auf. In ihrem Hinterkopf hat sie einen Namen für diese Kraft: Sie heißt Beschützerinstinkt, und ihn in Bezug auf Chrissi zu fühlen, ist wie die Rückkehr eines lang vermissten Bekannten. Konfliktlos war ihre Beziehung nie. Oft genug hat er Theresa ordentlich in die Bredouille gebracht, aber trotzdem gehört er dazu.

»So was zu behaupten, sagt mehr über den aus, der es sagt, als über dich.«

Chrissi schnaubt. »Leicht gesagt. Bist du jetzt auch Psychologin?«

»Bin ich nicht. Muss ich aber auch nicht sein, um das zu kapieren. Dafür reichen schon ein bisschen Einfühlungsvermögen und ein Quäntchen Intelligenz. Du hast schon mal erlebt, wie es ist, jemanden zu verlieren. Natürlich machst du dir Sorgen.«

»Oh, wow, danke.« Demonstrativ richtet Chrissi ihren Blick aus dem Fenster.

Den Rest der Fahrt schweigen sie. Theresa hat es versaut. Mal wieder. Sie hat keine Ahnung, was es diesmal ist, aber offensichtlich ist sie ins Fettnäpfchen getreten. Das heißt: Gemessen an Chrissis giftigem Tonfall war es nicht nur ein Fettnäpfchen, eher hat sie die ganze Fritteuse über Chrissis Kopf ausgeschüttet, und das, obwohl sie doch eigentlich etwas Nettes hatte sagen wollen. Dieser Ausflug führt verdammt schnell nirgendwohin. Die Autobahnschilder erinnern sie daran: *München 100 km, München 70 km, München 20 km.*

Doch dann passieren sie Freising, die Landschaft zu beiden Seiten der Autobahn öffnet sich, und Föhnwetter und Sonnenschein bescheren ihnen einen imposanten Blick auf die Alpen. Wie Scherbensplitter ragen die Bergkämme über der Umgebung auf. Die klare Aprilluft lässt die Hänge silbrig grau glänzen. Auf einigen Gipfeln liegt noch immer Schnee. Theresa kennt sich mit den Namen der einzelnen Berge nicht aus, aber die Zugspitze erkennt selbst sie: Es ist die letzte Erhebung des Gebirgszugs, ehe er in einer scharfen Kante abfällt. Nur wenige Wolkenschlieren durchweben den azurblauen Himmel. Es ist ein Anblick wie im Bilderbuch: die bayerischen Farben als Spektakel der Natur. Theresa macht das Fenster einen Spalt auf, atmet tief durch. Der Tag hat gerade erst begonnen.

Natürlich erweist sich die Parkplatzsuche in Schwabing als

der reinste Albtraum. Vom Mittleren Ring aus biegt sie in die Biedersteiner Straße. Mit der Aprilluft strömen Erinnerungen auf sie ein. Im Schneckentempo schleicht sie die Straße entlang, immer auf der Hut vor Fahrradfahrern oder Joggerinnen, die gerade ihre vormittägliche Runde im Englischen Garten hinter sich haben. »Siehst du das Haus da?« Sie deutet auf den wenig repräsentativen Betonklotz direkt gegenüber der St.-Sylvester-Kirche. »Da habe ich die ersten Jahre während des Studiums gewohnt.« Sie lacht ein bisschen. »Die Wohnung war nicht mal zwanzig Quadratmeter groß, und das inklusive Bad und Küche. Wenn ich abwaschen wollte, musste ich im Flur stehen. Statt eines richtigen Schreibtischstuhls habe ich auf dem Bett vor dem Schreibtisch gesessen.« Sie lacht versonnen. »Es war echt abenteuerlich.«

An der nächsten Kreuzung überlegt sie, ob sie rechts Richtung Münchner Freiheit abbiegen soll oder lieber geradeaus Richtung Reitschule. Wie auch immer, fast alle Parkplätze hier sind Anwohnern vorbehalten. Gerade hat sie sich zum Abbiegen entschieden, da sieht sie einen jungen Mann, der schwer beladen aus einem der Hauseingänge tritt. Rechts und links klemmen ihm lange Holzleisten unter dem Arm, und tatsächlich: Zielstrebig steuert er auf einen Van zu, der auf einem der wenigen öffentlichen Parkplätze steht. Dort darf man zwar nur mit Parkschein und für eine gewisse Zeit parken, aber besser als nichts. Damit nicht ein anderer Parkplatzsuchender ihr zuvorkommt, positioniert Theresa den Golf blinkend hinter dem Van. Nicht lange, und sie kann in die Lücke ziehen.

»Tadaaa! Da sag mal noch einer, wir seien keine Glückspilze.«

Chrissi schaut sie an, als wäre ihr ein Horn auf der Stirn gewachsen. Zu Hause würde niemand mit seinem Erstgeborenen für einen Parkplatz bezahlen. Trotzdem schlägt Chrissi in ihre dargebotene Hand zum High five ein, und Theresa ist fest entschlossen, sich ihren augenblicklichen Optimismus nicht nehmen zu lassen.

Sie ruft die Park-App auf, startet ein Ticket, und los kann es gehen. Vom Englischen Garten schlendern sie durch die Straßen von Schwabing, wo es von Bars und Restaurants nur so wimmelt. Jetzt, tagsüber, sind viele verwaist. So richtig los geht es erst nach Feierabend. In kleinen Boutiquen begutachten sie die Auslagen. Einige bieten Mode an, die es nicht in den Ketten und Kaufhäusern gibt. Ihre Unterhaltung beschränkt sich auf »Schau mal, das Kleid« oder »Huch, so eine Hose habe ich noch nie gesehen«.

Theresa zeigt Chrissi die Bäckerei, in der sie früher oft eingekauft hat. Die Kartoffelsemmeln waren ihr absoluter Liebling. Außen kross und knackig, innen ganz weich, mit einem leicht säuerlichen Aroma vom Sauerteig. Sie stöbern durch Antiquariate, lachen über alte Schwarz-Weiß-Postkarten mit nackten Schönheiten aus den Zwanziger- und Dreißigerjahren und suchen eine davon für ihre Mutter aus. Sie bestaunen die Auslage einer Goldschmiedewerkstatt. In einem Secondhandshop wird die Ware nach Kilo verkauft, und gemeinsam finden sie einige Schätze für Chrissis Jungs. Ehrfürchtig stehen sie schließlich am Geschwister-Scholl-Platz. Die Springbrunnen erstrahlen in all ihrer restaurierten Schönheit. Im Schatten der austreibenden Bäume sitzen junge Menschen, plaudern oder vergraben die Nasen in ihren Handys. Es ist frisch, aber nicht kalt. Die Luft schmeckt nach jungem Wein, und Theresa zieht ihre Jacke aus, um die kühle Frische auf den nackten Oberarmen zu fühlen. In der nahen Staatsbibliothek oder noch viel lieber im Philologicum schräg gegenüber hat sie eine unendliche Anzahl an Tagen lernend und lesend verbracht. Manchmal war morgens um acht die Schlange an Studierenden, die einen Platz zum Lernen ergattern wollten, so lang, dass sie um drei Straßenecken reichte. Heute hat sich eine Schlange vor dem Starbucks gebildet. Sie kommen an Pizzerien vorbei, an Running-Sushis, Steakhäusern, einem koreanischen Barbecue und einem afghanischen Restaurant. Vor der Unimensa müssen sie sich an unzähligen Fahrrädern vorbeidrängen, ein Pärchen auf einem E-Roller saust an ihnen vorbei. Das Mädchen steht hinten auf dem Trittbrett, hat die Arme um die Taille des Jungen geschwungen. Ihre Haare wehen im Fahrtwind, ihr Lachen klingt glockenhell und unbeschwert.

In einem Café ganz in der Nähe der Uni ergattern sie einen der beliebten Tische im Außenbereich. Links von ihnen erhebt sich das Siegestor. In mehreren Spuren schieben sich die Autos an ihnen vorbei, aber irgendwie stört das hier nicht. Die Obstbuden mit ihren rot-weiß gestreiften Markisen, die flanierenden Menschen, der klare Himmel und Sonnenschein machen das Café zu einem Ort zum Verweilen. Ein Hund, ein kniehoher Mischling mit schwarzer Nase und cognacfarbenem Fell, entwischt seinem Herrchen, pikt mit seiner Nase Chrissi in die Seite, ehe der Besitzer ihn wegrufen kann.

»Tut mir leid.« Das Herrchen wirft Chrissi einen entschuldigenden Blick zu und nimmt den Hund an die Leine.

Lachend winkt sie ab. »Mach nichts. Ich mag Hunde.«

Sie checken die Speisekarten und lassen sich von der riesigen Frühstücksauswahl inspirieren. Frühstück gibt es hier bis zweiundzwanzig Uhr, und die einzelnen Variationen haben kreative Namen. Theresa entscheidet sich für das Künstlerfrühstück Bob Dylan – zwei Spiegeleier mit frischer Avocado, Bauernbrot und einem kleinen Müsli. Chrissi wählt das Omelett mit Champignons und Tomaten. Die beiden Cappuccini, die sie bestellen, kommen mit verspielten Blumenmustern auf dem Milchschaum.

Chrissi tunkt die Lippen in den Schaum und gibt ein wohliges Stöhnen von sich. »So gut! Das habe ich jetzt gebraucht.«

Auch Theresa nimmt einen Schluck von der schwarzen Ambrosia. Für ihren Geschmack könnte der Espresso etwas stärker sein, aber so eine kleine Unstimmigkeit ist es ihr nicht wert, Chrissi zu widersprechen. Sie schließt die Augen, spürt den Sonnenstrahlen auf ihren Wangen nach. »Fühlt sich fast an wie Italien, oder? Ein bisschen mondän, ein bisschen weltoffen und ein bisschen spießig.« Sie spürt Chrissis Blick auf sich so intensiv, als wäre er eine Berührung. Die Augen lässt sie trotzdem geschlossen.

»Warum bist du eigentlich von hier weggegangen, wenn du es so liebst? Du wirkst glücklich hier. So, als ob du wirklich hierhergehörst. So hab ich dich zu Hause nie erlebt.«

Theresa zuckt mit den Schultern. »Ich konnte nicht bleiben. Mit der Trennung von Philipp ist mein Leben ziemlich implodiert. Ich hatte keinen Job, nicht das Geld für eine vernünftige Wohnung, keine Aussicht auf eine richtige Zukunft. In so einer Lage konnte ich es mir nicht leisten, wählerisch zu sein, was die Jobs anging. Ich musste mich auf alles bewerben, was irgendwie gepasst hat, und denen an der Uni hat es wohl gefallen, dass ich mich in der Gegend auskenne.«

»Du warst arbeitslos?« Chrissi klingt so entsetzt, dass Theresa nun doch die Augen öffnet. Von der Miene ihrer Schwester starrt ihr pure Fassungslosigkeit entgegen. »Wie kann das denn sein? Du bist doch die, die immer einen Plan hat! Die schlaue Resi mit ihrem schicken Abitur und einem Studium und allem.«

Theresa spitzt die Ohren. Sehr aufmerksam horcht sie auf den vorwurfsvollen Unterton, den sie so oft in Chrissis Stimme zu hören glaubt. Jetzt nicht. Jetzt ist da nur ehrliche Verwirrung mit einer Prise Empörung.

»Bist du dir sicher, dass du die Antwort wissen willst? Ich warne dich, die kann etwas länger ausfallen und womöglich auch klingen wie eine Vorlesung oder so. Ich wüsste aber nicht, wie ich es anders erklären sollte.«

Chrissi nimmt einen weiteren Schluck von ihrem Cappuccino und lehnt sich in ihrem Stuhl zurück. »Ich fühl mich gewarnt. Jetzt leg los.«

»Als ich fertig mit dem Studium war, hat mir der Prof, bei dem ich auch schon während des Studiums als Hilfswissenschaftlerin gearbeitet habe, eine Promotionsstelle angeboten. Ich hab sofort Ja gesagt, weil mich das Forschungsgebiet interessiert hat und da natürlich auch immer noch der Traum einer Karriere an der Uni im Hinterkopf mitgespielt hat. Weil an Universitäten und Hochschulen aber sichergestellt werden muss, dass auch nachrückende Absolventengenerationen die Möglichkeit auf Forschungsstellen haben, sind Arbeitsverträge immer befristet.«

»Aber man darf doch nur ein paar Mal befristen. Danach muss man übernommen werden. Das Problem hatte Lukas auch schon mal in der Schreinerei.«

»In der Wirtschaft vielleicht.« Theresa zuckt mit den Schultern. »Aber in der Wissenschaft gilt das Wissenschaftszeitvertragsgesetz, und das sagt im Grunde, dass man so oft befristen darf, wie man will. In der Realität sieht es also so aus, dass alle Forschenden Ein-, höchstens Zweijahresverträge haben und man ständig Angst haben muss, rauszufliegen, wenn man nicht hundert Prozent funktioniert.«

»Du willst mir erzählen, dass du nicht hundert Prozent funktioniert hast?« Chrissi macht große Augen. »Du bist doch die Königin von hundertzwanzig Prozent.«

»Nicht, wenn ich gerade durch eine Fruchtbarkeitsbehandlung gehe.«

»Was?« Chrissis Ungläubigkeit zerreißt die Luft. Einige

der anderen Gäste drehen sich zu ihnen um. »Ich dachte, du willst keine Kinder.«

»Damals schon. Zumindest habe ich das geglaubt. Philipp hatte einen Job bei BMW, er hatte die Probezeit überstanden und sich auch so ganz gut eingefunden. Wir sind zusammengezogen, etwas außerhalb, aber noch im U-Bahn-Bereich. Für ihn war der nächste Schritt absolut klar. Er war sich in der Entscheidung so sicher, dass ich gar nicht daran gezweifelt habe, dass es auch meine Entscheidung war. Also habe ich die Pille abgesetzt, und wir haben gewartet. Erst sechs Monate, dann zwölf. Dann achtzehn Monate. Wir haben uns beide allen möglichen Tests unterzogen, und alle haben ergeben, dass es weder bei ihm noch bei mir physische Gründe für die Unfruchtbarkeit gibt. Mitten in dieser Zeit ist dann mein Vertrag ausgelaufen, und weil ich etliche Fehltage hatte und zu oft krankgeschrieben war, habe ich keine Verlängerung bekommen. Meine Stelle wurde frei gemacht, um nachrückenden Wissenschaftlerinnen und Wissenschaftlern die Chance auf eine weitere Qualifikation zu geben. Klingt geil, oder? Fünf Jahre geschuftet bis zum Umfallen, kurz davor, mit meiner Doktorarbeit anfangen zu können, und dann: Danke, das war's.«

Fassungslos schüttelt Chrissi den Kopf. »Ich kann immer noch nicht glauben, dass das legal ist. Solche Regelungen öffnen doch die Türen für alle möglichen Probleme.«

»Tja, ist es aber. Und da stand ich also: unfähig, meine Stelle zu behalten, unfähig, ein Kind zu bekommen. Unfähig zu allem. Ich hab mich so schrecklich gefühlt, weil ich nicht mehr machen konnte, als meinen Zyklus zu überwachen und es immer wieder zu probieren. Alle haben gesagt, ich soll mich entspannen, dann funktioniert das schon. Das hat es noch schlimmer gemacht. Ich habe so angestrengt versucht, mich zu entspannen, dass sich am Ende jeder schlechte Tag angefühlt hat wie ein Scheitern. Dass ich den ganzen Tag nur zu Hause war, hat es nicht besser gemacht. Neu bewerben wollte ich mich aber auch nicht. Wer fängt einen Job mit der Möglichkeit im Hinterkopf an, jeden Moment schwanger zu werden?« Ihre Kehle ist trocken, ihre Augen brennen. Das alles ist über zwei Jahre her, aber es tut immer noch weh. »Wie auch immer: Ich bin dann zu so einem Fruchtbarkeitsseminar gegangen, mit Familienaufstellung und allem Trara, und da hat mir die Seminarleiterin gesagt, das unaufgearbeitete Trauma von Anselms Tod würde meine Fähigkeit zu empfangen blockieren.«

Chrissi schnaubt. »Und das hast du geglaubt? Du fandest schon als Teenager Horoskope doof, und da hast dich von einer Schamanin bequatschen lassen, oder wie darf ich mir das vorstellen?«

»Na ja, eher eine Psychologin und keine Schamanin, und was sie gesagt hat, hat für mich Sinn ergeben. Also habe ich einen Termin in einem Genlabor gemacht, um testen zu lassen, ob ich Mukoviszidose überhaupt vererben kann. Du hattest zu dem Zeitpunkt schon zwei gesunde Kinder. Ich war mir zu hundert Prozent sicher, wie das Testergebnis ausfallen würde. Ich hab den Test nur machen lassen, um mich zu beruhigen. Damit ich mir anschließend sagen kann: Siehst du, du malst den Teufel an die Wand. Es gibt nichts, wovor du Angst haben musst. Was in Wahrheit passiert ist, wissen wir beide.«

»Weißt du, was ich nicht verstehe?« Chrissi stochert in ihrem Omelett herum. Theresa kann ihr ansehen, dass sie mit sich hadert. Chrissis Augen glänzen feucht, fast so, als wäre sie kurz davor zu weinen. »Warum tust du immer, als wäre Anselms Leben ein Fehler gewesen? Du warst ja noch nicht mal an seinem Grab. Wenn man dich reden hört, meint man, alles, was ihn ausgemacht hat, sei sein Sterben. Dabei war er so viel mehr. Er war unser Bruder, Resi! Er war lieb und froh und lustig. Er hatte zwar ein kurzes Leben, aber das heißt nicht, dass es ein schlechtes war. Mir ist es jedenfalls lieber, ihn den Rest meines Lebens vermissen zu müssen, als ihn nie gekannt zu haben.«

»Er war ein toller Junge.« Chrissis Worte rufen Erinnerungen in Theresa wach, die sie lange verdrängt hat. Anselms Lachen, Anselms Begeisterung für Malkreide. Sein Talent, Kinderwitze so zu erzählen, dass selbst Erwachsene darüber lachen mussten. Als säße er hier mit ihnen am Tisch, hört sie seine Kleinbubenstimme: »Mamaaaa? Was macht das Skelett im Kleiderschrank? Es hat beim Versteckspielen gewonnen.« Theresa lächelt. So, wie Mama damals gelächelt hat. Zuerst. Bis die volle Bedeutung des Witzes bei ihr eingesickert ist und aus dem Lächeln ein Lachen wurde, wie Theresa es fast nie bei Mama gehört hat. Sie hat sich die Hände vors Gesicht geschlagen, immer wieder den Kopf geschüttelt und aus voller Seele gelacht. Den ganzen Tag über hat sie immer wieder damit angefangen. Jedes Mal, wenn sie sich an den Witz erinnert hat. Chrissi hat recht. Es gab auch gute Zeiten.

»Stimmt, selbst wenn er krank war, war er voller Energie. Und ein Kämpfer, der immer alles von der positiven Seite betrachtet hat. Aber wenn ich an ihn denke, dann sehe ich nicht nur ihn, sondern auch Mama vor mir. Anselm konnte lachen, Mama konnte es nicht. Ständig war sie müde. Ständig angespannt und gereizt. Oder traurig. Sie war so oft traurig, Chrissi. Ich kann nicht atmen, wenn ich daran denke. Die ganze Verantwortung, die es bedeutet, ein Kind mit besonderen Bedürfnissen zu haben. Ich bin nicht so stark wie du. Mich hat diese ganze Kinderwunschodyssee schon total aus dem Tritt gebracht. Ich hätte das nicht geschafft. Ich bin nicht stark genug, mich abzugrenzen. Ich hätte nur immer mehr Menschen enttäuscht.«

Eine ganze Weile lang sagt Chrissi nichts. In ihren Augenwinkeln haben sich jetzt wirklich Tränen gebildet. Sie schiebt den Teller mit dem halb aufgegessenen Omelett von sich. Auch Theresa ist der Appetit vergangen.

Mit dem Handrücken wischt sich Chrissi die Tränennässe aus den Augen. Sie schnieft, blinzelt, richtet sich in ihrem Stuhl gerade auf. »Ich seh das nicht, Resi. Ich seh das immer noch nicht. Es ist nicht, dass ich es dir nicht glaube, aber …« Sie zuckt mit den Schultern. »Es ist nicht so schwer, weißt du? Man tut halt, was man kann. Mehr steckt nicht dahinter. Und Mama geht es doch gut. Sie ist glücklich mit ihrer Töpferwerkstatt auf Santorin. Für mich hört sich das alles irgendwie an wie eine Ausrede. Du willst keine Kinder, Punkt. Doch statt dazu zu stehen, schiebst du alles auf unsere ach so schwere Kindheit. Wär ja nicht das erste Mal, dass du Probleme siehst, wo eigentlich keine sind.«

Autsch. Zu diesem Thema hätte Theresa noch einiges zu sagen, aber für heute haben sie genug geredet. Zum Glück kommt in genau diesem Moment der Kellner. Er wirft einen Blick auf die halb vollen Teller. »Fertig?« Freundlich ist anders, aber vor lauter Erleichterung hilft Theresa ihm, indem sie ihm das Geschirr anreicht.

»Ja. Und die Rechnung bitte.«

»Zusammen oder getrennt?«

Ehe sie antworten kann, springt Chrissi ein. »Zusammen, bitte.«

Theresa beißt die Zähne zusammen. Demütigung breitet sich in ihr aus. So viel zum Thema Offenheit. Danke für nichts.

Den Geldbeutel wieder in ihre Handtasche gesteckt, steht Chrissi auf. »Wollen wir dann wieder?«

Theresa nickt. »Wohin jetzt?«

»Wohin du willst. Überrasch mich.«

Überraschen? Bisher war dieser Tag für keine von ihnen wohl eine echte Überraschung. Bei bestem Wetter navigieren sie über ein Minenfeld und versuchen, das Beste daraus zu machen. Aber vielleicht ist das ja immer so. Vielleicht muss man den Schmerz erst richtig fühlen, bevor man ihn hinter sich lassen kann.

Zum Odeonsplatz nehmen sie die U-Bahn. Von dort schlendern sie weiter zum Hofgarten. Eine Weile sehen sie den Boulespielern zu, lesen die Inschriften auf den zahlreichen Bänken, die entlang der Wege und Beete aufgestellt sind. Theresa erzählt von dem Weihnachtsmarkt, der jedes Jahr hier stattfindet. Es ist ihr liebster in der ganzen Stadt, weil er klein ist und übersichtlich und wundervoll nostalgisch mit seinen Holzschnitzern und Geschichtenerzählern, Glasbläsern und Goldschmieden. Theresa deutet auf die Bronzefigur, die das Dach des Dianapavillons im Zentrum der Gartenanlage krönt.

»Entschuldigen Sie, sorry?« Ehe sie zu einer Erklärung, die Statue betreffend, ansetzen kann, wird sie von einer Frau mit starkem amerikanischem Akzent unterbrochen. »Sie sind so süß! Darf ich ein Foto machen? Sie sind Zwillinge, ja? So ähnlich. So sweet.«

Chrissi starrt die Frau fassungslos an. Sie beide sind zu sprachlos, um zu antworten. Die Fremde nimmt das als Erlaubnis, zückt ihre Kamera und schießt ein paar Fotos. Sekunden vergehen. Sekunden, in denen Theresa und Chrissi nichts anderes machen können, als der Touristin entgeistert nachzustarren. So etwas ist ihnen schon ewig nicht mehr passiert. Wie auch?

»Die hat 'nen Knall«, meint Chrissi.

Theresa blickt an sich herab. Sie beide tragen Jeans und weiße Sneaker. Selbst ihre Oberteile gleichen einander. Ohne sich abgesprochen zu haben, haben sich beide für dünne

Baumwollpullis mit einem einfachen V-Ausschnitt entschieden. Nur dass ihrer dunkelblau ist und der von Chrissi ein paar Töne heller.

Langsam beginnt sie ihren Kopf zu schütteln. Zuerst scheint Chrissi nicht zu verstehen, was sie hat, dann folgt sie Theresas Blick, und auch ihr fällt es auf.

»Ich glaub das nicht.« Ein prustender Laut bricht aus ihr heraus. »Wir sind ein Klischee.«

»Mir ist das gar nicht aufgefallen.« Immer noch schüttelt Theresa den Kopf. Ihre Mundwinkel zucken vor unterdrücktem Lachen. »Wir sind schon den ganzen Tag unterwegs, und mir ist das nicht aufgefallen. Unfassbar, oder?«

»Wir müssen unbedingt ein Foto machen und es Mama schicken. Die hat es nicht mal zu Familienfesten geschafft, uns zu überreden, im Zwillingslook zu gehen.«

»Ich glaub das einfach nicht«, echot Theresa Chrissis Feststellung, dann beißt sie sich auf die Lippe. Genau das hat Chrissi gerade gesagt.

Chrissi entgeht das nicht. Ächzend verdreht sie die Augen. »Also, langsam wird's unheimlich.«

Theresa schüttelt immer noch den Kopf. »Lass uns das mit dem Foto lieber schnell machen. Bevor noch mehr seltsame Sachen passieren.«

Schon hat Chrissi einen Plan. »Super Idee. Fragen wir die Frau von gerade. Die ist uns was schuldig.«

Sie schauen sich um, entdecken die Touristen vielleicht hundert Meter weiter Richtung Arkaden. Gleichzeitig laufen sie los. Theresa erreicht die Touristin als Erste.

»Entschuldigen Sie, könnten Sie vielleicht auch ein Foto für uns machen? Mit unseren Kameras?«

Chrissi hält ihr schon das Handy entgegen. In ihrem Rucksack kramt Theresa nach ihrem Telefon. Die Amerikanerin lacht. Übereifrig stimmt sie zu.

Und so kommt es, dass es nach fast dreißig Jahren ein neues Zwillingsfoto von Chrissi und Theresa gibt. Chrissi hat die Arme um Theresas Taille geschlungen und schmiegt den Kopf in Theresas Halsbeuge, ihr Gesicht ist Theresa zugewendet und die Lippen zu einem Kuss geformt. Theresa weiß nicht so recht, was sie mit ihren Armen machen soll. Kerzengerade steht sie da, und ihr Lachen wirkt halb gequält und halb beseelt, denn aus ihren Augen strahlt pure Wärme.

Niemand, der dieses Foto je sehen wird, wird bezweifeln, dass trotz aller Wunden, die sie einander zugefügt haben, auf diesem Foto Liebe mit im Spiel war. Noch bevor sie München verlassen, gehen sie in einen DM und lassen Abzüge machen. Je einen für Chrissi, einen für Theresa und einen für Helen, die sie gemeinsam mit der Postkarte und ein paar kurzen Grußzeilen an ihre Mutter in Santorin schicken.

Vielleicht haben sie ja doch das eine oder andere gemein.

So versöhnlich der Ausflug nach München geendet hat, Ruhe findet sie in der kommenden Nacht kaum. Ihre Gedanken fahren Karussell, bis die Schlaflosigkeit sie aus dem Bett treibt. Es ist nicht mehr Nacht, aber auch noch nicht Tag. Die Welt vor dem Fenster wirkt wie in kaltem Tee mit zu viel Milch ertränkt. Sie sollte joggen gehen. Seit sie zurück in Moosbrunn ist, hat sie ihr Fitnessregime viel zu sehr vernachlässigt.

Zwischen T-Shirts, zerknitterten Blusen und Jeans geknautscht findet sie im Schrank ihre Sportklamotten. Leggings, T-Shirt, Kopfhörer, fertig. Vor dem Haus macht sie ein paar Aufwärmübungen. Lässt erst ihre Schultern kreisen, dann ihre Arme, schließlich den Kopf. Ihr Körper erinnert sich. Erinnert sich an die Freude, die sie so oft empfindet, wenn sie in den Trott verfällt, bei dem nichts mehr wichtig ist, nur noch der nächste Schritt. Hinter dem Haus hält sie sich grob Richtung Wald, doch statt zwischen die Bäume abzubiegen, nimmt sie einen Weg, der sich am Waldrand entlangschlängelt. Ganz von allein findet ihr Körper einen Rhythmus. Ihr Herz schlägt, ihr Puls pocht. Sie lebt. Immer drei Schritte lang atmet sie aus, dann drei Schritte lang ein. Über den Dächern von Moosbrunn steigt die Sonne auf. Aus Grau, Anthrazit und Braun werden Rot und Grün und Gelb. Alles wirkt so lebendig auf einmal. Das Geräusch ihres Atems vermischt sich mit dem Zwitschern der Vögel. Insekten umschwärmen die Kelche der Wiesenblüten am Wegrand. Frische Furchen durchziehen die Äcker, an denen sie vorbeikommt. Wo jetzt erst zarte, spitze Sprösslinge ihre Köpfe durch die Erde strecken, wird bald schon Mais wachsen, Raps die Felder in ein Meer aus Gelb verwandeln, Hafer und Gerste angebaut werden. Aus Weizen wird irgendwann Mehl, dann Brot, dann Kuchen.

In einem weiten Bogen kommt sie zurück zum Dorf. Jetzt weiß sie, wohin ihre Beine sie getragen haben. Sie muss nur noch einen Zwischenstopp an der Tanke machen.

Ein Strauß frischer Nelken ziert den Grabstein. Es ist einer von denen, die flach auf der Erde liegen, keiner von den stehenden. Stängel und Blätter der Blumen heben sich hübsch von dem hellen Granit ab. Eine Libelle aus Bronze flattert über den Stein, ganz so, als wollte sie sich jeden Moment auf den Blüten niederlassen.

Dem Auge fern, dem Herzen nah steht in geschwungenen Lettern über seinem Namen und den Daten, die versuchen, ein viel zu kurzes Leben in Form zu gießen.

Theresa hat keine Blumen mitgebracht, sondern eine Tüte Brause-Ufos. Dafür musste sie zur Tankstelle. Groß darüber nachgedacht hat sie nicht.

Es ist Zeit, denkt sie jetzt, als sie sich bückt, um ein paar tote Blätter von dem Gedenkstein zu fegen und die Spitztüte abzulegen. Langsam richtet sie sich wieder auf. Sie wartet auf den Schmerz, wartet auf Trauer oder Verzweiflung oder zumindest ein Gefühl unerträglichen Verlusts, doch da ist ... nichts. Nur ihr Atem, der ein wenig zu schnell und stoßweise die Lungen dehnt und sie wieder verlässt. Noch einmal liest sie die Inschrift: »Dem Herzen so nah«, murmelt sie und fühlt hin, an die Stelle, wo sie ihr Herz vermutet.

Immer noch nichts. Nur diese Leere, wo eigentlich Erinnerungen sein sollten. Liebe. So ein großes Wort. So viel, was dieses eine Gefühl uns schenken, was es alles heilen soll. Was sagt es über sie, dass da keine Liebe ist hinter ihrer Brust? Nur Vakuum.

Sie schließt die Augen. Versucht, sich die Dinge vor Augen zu rufen, von denen Chrissi gesprochen hat. Anselms Stimme. Sein Gesicht. Sein Lachen. Alles, was sie visualisieren kann, sind die wenigen Fotos, die es von ihnen als Familie gibt. Als Papa noch da war. Als Anselm noch da war. Als Mama noch nicht alle Hoffnung aufgegeben hatte.

»Komm schon«, flüstert sie sich zu. »Mach schon, da muss was sein.« Aus den Lücken zwischen den Grabsteinen kriechen Geister auf sie zu.

Oma Rosi am offenen Grab, der Pfarrer in der schwarzen Soutane. Mama, die kerzengerade dasteht. Unnahbar. Unantastbar. Immer näher kommen die Geister, doch der eine, auf den sie wartet, der eine, für den sie Brause-Ufos an der Tanke gekauft hat und den sie vermisst, ohne es sich einzugestehen, bleibt fern. Sie geht zurück in den Gedanken. Blendet den Friedhof aus, die anderen Gräber, den Geruch nach Schnittblumen und müdem Gras. Die Geister ziehen sich zurück. Vor sie schiebt sich ein neues Bild. Ein Zimmer tief in den Eingeweiden eines Krankenhauses. Weiße Wände, weißer Boden. Ein Bett aus Fichtenholz. Ein Engel aus Stein auf einem schlichten Nachttisch. Eine einzelne Rose.

Selbst in ihrer Erinnerung wagt sie nicht, ihren Blick weiterschweifen zu lassen. Sie ballt die Hände zur Faust. So hat sie es auch damals gemacht.

»Ihr müsst keine Angst haben«, sagt die Seelsorgerin vom Krankenhaus. An ihre Stimme kann sich Theresa noch ganz genau erinnern. Es ist nicht fair.

Langsam, ganz langsam schaut sie nun von der Wand mit der Winterlandschaft zu dem Bett und weiter zu ihrem Bruder. Sie muss blinzeln. Damals wie heute.

Das ist nicht Anselm dort zwischen den Laken. Das ist nicht ihr kleiner Bruder. Seine Haut ist fahl und gelblich. Sein Mund steht einen Spalt offen, die Zähne sichtbar zwischen den schlaffen Lippen. Blaue Flecken zieren seine Arme und Finger. Die Haare sehen strohig aus. Hart und unnatürlich. Leblos. Weil der Körper in diesem Bett tot ist. Kein Fünkchen Leben ist mehr in ihm. Die blauen Flecken und der gelbe Hautton beweisen, dass in der Hülle schon der Verwesungsprozess angefangen hat. Selbst die Rose auf dem Nachttisch ist lebendiger.

Ihr wird schlecht. Sie rennt. Dass sie das Reich der Erinnerungen verlassen hat, begreift sie erst, als das Friedhofstor krachend hinter ihr zufällt. Sie kann nicht aufhören zu rennen, doch dem Bild, das sich jetzt in ihrem Kopf festgesetzt hat, entkommt sie so nicht. Warum hat sie das getan? Warum hat sie nicht an dem Nichts festgehalten, das zwar traurig war und leer, aber auch sicher?

Immer weiter rennt sie, den Hügel hinab, hinein in den Wald. Ihr Wald. Ihr Zuhause. Er empfängt sie mit Dunkelheit, Blätterknistern und dem säuerlichen Geruch frischer Erde. Moorbirkenzweige klatschen ihr ins Gesicht, als sie sich vom Hauptweg ins Unterholz schlägt. Unter dem Saum der Jeans zerkratzen Brombeerzweige ihre Fesseln. Einmal verfängt sich ihr Fuß in einer Bodenranke. Sie stolpert, fängt sich mit den Händen ab. Winzige Stacheln bohren sich in ihre Handflächen, gekühlt von der Feuchtigkeit des Bodens. Auf und ab führt sie das Terrain, kein Weg in der Natur ist gerade. Sie verlangsamt ihren Schritt. Immer tiefer sinken ihre Füße in den feuchten Erdboden ein. Das Moor heißt sie willkommen. Der Ort, an dem Erinnerungen ewig währen. Die guten wie die schlechten. Dieser Ort, der sie hält und tröstet und Sicherheit gibt. Er ist der Vater, den sie nie wirklich hatte. Er ist die Mutter, die unerschütterlich ist, wie sie es sich von ihrer Mutter manchmal gewünscht hätte.

Anselms Mund einen Spaltbreit offen, blaue Flecken auf gelber Haut. Sie will schreien, aber kann nicht. Sie muss weiterlaufen, weg von diesem Bild. Weg von einer Erinnerung, die sie nicht haben will. Manchmal muss sie die Hände zu Hilfe nehmen, weil die Bäume so dicht stehen. Muss Äste und Zweige auseinanderdrücken, sich ducken und winden und zwängen. Wie ein Kind bei der Geburt, geht es ihr durch den Kopf. Mutter Erde. Mutter Wald.

Sie folgt einem Wildpfad, und plötzlich steht sie am Rand einer Lichtung, deren Mitte ein Tümpel bildet. Das Wasser schwarz wie Tinte. Nur die Spitzen von Gräsern durchbrechen den Spiegel aus Dunkelheit.

In ein paar Jahrtausenden wird hier ein Moor sein. Die Gräser werden sterben und sich auf dem Grund des Teiches ablegen. Tote Blätter werden auf die Wasseroberfläche segeln und auf den Boden sinken, konserviert für die Ewigkeit. Tränen, die in dieses Wasser fallen, werden nicht verdunsten, sie werden zu einem Teil von etwas, das für immer besteht. Was das Leben dem Moor anvertraut, wird wieder Leben werden. Anders, aber nicht verloren.

Wie ein unsichtbarer Magnet zieht auf einmal Sehnsucht an ihr. Sie tritt sich die Sneaker von den Füßen. Mehr Vernunft gibt es in ihrem Hirn nicht mehr. In diesem Kopf, auf den sie immer so stolz war, weil er fähig ist zu denken, eigene Schlüsse zu ziehen, Emotionen als solche zu erkennen und zu einer Rolle als Ratgeber zu degradieren. Als Ratgeber sind sie zu gebrauchen. Als Entscheidungsträger nicht.

Mit nackten Füßen watet sie ins Wasser. Unter ihren Sohlen glibbert Schlamm, zieht sie in seine Umarmung. Die Kälte registriert sie, doch erst als sie sich ganz in sie fallen lässt, prügelt sie ihr den Atem aus den Lungen. Wie eine Faust schließt sie sich beim Untertauchen um Theresas Kopf. Moorwasser dringt zwischen ihre geschlossenen Lippen, füllt ihren Gaumen mit saurer Fäulnis. Ihre Kleidung zieht sie an den Grund des Tümpels. Sie lässt es zu, geht in die Hocke und lässt sich auf den Boden sinken, zu den Blättern und Nadeln und verendeten Kleinsttieren, spürt der Kälte nach, dem Morast zwischen den Fingern, in ihren Haaren, auf der Kopfhaut. Ihr geht die Luft aus, die Lungen schreien nach Sauerstoff. Den gibt es hier unten nicht. In der vollkommenen Schwärze. Im kalten, stinkenden Nass, das allumfassender ist, mächtiger als jeder Schmerz. Nur wer lebt, kann leiden. Im Moor gibt es keinen Sauerstoff. Deshalb kann es bewahren, was andernorts vergeht.

Irgendwann muss sie auftauchen. Sie stößt sich vom Boden ab, richtet sich auf. Mit klappernden Zähnen, Schlamm im Haar und auf der Haut kriecht sie zum Ufer. Alles tut weh. Alles ist widerlich, klebrig und unangenehm. Ihr ist schrecklich kalt. Ihr Herz kämpft gegen die Kälte an, hämmert von innen gegen ihre Rippen, als wollte es sie brechen. Sie lebt. Sie spürt. Und sie hört Anselms Lachen wieder. Sieht sein Gesicht vor sich, mit Wangen, die vom Lachen verzerrt sind. Hört ihn glucksen und kichern und sich vor lauter Lachen theatralisch auf dem Boden kugeln, während er meint: »Resi, du hast 'nen Knall.«

2005 – HELEN

Am Schwarzen Brett des Elternhauses hängen diverse Informationsflyer. Von Selbsthilfegruppen über Aufklärungsbroschüren der BZgA bis zu Angeboten für die Freizeitgestaltung ist alles dabei. Mittlerweile wohnt Helen zum dritten Mal im Elternhaus. Im Vergleich zu den quietschenden Klappbetten auf Station ist das in puncto Bequemlichkeit ein echter Fortschritt. Auch, dass sie nicht mehr zigmal in der Nacht geweckt wird, weil eine Nachtschwester ins Zimmer kommt, um irgendwas an den Monitoren zu überprüfen, ist ein Vorteil. Anselm ist jetzt acht Jahre alt. Es gibt kleinere Kinder auf Station, die ihre Mamas dringender Tag und Nacht um sich brauchen, das sieht sie ein. Vor allem die, für deren ganze Familien dies eine Ausnahmesituation ist. Für Anselm und sie ist die 3a mittlerweile ein zweites Zuhause. Sie kennen die Schwestern, Ärztinnen und Sozialarbeiter der Station. Einige von ihnen fühlen sich an wie echte Freundinnen. Oft sind es reine Routineuntersuchungen, die sie nach München bringen. So wie dieses Mal. Lungenfunktionsmessung, Einstellung der Medikamente, intravenöse Antibiotikatherapie. Ihr Kleiner ist längst ein Profi darin, sich den Arm zerstechen zu lassen und in ein Röhrchen zu pusten. Tränen, wie bei anderen Achtjährigen, gibt es bei solchen Kleinigkeiten nicht mehr. Überhaupt waren die letzten drei Jahre gute

Jahre. Trotz aller Vorbehalte, die sie anfangs gequält haben, hatte Anke mit ihrem Vorschlag eines neuen Aufgabengebiets in der Agentur den richtigen Riecher. Die reduzierten Stunden tun Helen gut, und auch, dass sie nicht mehr so viel Verantwortung im Job trägt. Dank Physio und der neuen Medikamente kann Anselm relativ regelmäßig in die Schule gehen. Beim letzten Zeugnis hat er zum ersten Mal Noten bekommen, und es war kein Fünfer dabei. Für andere Zweitklässler mag das kein großer Erfolg sein. Für ihren Kleinen, der so oft fehlt und neben Lesen, Schreiben und Rechnen auch lernen muss, wie er seine Lungen schützt, wie er Tabletten schluckt oder einen Inhalator vorbereitet, findet sie das großartig. Wenn er jetzt noch ein paar mehr Freunde in der Klasse hätte, wäre sie, was das angeht, wunschlos glücklich. Kinder sind schlecht darin, Andersartigkeit zu akzeptieren. Die Jungs hänseln Anselm, weil er beim Sportunterricht nicht mitmachen kann und beim Toben auf dem Schulhof nach ein paar Schritten außer Atem ist. Die Mädchen finden es eklig, wenn er zähen Schleim aushustet, und lachen ihn aus, wenn er in einer Stunde fünfmal aufs Klo muss. Im Krankenhaus ist das anders. Da bastelt und spielt und lacht er mit seinesgleichen. Nicht alle Kinder auf der 3a haben CF. Aishe wartet auf eine Spenderniere, Jule hat einen Immundefekt, Betti Morbus Crohn. Was sie verbindet, sind Erfahrungen, die gesunden Kindern fehlen. Im Spielzimmer lacht niemand, wenn einer mitten im Spiel einschläft, wenn ein Spiel unterbrochen werden muss, weil der Infusomat klingelt, oder die beste Freundin eine Verabredung nicht einhält, weil sie sich von einem Tag auf den anderen plötzlich nicht mehr so gut fühlt. Immer öfter kommt es jetzt vor, dass Anselm ihr nur zuwinkt, wenn sie morgens aus dem Elternhaus auf Station kommt und meint: »Hi, Mama – tschau, Mama, wir sind beschäftigt.« Manchmal flitzt er dann mittags zu ihr in die Elternküche und hält ihr eine Bastelarbeit entgegen. Ihren Schlüsselanhänger ziert seit einigen Monaten ein winziges Krokodil aus auf Draht gefädelten Glasperlchen. Im Wohnzimmer zu Hause hängen unzählige von Anselms Zeichnungen. So ist ihr Bruder auch bei ihnen, wenn Resi und Chrissi mal wieder allein zurechtkommen müssen.

Sie sind so schnell erwachsen geworden, die beiden. Dreizehn Jahre alt sind sie jetzt, und alles, was Helen je über die Pubertät gelesen hat, trifft auf die beiden nicht zu. Weder sind sie zickig noch rebellisch oder testen ihre Grenzen aus. Helen kann sich auf sie verlassen, auch wenn sie mit Anselm in München ist. Selbst Rosi hat eingesehen, dass es keine Kindesvernachlässigung ist, wenn sie Resi und Chrissi immer wieder für ein paar Tage die Verantwortung für sich überträgt, sonst wäre sie ja kaum vor einem Jahr aus Moosbrunn weggezogen. Das, oder Rosi nimmt an, Helen und die Mädchen seien nicht mehr ihre Verantwortung, jetzt, wo Basti und sie auch offiziell geschieden sind. Die Scheidung selbst war eine Formalität. Basti und sie mussten nicht mal persönlich vor Gericht erscheinen, das haben alles ihre Anwälte geregelt. Getrennt waren sie ja schon viel länger. Im Grunde schon, bevor Basti seine Drohung wahr gemacht und sich auf einem seiner Montageeinsätze einfach eine neue Familie gesucht hat. Zwei Töchter hat Carina, seine Neue, in die Beziehung mitgebracht, der gemeinsame Sohn war bei Helens und Bastis Scheidung zweieinhalb. Dass Basti sie und die Mädchen verlassen hat, das hat sie weder überrascht noch besonders verletzt. Doch dass er mit Carina einen anderen Sohn hat, einen gesunden, strahlenden, fitten kleinen Jungen, mit dem ihr Ex all die Träume einer Vater-Sohn-Beziehung verwirklichen kann, auf die er mit Anselm verzichten musste, das hat ihr schon ins Herz geschnitten. Deshalb hat sie Bastis halbherzige Versuche, mit Chrissi und Resi Kontakt zu halten, nicht unterstützt. Als sie noch ein Paar waren, hat er sich schließlich auch nicht groß um die Mädels gekümmert, und zweimal im Jahr eine Postkarte kann man wohl kaum als echte Bemühung ansehen. Nein, Helen braucht weder Basti noch Rosi. Christina, Theresa und sie schaffen das schon. Sie drei, sie sind ein eingespieltes Team.

Wären da nur nicht die anderen Dinge, die zu einem Krankenhausaufenthalt gehören. Visiten und Arztgespräche. Zwei Wörter, die, wenn es nach ihr ginge, komplett aus dem Wörterbuch verbannt werden sollten. Fast immer sind sie mit jeder Menge Warterei und Fachbegriffen verbunden, von denen auch nach so vielen Jahren einige immer noch über Helens Kopf hinwegrauschen. Jedes Mal, wenn sie glaubt, jetzt den Jargon zu beherrschen, kommen neue hinzu. In diesen Momenten wünscht sie sich dann doch einen Partner herbei. Jemand Erwachsenen, der neben ihr sitzt, ihre Hand hält und vor allem mit hinhört. Damit sie nicht allein ist mit den ganzen Fachbegriffen und Informationen und sie ein Stück von der Verantwortung abgeben kann, die fast jedes dieser Arztgespräche mit sich bringt. Woher soll sie denn wissen, was das Beste für ihren Sohn ist? Sie ist Mediengestalterin, keine Ärztin. Und doch ist es am Ende ihre Unterschrift, die entscheidet. Über einen Eingriff, eine Medikation, eine neue Therapie. Darüber, ob etwas nicht zu tun gefährlicher ist, als es zu probieren. Ihre Unterschrift entscheidet über Leben und Tod. Ein paar Jahre noch, dann kann sie vielleicht Resi zu den wichtigsten Gesprächen mitnehmen. Die ist gut in solchen Dingen. Sie sieht sie förmlich vor sich. Kerzengerade am Schreibtisch vom Oberarzt sitzend, ein Notizbuch auf den Knien, den gespitzten Bleistift bereit, um alles mitzuschreiben, was gesagt wird. Helen lächelt. Ja, das wäre schön. Vielleicht sollte sie Resi fragen, was sie von der Idee hält, wenn Anselm und sie wieder zu Hause sind. Mit dreizehn ist man doch schon reif genug für so was, oder? Vor allem, wenn man eine frühreife, hochbegabte, verantwortungsvolle Dreizehnjährige ist.

»Und, was gefunden?«

Helen zuckt zusammen. Wie lange hat sie auf das Schwarze Brett gestarrt, ohne sich dessen wirklich bewusst zu sein? An ihrem Gesicht vorbei greift eine Hand nach einem der Flyer.

»Therapeutisches Töpfern«, liest Laura vor. Wie Helen ist Laura Stammgast im Elternhaus. Ihre Tochter Mia ist nach einer schweren Geburt mehrfach behindert. Wenn sie nicht gerade mit Mia im Krankenhaus ist, kämpft Laura sich mit Pflegekräften, Sozialarbeitern und engagierten Freiwilligen durch den Alltag. Ihre Geschichte gleicht der von so vielen, die Helen in den letzten Jahren gehört hat. Ihrer eigenen auch, wenn sie ehrlich ist, aber das will sie lieber nicht wahrhaben. Scheidung, Arbeitslosigkeit, der tägliche Kampf mit Formularen, um Hilfen zu beantragen, sei es im Alltag oder um die wenige Freizeit, die man hat, erträglicher zu gestalten. So im Großen und Ganzen geht es Helen noch ganz gut. Wahrscheinlich, weil sie auf dem Dorf wohnt, wo man aufeinander achtet, und weil sie zwei große Geschwistermädchen hat, die von Anfang an alles dafür getan haben, ihr das Leben nicht noch schwerer zu machen.

»Warum denken die eigentlich, alles, was wir machen wollen, ist, über unser Leben zu reden? Als wär es so nicht schon anstrengend genug. Ich hab unsere Situation als Tatsache geschluckt. Ich muss das nicht ständig noch mal hervorwürgen und auf den Brocken rumkauen.«

Helen verzieht das Gesicht. Ziemlich eklig, dieser Vergleich. Aber auch ziemlich korrekt.

Laura will den Flyer zurück an die Pinnwand stecken, aber Helen hält sie auf, nimmt ihr das Faltblatt ab. Irgendwas daran spricht sie an. Nicht die Porträts zufrieden grinsender

Kursteilnehmerinnen, die mit ziemlicher Wahrscheinlichkeit alle keine überforderten Mütter sind, sondern irgendwelche Personen aus einer Bilddatenbank. Und auch nicht die Farben: der sonnengelbe Hintergrund, das strahlende Waldgrün, Azurblau und Feuerwehrrot der Schrift. Das und die Typo erinnern sie eher an Pippi Langstrumpf als an ein Atelier, in dem man vor der Welt abtauchen kann. Aber neben dem Kitsch zeigt der Flyer auch Bilder von Händen in feuchtem Ton, von Kunstwerken, die sich weder Schönheit verpflichtet fühlen noch einer Zweckmäßigkeit. Auch die Farben sind hier viel ansprechender. Glänzendes Braun und Anthrazittöne, fließendes Pastell, erdiges Beige und Grau.

»Warum probieren wir es nicht aus?« Auf der letzten Seite stehen die Termine der offenen Kurse. »Wir könnten sofort heute Nachmittag hin.«

Laura schaut sie mit gerunzelter Stirn an. »Nee, lass mal, ich bin nicht so der kreative Typ.«

Aber Helen ist es. Oder zumindest war sie es. Vorher. Deswegen hat sie sich ja zu einer Ausbildung als Mediengestalterin entschieden.

»Okay. Mal gucken. Vielleicht gehe ich allein. Jetzt ist sowieso erst mal Anselm dran.«

»Wir sehen uns.«

Helen steckt den Flyer ein. Den ganzen Vormittag über, während sie mit Anselm spielt, mit anderen Müttern in der Elternküche eine Tasse Früchtetee nach der anderen trinkt und zum Mittagessen in der Kantine einen Teller zerkochten Blumenkohl in weißer Pampe mit vollkommen geschmacklosen Kartoffeln herunterwürgt, geht ihr der Kurs nicht mehr aus dem Kopf. Die Bilder. Die Hände. Die Kunst, die aus Schmerz entstehen kann.

Und so sind es am Nachmittag wirklich ihre Hände, die sich in den feuchten Ton wühlen. Ihre Wut, die durch die kleine Töpferwerkstatt hallt, als sie das Material auf die Arbeitsplatte schlägt, um die Luftbläschen zu entfernen. So lange haben diese Hände darauf gewartet, wieder etwas schaffen zu können. Zwei Stunden lang nicht helfen. Nicht pflegen, organisieren, nicht für andere da sein, sondern nur für Helen. Der Ton gräbt sich unter ihre Fingernägel, quillt zwischen ihren Fingern hindurch. Sie formt ihn zu einem starken Turm, zu schmiegsamen Kuhlen, zu einer Höhle für ihre Angst. Die Werkstatt ist in einer Gründerzeitvilla, mit der U-Bahn circa eine Viertelstunde von der Klinik entfernt. Durch die geöffneten Fenster dringt das Rauschen der Stadt, doch im Hinterhof picken ein paar Hühner nach Insekten, und der Duft nach Lindenblüten vermischt sich mit dem erdigen Aroma des Tons. Nie war der Alltag weiter weg.

Was sie schafft, ist nicht schön oder nützlich. Es ist keine Vase oder Schale oder Ähnliches. Die Kursleiterin erklärt ihr die Technik, aber sie greift nicht ein, als nach und nach unter Helens Fingern eine Skulptur entsteht. Auf einer unebenen Oberfläche platziert sie eine Figur, deren Körper nur angedeutet ist. Asymmetrisch verdreht strecken sich die Arme ins Nichts. Der Kopf ist zu groß und nach vorne geneigt. Aufgerissene Augen und zum O geformte Lippen deuten einen stummen Schrei an. Arme und Beine sind zu lang für den Körper, nichts scheint zusammenzupassen. An manchen Stellen ist der Ton rau, an anderen streicht Helen die Oberfläche so glatt es nur geht. Immer wieder fügt sie ihrer Arbeit mit Schlingenwerkzeugen, Töpfermessern und Modelierstäben neue Kanten und Hiebe zu, nur um sie anschließend mit einem feuchten Schwamm zu glätten. Die zwei Stunden vergehen wie im Flug. Sie könnte noch ewig weitermachen. Dreimal klingelt ihr Handy während des Kurses. Sie kann nicht drangehen, ihre Finger sind voller Ton, und zum ersten Mal seit gefühlt immer hat sie kein schlechtes Gewissen, für eine kurze Zeit nicht erreichbar zu sein. Die Zeit im Atelier gehört ihr. Sie hat sie sich verdient.

Weder die Kursleiterin noch die anderen Teilnehmerinnen bewerten die Arbeiten – das ist eine der wenigen Regeln in dem Kurs. Sie beschreiben, was sie sehen, wer will, kann erzählen, welche Gedanken oder Gefühle die Arbeit begleitet haben. Helen will nicht. Sie will nur sein. In diesem geschützten Raum, der nicht zu ihrer Welt zu gehören scheint.

Als sie sich wieder auf den Rückweg ins Krankenhaus macht, klebt immer noch Ton unter ihren Fingernägeln. In der U-Bahn prüft sie ihr Handy. Die Anrufe kamen vom Festnetz zu Hause. Eine neue Nachricht ist auf der Mailbox.

»Hey, Mama.« Resis Stimme klingt fröhlich. Ein bisschen zu fröhlich vielleicht. »Ich wollte dir nur Bescheid geben, dass Chrissi heute von einer Biene gestochen wurde. Das Bein ist dick und rot geworden, und sie hat überall am Körper Pusteln bekommen. Zum Glück war sie gerade bei Anni zu Hause. Die waren wohl im Garten, als es passiert ist, und Annis Mama hat Chrissi dann zum Doktor Renner gefahren. Der kennt uns ja, da war das kein Problem, dass du nicht da warst. Chrissi hat eine Spritze bekommen und Tropfen, die sie jetzt noch zwei Tage lang nehmen soll. Ach, und der Renner meinte, jemand sollte sie in den nächsten Stunden im Auge behalten, also ist sie bei Anni geblieben. Du siehst, du musst dir keine Sorgen machen. Hab dich lieb. Bis bald.«

»Ende der Nachricht«, verkündet die Mailbox. Helen speichert die Aufnahme. Für das nächste Mal, wenn sie wieder zweifelt, ob sie genug tut, um allen, die es verdienen, gerecht zu werden. Resi hätte kaum so unbeschwert geklungen, wenn sie wirklich besorgt gewesen wäre. Zu Hause ist alles in Ordnung. Die Stimme in ihrem Hinterkopf, die ihr widersprechen will, ist kaum hörbar. Helen hat sie in den Ton geprügelt und zu abstrakter Hässlichkeit geformt. Chrissi hatte nur einen Bienenstich. In zwei Tagen kann Helen wieder zum Töpfern gehen.

HEUTE – THERESA

Es beginnt mit einer verstopften Nase. Bis zum Morgen gesellen sich Fieber, Gliederschmerzen und hämmernde Kopfschmerzen dazu. Das Klingeln des Weckers jagt Nadeln in Theresas geschlossene Augenlider. Ihre Zunge ist staubtrocken und hängt wie ein Fremdkörper in ihrem Mund. Sie schmatzt ein paarmal, versucht zu schlucken, doch scheitert an den geschwollenen Lymphknoten in ihrer Kehle.

Irgendwie gelingt es ihr, den Wecker auszuschalten.

Wenigstens war sie gestern nach ihrem Bad im Moor klug genug, am Abend eine Flasche Wasser neben das Bett zu stellen. Gierig trinkt sie ein paar Schlucke. Das Kratzen in der Kehle bleibt. Sicher hat sie den schlimmsten Atem in der Geschichte.

Nur noch fünf Minuten. Wenn sie nur noch mal kurz die Augen schließt, geht es bestimmt gleich besser. Sie muss ins Museum. Ausgerechnet für heute hat sie einen Termin mit einem Heimatforscher ausgemacht. Zusammen wollen sie überlegen, welche Legenden und Mythen sich in den Erlebnispfad integrieren lassen. Momentan wäre Überlegen nicht drin. Ihr Kopf ist in Streik getreten, alles, was ihm noch gelingt, ist ein hämmerndes Pochen. Bestimmt geht es gleich besser. Gleich.

Das nächste Mal wacht sie vom Klingeln des Handys auf.

Zuerst meint sie, dass es wieder der Wecker ist, dann erkennt sie den Klingelton. Blind tastet sie nach dem Gerät. Selbst durch halb geschlossene Augenlider erkennt sie die Zeitanzeige. Kurz vor elf. Mist. Sie nimmt den Anruf an und krächzt ein »Ja?« in die Leitung.

Es ist David. »Theresa? Ist alles klar bei dir? In zwei Stunden kommt dein Termin, und von dir keine Spur. Das passt gar nicht zu dir, deshalb wollte ich nachfragen, ob alles in Ordnung ist.«

Zu viele Worte. Viel zu viele Worte. Sie setzt sich auf, bereut es aber sofort wieder. Ihr ist schwindelig. Und schon wieder ist ihr Mund so trocken. »Geht so. Ich …« Sie röchelt heiser. »Ich bin gleich da. Hab verschlafen. Sorry.« Ihre Entschuldigung erstickt in einem Hustenanfall.

»Oh, das glaube ich ganz sicher nicht. Du klingst fürchterlich. Behalt deine Viren lieber bei dir und bleib zu Hause, bevor du den halben Bayerischen Wald ansteckst. Ich sag den Termin für dich ab. Schickst du mir die Telefonnummer von dem Herrn?«

»Post-it. Auf meinem Bildschirm.«

»Alles klar.« Pause. Irgendwoher muss Theresa jetzt die Kraft nehmen, das Telefonat zu beenden und das Handy wieder wegzulegen.

»Und, Theresa?«

»Hm?«

»Gute Besserung. Ich guck in der Mittagspause bei dir vorbei.« Ganz wunderbar. Genau so will sie sich vor David zeigen. Sie hat eine gute Vorstellung davon, wie sie aussieht: fiebernasses Haar, geschwollene Nase, fleckige Haut. Doch Protest bedeutet Anstrengung, und dazu kann sie sich nicht aufraffen. Also würgt sie nur ein »Okay« hervor und wartet darauf, dass David auflegt und die Verbindung automatisch unterbrochen wird.

Sofort fällt sie zurück in den Schlaf. Sie träumt von Geistern im Moor, von weißen Frauen und dem Teufel, dessen Huf im Bodengitter vor der Haustür stecken bleibt. Erst rüttelt er an der Tür, dann an ihrer Schulter.

Sie reißt die Augen auf. Schützend schlägt sie die Hände vor ihren Körper. Zu langsam formt sich die Fratze des Teufels zum Gesicht ihrer Schwester.

Sie zieht sich die Decke über den Kopf. »Ich dachte, du wärst der Teufel.«

»Und ich dachte, wir würden uns jetzt wieder besser verstehen.« Chrissi zupft an Theresas Bettdecke. »Ich hab dir Hühnerbrühe und Ibuprofen gebracht. Meine Familie schwört auf die Mischung. Ich sag dir, damit vertreibt man auch den schlimmsten Katarrh.«

»Woher weißt du …?«

»Korbi hat mich angerufen. Er und dieser David sind voller Mitleid für deinen erbärmlichen Zustand. Eigentlich wollten sie beide kommen, aber vor dieser Invasion habe ich dich bewahrt. Das Wichtigste zum Heilen ist Ruhe, und ich liebe meinen Sohn, aber ruhig ist er nun wirklich nicht.«

Chrissi auch nicht. Wie ein Feldwebel übernimmt sie das Regime in Theresas Krankenkammer. Sie sucht ein sauberes Nachthemd aus Theresas Kleiderschrank und schickt sie in die Dusche. Bis sie zurückkommt, hat Chrissi das Bett frisch bezogen, das Schlafzimmer durchgelüftet und die Hühnersuppe erwärmt. Der heimelige Duft vertreibt den Mief der nassen Klamotten, mit denen sie gestern im Moor war.

»Wenn du den Teller leer isst, spendier ich noch eine Runde Nasenspray.«

»Sollte ich das nicht lieber vorher nehmen?«

»Ja, du hast recht.« Aus einem Jutebeutel zaubert sie eine noch ungeöffnete Packung Nasenspray zutage. »Mit den Tabletten solltest du aber wirklich warten, bis du was im Magen hast. Bauchweh brauchst du nicht auch noch zu dieser Erkältung. Wo hast du dir die eigentlich eingefangen? In München ging es dir doch noch gut.«

»Ich war im Moor baden.«

»Du warst … egal. Jetzt ist erst mal wichtig, dass du wieder gesund wirst.«

Bis Theresa ihren Suppenteller geleert hat, lässt Chrissi sie in Ruhe, dann scheucht sie sie zurück ins Bett, macht ihr Wadenwickel und steckt die Bettdecke um ihren Körper fest.

»Willst du irgendwas gucken? Ich hab auch einen Laptop dabei. Ich schätze, für einen Ausflug auf die Couch bist du noch nicht fit genug?«

»Hm.« Theresas Magen ist voll. Sie fühlt sich sicher und warm und umsorgt. Eine Entscheidung, und sei sie noch so klein, will sie nicht treffen. Leise seufzend schließt sie die Augen. »Du bist da wirklich gut drin, weißt du?«

»Was meinst du?«

»Im Bemuttern. Mir hat noch nie jemand Wadenwickel und Hühnersuppe gemacht. Wo hast du das gelernt?«

»Bei Lisa und Franzi und Anni zu Hause. Später von Lukas' Mutter. Jedenfalls nicht von Mama.« Sie lacht ein bisschen. »Früher, wenn ich bei meinen Freundinnen war, wollte ich immer auch so eine Abendbrotfamilie haben. So eine mit Servietten und zusammenpassenden Gläsern, wo sich am Anfang vom Essen alle an der Hand nehmen und irgendeinen blöden Spruch aufsagen. Ich hab mir eingeredet, dass ich das spießig und peinlich finde, aber im Grunde habe ich mir das auch gewünscht.«

»Du hast dir deinen Traum erfüllt.«

»Ja.«

»Ich weiß nicht, wovon ich träume.«

»Du wirst es herausfinden.« Zärtlich streicht sie ihr eine

verschwitzte Haarsträhne aus der Stirn. »Vielleicht suchst du das nächste Mal nur nicht am Grund des Moors danach.«

»In Ordnung.« Theresa dreht sich auf die Seite. Selbst als ihre Augen wieder zufallen und sie in erschöpften Schlaf fällt, spürt sie Chrissis Präsenz an ihrem Bett. Obwohl das Fieber noch mal ansteigt, träumt sie diesmal nicht von bösen Geistern. Ihre Schwester hält sie von ihrer Bettkante fern.

Hühnersuppe, Liebe und Wadenwickel zeigen schon am zweiten Tag ihre Wirkung. An Tag drei fühlt Theresa sich gesund genug, um zurück ins Museum zu gehen. Korbi und David begrüßen sie, als wäre sie vom Totenbett auferstanden, und ein klein wenig fühlt sie sich auch so. Nicht von ihrem eigenen Totenbett, sondern dem, das sie viel zu lange mit sich herumgetragen hat. Im Moor hat sie gelassen, was sie selbst nicht mehr tragen konnte. Wie Blätter auf dem Grund des Wassers liegen nun auch Erinnerungen dort. Gute und schlechte. Nicht vergessen, aber verwahrt.

»Wie gut, dass es dir wieder besser geht.« Korbi will sie gar nicht loslassen. Er hängt an ihrem Hals wie ein Koalajunges. »Kannst du dich an die Tierskizzen erinnern, die ich am Anfang hier mal gemacht habe?«

Mit sachtem Druck löst sie seine Umarmung. »Klar. So sind wir auf den Unterschied zwischen Fröschen und Kröten gekommen.«

»Ich hab die geschnitzt.« Halb verlegen zuckt er mit den Schultern. »Also, zumindest habe ich es probiert. David gefallen sie.« Jetzt hellt seine Miene sich wieder auf. »Er meint, wir könnten sie sogar in das Waldexponat stellen. Willst du sie sehen?«

»Auf jeden Fall.«

»Vielleicht lässt du Theresa aber erst mal richtig ankommen.« David spricht aus, was sie sich gedacht hat. Hinter

Korbis Rücken wirft sie ihm einen dankbaren Blick zu. David erwidert ihn. Der Geist eines Lächelns spielt um seine Lippen. Mehr braucht es nicht.

»Okay. Ich komm dann nachher zu dir runter ins Büro. Viel Spaß in deinem Kabuff.«

»Ja, danke.« Kopfschüttelnd schaut sie Korbi nach. Drei Tage, und sie hat ihn vermisst. Die Bitterkeit vom Anfang ist verschwunden. Wie ein Wirbelwind ist Korbi in ihr Leben geweht, doch wie ein Baum hat er dort Wurzeln geschlagen.

Im Büro warten jede Menge ungelesene Mails auf sie. Systematisch geht sie sie durch. Besonders freut sie sich über die Genehmigung für die Anlage eines Bohlenpfads über einen Teil des Kernmoors, das bisher nicht von Unbefugten betreten werden darf. Eine Journalistin hat sie angeschrieben und lädt sie als Gast zu einem Podcast ein. Ihre Doktormutter fragt nach Messdaten, die Theresa noch nicht zusammengetragen hat. Relativ weit unten dann eine Mail von dem Labor, das die Genanalyse der Froschproben vorgenommen hat. Das Anschreiben überfliegt sie nur. *Sehr geehrte Frau Radinger, anbei blabla … Anzahl der Proben blabla … verwendete Analysemethode blabla … kommen wir zu dem Ergebnis: keine Übereinstimmung.*

Verdammt. Sie verkleinert die Anzeige auf dem Bildschirm, will nicht weiter auf die beiden Worte starren, die sich anfühlen wie ein Urteil.

Sie muss es Korbi sagen.

Wie von ihren Gedanken gerufen, kommt er gerade da ins Büro. In der Hand hält er eine Schnitzarbeit. Einen perfekt ausgearbeiteten Moorfrosch. Die Proportionen sind makellos, die Glieder filigran gearbeitet, selbst die Hautfalten auf dem Rücken hat er bedacht. Er muss Stunden damit zugebracht haben, die Oberfläche des Holzes zu polieren, sie hat einen beinah feuchten Schein.

Er stellt die Figur vor sie auf den Schreibtisch. Beim genaueren Hinsehen bemerkt sie, dass das Holz nicht eine Farbe hat, sondern dunkle und hellere Holzsorten ein Muster bilden, so wie es beim echten Moorfrosch auch der Fall ist. Ehrfürchtig fährt sie mit dem Finger die Maserung nach.

»Das sind Intarsien«, erklärt er. »Papa hat mir geholfen. Wir haben Walnuss und Ahorn genommen. Walnuss hat diesen schönen dunklen Ton, Ahorn ist das Hellere.«

»Das …« Sie muss schlucken. »Das ist wirklich wunderschön. Kein Wunder, dass David den Frosch in die Ausstellung integrieren will.«

»Am liebsten hätte ich ihn in der blauen Färbung gezeigt.« Er verzieht den Mund. »Aber dafür hätte ich ihn färben oder beizen müssen. Papa hat auch noch eine Veredelung mit Epoxidharz vorgeschlagen. Ich wollte aber wirklich nur Materialien hier aus der Gegend verwenden. Damit es richtig gut ins Museum passt.«

»Ich muss dir was sagen, Korbi. Setzt du dich kurz zu mir?«

»Okay«. Er zieht das O in die Länge. Der Stolz und die offensichtliche Freude, die er gerade noch über seine Schnitzarbeit empfunden hat, fallen ihm vom Gesicht.

»Das Ergebnis der Genanalysen ist da.« Kurz und schmerzlos, beschwört sie sich. Klare Worte, nur kein Missverständnis. Sie hat oft genug schlechte Nachrichten bekommen, um zu wissen, dass Scheiße Scheiße bleibt, selbst wenn sie in duftende Watte gepackt ist. »Unter den Tieren, die wir untersucht haben, waren keine Moorfrösche.«

Korbi sieht sie an. Sein Gesicht macht etwas Kompliziertes. »Aber sie können doch trotzdem da sein.«

»Der Boden hier ist sehr sauer. Es war von Anfang an eine ziemlich gewagte Annahme. Ich würde nicht davon ausgehen …«

»Aber du hast ihn gehört!«

»Ich habe gedacht, ihn zu hören. Wahrscheinlich habe ich mich getäuscht.«

»Nein.« Er schüttelt den Kopf. »Nein. Du hast gesagt, alle Arten haben einen Platz in der Natur.«

»Das stimmt ja auch. Nur, weil er nicht hier heimisch ist, heißt es nicht …« Sie spricht nicht weiter. Vom ersten Tag an, als sie über die Möglichkeit gesprochen haben, das Vorkommen von *Rana arvalis* in ihren heimischen Lebensräumen nachzuweisen, ging es nie ausschließlich um eine bedrohte Tierart. Korbi verdient Ehrlichkeit von ihr, keine Flucht in sichere Gewässer.

Sie legt ihm die Hand auf die Schulter. Das hat sie in den letzten Tagen von Chrissi gelernt. Manchmal können Gesten Brücken über Gräben bauen, die Worte gerissen haben.

Eine Träne quillt aus Korbis Augenwinkel. Mit dem Handrücken wischt er sie sich von der Wange. »Und jetzt heul ich auch noch. Voll schwul, oder?«

»Hey!« Sie nimmt die Hand von Korbis Oberarm, dreht seinen Stuhl so, dass er sie ansehen muss. »Schwul ist kein Schimpfwort. Und weinen ist vollkommen okay. Jeder weint mal.«

»Ja klar.«

»Ich meine es ernst.« Es gibt diese Momente im Leben, da hätte sie gerne eine Gebrauchsanweisung. Das hier ist einer von ihnen. Sie sieht Korbis Not und fühlt seinen Schmerz, aber es gibt auch rote Linien, die sie um sich ziehen muss, um in dieser Welt noch leben zu können. »Ich mag dich, und ich schätze dich als Menschen total, aber was du da gesagt hast, ist nicht in Ordnung.«

»Und das weißt du so genau, weil? Du bist es immerhin nicht.«

»Das spielt keine Rolle.«

»Für mich schon!«

»Schwulsein ist keine Schwäche«, beharrt sie, »und weinen auch nicht. Alle …«

»Gott, du kapierst es echt nicht, oder?«

Eine Ahnung hat sie schon. Nicht, weil Korbi sich für Kunst interessiert, und erst recht nicht wegen seiner Tränen. Aber die Art, wie er von Flo erzählt und manchmal David anschaut, vor allem, wenn der zu einem seiner etwas eklektischeren Outfits gegriffen hat, das hat sie schon grübeln lassen. Doch jedes Mal, wenn ihre Gedanken in diese Richtung abgeschweift sind, hat sie sich selbst gestoppt. Weil es nicht ihre Frage ist und auch nicht ihr Mandat, eine Antwort darauf zu finden.

»Korbi …«

»Ich bin es, okay? Keiner weiß es, und ich will auch nicht, dass irgendwer es weiß, weil dann können alle ihre verdammten Häkchen auf ihrer bescheuerten Liste machen und sich auf die Schulter klopfen und sagen: ›Ich hab's ja schon immer gewusst.‹« Er reckt das Kinn, eine Geste komprimierter Herausforderung. »Jetzt zufrieden? Ich bin schwul.«

Noch während er spricht, geht die Tür auf, und David kommt ins Büro, und während Korbi sagt, »Ich bin schwul«, sagt David »Esst ihr zu Mittag?«, und mitten hinein in das Durcheinander explodiert Stille. Wie bei einer Detonation, nur andersherum.

Für die Dauer einer Sekunde passiert nichts, dann springt Korbi auf und stürmt aus dem Zimmer. Theresas Büro ist klein. Die Rückenlehne von Korbis Stuhl kracht gegen das Regal. Sneakersohlen quietschen auf dem Linoleum im Flur, David murmelt »scheiße« und setzt Korbi nach. In der Tür bleibt er stehen.

»Hey!« Seine Stimme ist laut, aber er bekommt keine Antwort. »Hey! Das ist kein Grund, kein Mittag zu machen.

Ich hab Sandwiches vorbereitet. So schlecht sind die echt nicht!«

Die Schritte auf dem Flur entfernen sich weiter, doch sie werden langsamer, nur stehen bleiben sie nicht.

Wenigstens das Wetter spielt mit. Es ist warm genug, um ihre Mittagspause auf den Vorplatz zu verlegen. David holt die versprochenen Sandwiches aus der Küche, Theresa bringt Getränke. Von Korbi keine Spur. Schuldgefühle verderben ihr den Appetit. Sicher hätte es irgendeinen Weg gegeben, die Situation für Korbi besser zu gestalten. Immer hat sie geglaubt, sie sei vorbereitet auf den Moment, sollte sich Korbi ihr anvertrauen, und dann kommt alles anders.

Sie legt das kaum angebissene Sandwich zurück auf den Teller. »Schmeckt wirklich gut, aber ich bin satt. Kommt sicher noch von der Grippe.«

Mit hochgezogener Augenbraue sieht David sie an. Wie immer gilt: Wer Ähren ernten will, muss Samen säen. Aussprachen sind da nicht anders als Getreide. David gehört zu den empathischsten Menschen, die sie je kennengelernt hat, das macht ihn aber nicht zum Gedankenleser.

»So hätte das nie passieren sollen. Wenn Korbi schon den Mut fasst, sich mir anzuvertrauen, dann hätte das in einem viel sichereren, verständnisvolleren Umfeld passieren sollen.«

David schnaubt. »Klar, weil er als schwuler Mann – auch als ein heranwachsender schwuler Mann – so ein verzärteltes Pflänzchen ist, das nicht aushält, wenn mal was nicht hundert Prozent optimal verläuft?«

Ihr Zorn schießt von null auf hundert in unter einer Sekunde. »Das habe ich nie behauptet. Ich bin hier nicht das Arschloch, weil ich mir Sorgen mache, David. Korbi ist mir wichtig!«

»Und meinst du, das weiß er nicht? Hab doch ein bisschen Vertrauen in ihn.«

»Ich bin nicht von ihm enttäuscht, sondern von mir. Das ist ein Unterschied. Ich hätte das alles besser regeln sollen.«

»Schon ein bisschen prätentiös, anzunehmen, dass du dazu überhaupt die Macht hast, oder? Du hast nicht die Kontrolle im Leben.«

Sie schüttelt den Kopf. »Warum werfen mir das alle immer vor?« Chrissi, Philipp und jetzt auch noch David. »Ich will überhaupt niemandem irgendwas vorschreiben. Ich will nur, dass es den Leuten, die mir wichtig sind, gut geht.«

»Dann lass los. Das wird schon. Du bist nicht Atlas. Du musst nicht die Last der ganzen Welt auf dich nehmen.«

Als ob das so einfach wäre. Das Leben hat sie bisher nicht unbedingt davon überzeugt, dass Dinge einen guten Lauf nehmen, wenn man sie nur lässt.

»Schau, da kommt er schon.« David nickt zum Eingang des Museums. Tatsächlich tritt Korbi gerade ins Freie. Auf der obersten Stufe der kurzen Treppe, die zum Eingang führt, bleibt er einen Augenblick lang stehen, blinzelt gegen die Sonne. Als er sie und David an ihrem Stammplatz sitzen sieht, strafft er die Schultern und geht schnurstracks auf sie zu. Erst ein paar Schritte vom Tisch entfernt hält er an.

»Ist hier noch ein Platz?«

»Klar.« David rückt den dritten Stuhl ein Stück nach hinten. Die Metallbeine knirschen auf dem Asphalt. »Setz dich.« Er schiebt das dritte Sandwich zu Korbi. »Hummus mit getrockneten Tomaten, gepickelten Zwiebeln und Gurke. Probier.«

»Hast du die wirklich selbst gemacht?« Korbis erster Biss ist zaghaft.

»Sogar die roten Zwiebeln.«

»Du hast rote Zwiebeln gemacht? Und ich dachte, die wachsen.«

David verdreht die Augen. »Ich hab sie selbst eingelegt, du Schlaufuchs.«

Im Gegensatz zu Theresa ist Korbi die letzte halbe Stunde offenbar nicht auf den Magen geschlagen. In wenigen Bissen verputzt er sein Sandwich und spült mit einem halben Glas selbst gemachtem Eistee nach. Grinsend schaut er von David zu Theresa und wieder zurück. »Und jetzt?«

»Bock auf Slackline?«, fragt David, der sein Mittagessen ebenfalls beendet hat.

»Klar.«

Die Slackline ist schnell aufgespannt. Abwechselnd steigen David und Korbi auf die Line. Auch bei Korbi sieht das mittlerweile ziemlich professionell aus. Leichtfüßig schwebt er über den schmalen Gurt, vorwärts, rückwärts, halbe Drehung am Ende der Line. Alles funktioniert problemlos.

»Hast du heimlich geübt?« Begeistert klatscht Theresa in die Hände. Von den ersten Versuchen ist das, was Korbi hier zeigt, meilenweit entfernt.

»Ein bisschen.« Beim Grinsen legt er den Kopf schief, ein paar Ponysträhnen fallen ihm in die Stirn. Am liebsten würde sie ihn drücken und knuddeln vor Stolz. David hat recht. Um diesen Jungen muss niemand sich Sorgen machen, denn wenn Korbi eines ganz sicher beherrscht, ist es, wieder aufzustehen. Vor lauter Übermut versucht er einen Sprung. Beide Beine verfehlen die Line, nur der rechte Fuß landet zur Hälfte auf dem Nylon. Halt suchend rudert Korbi mit den Armen, David versucht, Hilfestellung zu geben. Vergebens. Korbi stürzt, reißt David um ein Haar mit sich, doch der kann sich gerade noch halten, während Korbi, begleitet von einem dumpfen Knall, mit dem Allerwertesten auf dem Asphalt landet.

»Autsch!«

Wie am eigenen Leib spürt Theresa den Schmerz bis in ihre Halswirbelsäule schießen. Sie verzerrt das Gesicht, doch Korbi lacht. Sie kämpft den Drang nieder, ihrerseits aufzustehen. Loslassen, hat David es genannt. Das kriegen die beiden auch ohne sie hin.

Wieder auf den Beinen, kommt Korbi an den Tisch. »Das reicht erst mal. Morgen wieder.«

David lässt es sich nicht nehmen und zeigt seinem staunenden Publikum, wie es gemacht wird. Natürlich ist der Sprung für ihn kein Problem. Korbi und Theresa lachen und applaudieren. Vögel zwitschern, aufgeschreckt von ihrem Spektakel. Theresa formt die Hände zu einem Trichter und ruft: »Niemand mag Angeber!« Ihre Stimme ist laut und aufdringlich, sie fordert Platz und Aufmerksamkeit, und sie kritisiert, wenn auch nur im Spaß. Das geht nämlich. Nicht alles ist eine Entscheidung, nicht alles ist ein Scheideweg, auf dem es nur nach links und rechts und niemals zurück geht. Sie hat ein verdammtes Recht darauf, Spaß zu haben, auch wenn sie immer noch denkt, nicht ganz richtig gehandelt zu haben. Sie kann um Korbi Angst haben und ihn gleichzeitig für seinen Mut bewundern. Sie kann Chrissi beneiden und lieben, sich von ihr bemuttern und dabei in den Wahnsinn treiben lassen.

Mit einem Salto beendet David seine Darbietung. Theresa klatscht und jubelt und lacht, auch dann noch, als David sich vor sie stellt, einen kleinen Diener macht und fragt: »Einen Kuss für den Künstler?«

Es ist ein Spiel, aber es ist auch ernst. Auch das ist kein Widerspruch. Ein paarmal hat sie sich ausgemalt, wie es wäre, ihn zu küssen. Sie hat sich gefragt, ob sie dem Brausepulvergefühl im Bauch trauen kann, das sie manchmal hat, wenn David sie auf diese ganz bestimmte Weise ansieht, oder ob es nur ihr Wunsch nach Zugehörigkeit ist, der da kribbelt. Ob ihr Sehnen echt ist oder falsch. Doch hier und jetzt muss sie das nicht entscheiden, denn in ihrem Herzen klingt immer noch ihr Lachen. Mit beiden Händen greift sie nach Davids Wangen und drückt ihm einen schmatzenden Kuss auf die Lippen. Dabei steht sie auf. Küssen geht besser auf Augenhöhe.

Korbi pfeift seine Zustimmung, Theresa löst sich von David. Unter der natürlichen Bräune seiner Haut meint sie einen roten Unterton wahrzunehmen. Grinsend schüttelt er den Kopf.

»Eleganter Move«, neckt Korbi. »Muss ich mir merken.«

»Wenn ich gewusst hätte, dass das so leicht geht, hätte ich schon vorher einfach so gefragt.«

»Klappt aber nicht immer, fürchte ich. Sonst würd ich vielleicht auch mal einen Kuss abbekommen.«

»Ach du, komm her.« Eine von Davids Händen liegt immer noch auf Theresas Taille, mit der anderen zieht er jetzt Korbi zu sich heran und drückt ihm einen ebenso schmatzenden Kuss auf den Mund wie Theresa gerade ihm. »Hier geht niemand leer aus.«

»Bah!« Mit übertriebener Geste wischt sich Korbi über die Lippen, doch seine Augen glitzern, und er grinst breiter als ein Breitmaulfrosch. »Gut, dass ihr nur eine Stunde Mittagspause habt.«

Einen Augenblick lang stehen sie so da. Ein Dreiklang aus Nähe und Freundschaft. Dann ist der Augenblick vorbei, Theresa greift nach den Gläsern auf dem Tisch, Korbi kümmert sich um die Essensreste und sammelt die benutzten Servietten ein, David baut die Slackline ab.

Sie will sich gerade umdrehen, um zum Museum zurückzugehen, als Korbi sich räuspert. »Ihr sagt es aber niemandem, oder? Ihr wisst schon, dass …«

»… du beim Slacklinen auf den Hintern gefallen bist?« David zwinkert ihm zu. »Keine Angst, dein Geheimnis ist sicher.«

»Danke.« Er guckt auf den Boden, schiebt mit der Schuhspitze ein paar Kieselsteine hin und her. Aus dem Augenwinkel schaut er zu Theresa. »Ich meine, jetzt, wo du und Mam doch wieder so dicke seid und so. Ich würde das lieber selber sagen. Irgendwann.«

»Natürlich, Korbi.«

»Danke … cool … ich … ihr seid echt cool.«

Und das, gestammelt oder nicht, ist vielleicht das schönste Kompliment, das Theresa je bekommen hat.

2008 – CHRISSI

Chrissis rechtes Ohrläppchen ist dick und rot geschwollen. Unter der Kristallblüte hat sich eine weiße Kruste gebildet, abgestorbene Hautschuppen umrahmen den Stecker, der schmerzhaft ins Fleisch drückt. Chrissi hat kaum geschlafen, weil das Ohr schon bei der kleinsten Berührung pocht und schmerzt. Aus der Apotheke hat sie sich eine Desinfektionslösung geholt. Von oben lässt sie die Flüssigkeit über das Schmuckstück laufen. Ganz kurz bringen die kühlen Tropfen Erleichterung, aber in das Loch rein kommt die Medizin gar nicht, weil dazu das Ohrläppchen zu geschwollen ist und um den Silberstecker herum quillt.

Ihr bleibt nichts anderes übrig, als den Ohrring rauszunehmen. Das ist ein großer Scheiß, denn sie ist sich ziemlich sicher, dass sie den Stecker nicht mehr reinbekommt. Michi hat sich so viel Mühe mit den Ohrringen gegeben. Bestimmt ist er enttäuscht, wenn sie sein Geschenk ablehnt. Michi ist überhaupt komisch geworden in den letzten Wochen. Es gibt Tage, da behandelt er sie wie eine Prinzessin. Letztens waren sie im McDonald's in Freyung. Da haben sie ein paar Kumpels von Michi getroffen, und er hat sie allen als *sein Mädchen* vorgestellt. Aber dann gibt es da auch die anderen Tage. Gestern zum Beispiel. Auf dem Weg zur Apotheke hat sie ihn gesehen. Vor dem Schwimmbad. Mit einem anderen Mädchen. Vielleicht war es auch eine Frau, so genau konnte sie das nicht erkennen, weil sie mit dem Rücken zu Chrissi stand, während Michi einen Arm um ihre Schultern gelegt hatte. Eifersucht, ganz grün und brennend, ist da durch Chrissis Adern geschossen, und trotzdem hat sie sich nicht getraut, zu den beiden hinzugehen. Stattdessen hat sie sich in ihrer Wut gesuhlt und am Abend dann, als sie Michi am Hochstand getroffen hat, darauf angesprochen. Sie hat geweint und geschrien. Ihre Hand hat gezittert, so gern hätte sie ihm eine gescheuert, weil er dastand und getan hat, als wäre sie verrückt.

»Und was ist mit dir und deinem kleinen Schreiner-Freund, hm? Sag nicht, da läuft nichts. Ich hab oft genug gesehen, wie der dich anschaut.«

»Lukas ist ein Freund von mir. Mehr nicht. Ich hab ihn seit Wochen nicht mehr gesehen.«

»Das habe ich nicht von dir verlangt.«

»Musst du ja auch nicht.« Wütend hat sie sich die Tränen von den Wangen gewischt. Wenn sie wenigstens hübsch heulen könnte. Aber bei ihr kommen Tränen immer mit Rotz und Schluckauf und dem ganzen Scheiß. »Weil ich dich nie absichtlich verletzen würde.«

»Und ich mach das, oder wie? Nur weil ich eine Freundin habe, die ich auch mal umarme? Ich lieb dich, Chrissi, was muss ich noch tun, damit du mir das glaubst? Willst du, dass ich mein ganzes Leben aufgebe und allein bin, damit du dich besser fühlst?«

»Das sage ich doch gar nicht.«

»Eben.« Er kam auf sie zu. Mit beiden Händen griff er nach ihrem Gesicht. »Dann lass uns nicht streiten, okay? Du machst dir immer viel zu viele Gedanken. Mir fallen viel bessere Dinge ein, die wir machen können, wenn wir schon mal hier sind.« Und dann hat er sie geküsst. Leidenschaftlich und hungrig und mit einem tiefen Stöhnen in der Kehle, das in Chrissis ganzem Körper vibriert hat. Natürlich ist sie drauf eingegangen. Es fühlt sich einfach zu gut an, so sehr gewollt zu werden. Nicht mal bis in den Hochstand haben sie es geschafft. Michi hat sie auf die Kühlerhaube seines Autos gesetzt und ist vor ihr in die Knie gegangen, um sie zu lecken. Vor ihr auf die Knie! Als wäre sie eine Königin und er ein Ritter aus einer der bescheuerten Gruselgeschichten, die Konstantin letzten Sommer im Bauwagen erzählt hat, und als sie gekommen ist, mit Michis Fingern in ihrer Mumu und seiner Zunge auf ihrem Kitzler, da hat sie nicht mehr an die andere gedacht, um die Michi seinen Arm gelegt hatte. Das kam erst später wieder.

Nachts, während ihr Ohrläppchen sie fast umgebracht hat vor Schmerz und eine leise Stimme in ihrem Hinterkopf ihr zugeflüstert hat, dass Sex nicht immer die Lösung für alles sein kann. Dass es auch mal richtige Gespräche zwischen ihnen geben sollte. Genau so eins wird sie mit ihm führen, falls er wirklich sauer wird, weil sie den Ohrstecker rausgenommen hat.

So, wie es ist, kann es nun mal nicht bleiben. Wenn sie nichts macht, bekommt sie noch eine Blutvergiftung oder so, und das kann er nicht für sie wollen. Dafür hat er ihr zu oft gesagt, dass er sie liebt.

Sie nimmt ihren Mut zusammen und greift von hinten und vorne an das Schmuckstück. Allein das tut schon irre weh. Augen zu und durch, sagt sie sich und zieht mit einem Ruck den Verschluss vom Dorn des Ohrrings. Verdammt, tut das weh! Ihr wird kurz schwarz vor Augen, von den gekachelten Wänden im Bad hallt ihr Wimmern wider. Ein Schwall ekelhaftes Glibberzeug sickert aus dem Ohrloch. Eine Mischung aus Blut und Eiter, die echt übel riecht, und sosehr sie es versucht, sie kann den Schmerz nicht mehr in sich drin behalten.

»Au, au, au«, jammert sie und blinzelt gegen die Tränen an. Sie weiß, was sie machen müsste. Die Wunde auswaschen und dann noch mal mit diesem Desinfektionszeug behandeln, aber sie hat zu viel Angst vor dem Schmerz. Wer bringt es bitte fertig, sich selbst absichtlich wehzutun? Das wäre doch irre.

Die Tür zum Bad geht auf, als sie noch mit sich hadert. Plötzlich steht Theresa hinter ihr.

»Alles klar bei dir?« Im Spiegel ist ihr Blick fragend, der von Chrissi verheult.

Wütend fährt Chrissi zu ihrer Schwester herum. »Schon mal was von Privatsphäre gehört?« Mit zitternden Fingern legt sie den Ohrstecker in das kleine Kästchen, in dem Michi ihr den Schmuck geschenkt hat. Etwas von dem Eiterglibber tropft auf den dunklen Samt. Widerlich.

»Ich wollte dir helfen, okay? Dein Geheule hört man bis in unser Zimmer.« Ihr Blick wird lauernd. »Was ist das?«

Chrissi verzieht die Lippen zu einem Grinsen. Jetzt hat sie wieder Überwasser. Sie will gerade dazu ansetzen, Resi von Swarovski-Steinen und echtem Silber und so zu erzählen, da rafft sie, dass Theresa gar nicht auf das Schmuckkästchen guckt, sondern auf Chrissis Hals. Wo ein dicker, fetter Knutschfleck ist. Noch besser.

»Muss ich dir das echt erklären? Wenn ein Junge und ein Mädchen sich ganz doll lieb haben …«

Resi schüttelt den Kopf. »Du bist echt eine blöde Kuh.«

»Das sagst du nur, weil ich einen Freund habe und du nicht.« Eigentlich würde sie Resi viel lieber fragen, ob sie ihr mit dem Ohr helfen kann und ob sie meint, dass sie damit zum Arzt muss, oder ob das Zeug aus der Apotheke reicht. Aber sie kann nicht. In ihr drin ist zu viel Wut. Auf Resi, auf Michi, auf Mama, die zwar endlich wieder regelmäßig aus dem Bett kommt, aber statt die Zeit mit ihr und Resi zu verbringen, lieber in ihrer scheiß Töpferwerkstatt ist, wo sie unnützes Zeug für Touristen töpfert. Sogar auf sich selbst ist sie wütend, weil sie es nicht schafft, das, was in ihrem Leben gut ist, zu genießen, sondern stattdessen eifersüchtig und zickig sein muss.

»Seit wann hast du denn bitte einen Freund?«

Chrissi zuckt mit den Schultern. »Ein paar Wochen.«

»Klar. Und du hast ihn noch nie mit hierhergebracht, weil …?« Herausfordernd hebt Resi die Augenbrauen.

»Weil ich nicht will, dass er dich sieht und glaubt, ich sei genauso eine Loserin wie du, die niemanden hat, der sie mag, und deshalb immer nur bei ihrer ehemaligen Lehrerin rumhängt.« Der Hieb sitzt. Resi zuckt sichtbar zusammen. Obwohl sie die Lippen zu einem dünnen Strich presst, kann sie das Beben nicht unterdrücken, das ihre Mundwinkel zittern lässt. Ein Hauch von schlechtem Gewissen wühlt sich durch die Wut in Chrissis Bauch, aber nicht stark genug, um gegen die Wut zu bestehen.

»Ich wollte dir wirklich nur helfen, weißt du.«

»Was auch immer.« Chrissi zuckt mit den Schultern. »Ich brauch deine Hilfe nicht. Gibt's sonst noch was?«

»Ich fahr nächste Woche mit Frau Loibl nach München. Um mich bei der FOS anzumelden und mir die Wohnheime anzugucken, wenn ich dann nächstes Jahr dorthin gehe, um Abi zu machen.« Falls das die Retourkutsche für den Kommentar mit der Loserin ist, sitzt auch die. Als ob Chrissi nicht auch so wüsste, dass Resi klüger ist als sie. Bleib, würde sie ihrer Schwester gerne sagen. Geh nicht weg, lass nicht du mich auch noch allein. Aber das kann sie genauso wenig, wie Resi um Hilfe mit dem Ohr zu bitten. Wenn sie schon immer die dumme Schwester ist, will sie nicht auch noch die schwache sein. Es ist halt, wie es ist. Wege trennen sich. Das zu kapieren, gehört wohl zum Erwachsenwerden dazu. Mama hat die

Töpferwerkstatt, Resi hat München und sie hat Michi. Wenn sie es so sieht, hat sie den Jackpot gezogen. Lieben kann einen nämlich weder ein scheiß Abi noch eine bescheuerte Töpferwerkstatt. Aber Michi liebt sie. Und sie wird alles dafür tun, dass das so bleibt. Auch wenn es manchmal wehtut, mit ihm zusammen zu sein. Auch wenn er manchmal fies zu ihr ist oder sie das Gefühl hat, er nimmt sie nicht richtig ernst. Wenn es sein muss, wird sie sogar den Ohrring wieder in das entzündete Loch fummeln, damit er sieht, wie sehr sie ihn liebt und wozu sie alles bereit ist. Niemand ist perfekt. Aber von allen, die gerade in ihrem Leben sind, ist Michi am nächsten dran.

HEUTE – THERESA

Danke, dass du mitgekommen bist.« Theresa schlägt die Lider nieder und sieht David durch den Vorhang ihrer Wimpern an. Ihr ist es peinlich, das hier nicht alleine zu schaffen. Es gehört zu ihrem Job, und Lukas ist im Grunde ein Fremder für sie. Seit ihrer Rückkehr in den Bayerischen Wald hat sie ihn kein einziges Mal gesehen. Den Erwachsenen, zu dem der Junge geworden ist, in den sie mal verknallt war, kennt sie nicht.

Davids Hand streicht ihre. »Gern.«

Sie ist sich ziemlich sicher, David weiß, dass er nicht hier ist, um ihr zu helfen, die ersten Balken für den künftigen Bohlenweg in ihr Auto zu laden. Streng genommen müsste sie die Bohlen nicht einmal selbst abholen. Den Weg wird ein Landschaftsbauer anlegen. Es gehört mehr zur Anlage eines Bohlenwegs, als nur ein paar Hölzer auf den Boden zu werfen. Aber dieser Bohlenweg ist ihr wichtig, und sie will es sich nicht nehmen lassen, selbst mit anzupacken, wenn es darum geht, eine Brücke über das verletzliche Terrain ihres Waldes zu bauen. Nur ein paar Meter neben ihr steht ihr ehemaliges Elternhaus, wo Chrissi mit den Kindern ist und ihrem Leben nachgeht. Die perfekte Familie, die sie sich so sehr gewünscht und die der Mann ihr geschenkt hat, der gleich vor Theresa stehen wird. Manchmal fühlen ein paar Meter sich an wie die

Distanz von der Erde zur Sonne. Auch deshalb braucht Theresa diese Brücke.

Die Tür schwingt auf. Sie erwartet, einem von Lukas' Mitarbeitern gegenüberzustehen. Einem Gesellen vielleicht oder auch einem Azubi, aber es ist Lukas selbst, der ihnen öffnet. Die Zeit hat an ihm genagt. Seine Schultern sind breiter, als es die von dem Jungen waren, den sie einst gekannt hat. Über dem Bund der Jeans wölbt sich ein kleiner Bauchansatz. Seine Oberarme spannen das T-Shirt. *Schreinerei Bachmair* steht auf der Brust, dazu ein Logo von einem comichaft gestalteten, lachenden Brett. Selbst im Zwielicht des Eingangs erkennt sie die feinen Linien um seine Augenwinkel, die Haarlinie, die sich weiter aus der Stirn zurückgezogen hat, und die Geheimratsecken, die sich jetzt noch unter den dunkelblonden Haaren verstecken, sich aber irgendwann einmal wahrscheinlich zu einer Halbglatze treffen werden. Trotzdem macht ihr Herz einen Satz, als sie ihn sieht. Es ist ein Echo der Sehnsucht, die sie einst nach diesem Menschen verspürt hat. Die unschuldige Schwärmerei einer Jugend, in der es sonst keine Unschuld gab. Wie viele Stunden hat sie damit verbracht, sich vorzustellen, diese Lippen zu küssen? Sich vorzustellen, wie er sich einmal, nur ein einziges Mal, im Bus neben sie setzt statt neben Chrissi? In ihrer verzweifelten Sehnsucht ist sie manchmal sogar so weit gegangen, sich zu wünschen, heimlich zuzugucken, wenn er und Chrissi rummachen. Egal, wie sehr ihre Schwester sie genervt hat, wie sehr sie sie beneidet und gleichzeitig auf die Palme gebracht hat, eins blieb immer gleich und wird immer gleich bleiben: Chrissi und sie, das ist eine Einheit, und zu sehen, wie Lukas Chrissis Lippen berührt, wäre fast so gewesen, als wären es ihre eigenen. Neid und Sehnsucht sind keine gute Mischung. Als es dann so weit war und sie Chrissi und Lukas zum ersten Mal zusammen gesehen hat, konnte sie nur denken, dass es nicht fair ist. Weil Chrissi sich wie immer einfach nimmt, worauf sie Lust hat, und das Schicksal sie auch noch dafür belohnt.

»Hey, da seid ihr ja. Kommt rein.« Es ist nur logisch, dass Lukas nicht mit derselben Flut an Erinnerungen zu kämpfen hat wie sie. Sein angenehmer Tenor verrät keine Nervosität. Er macht ihnen den Weg frei. David reicht ihm die Hand zur Begrüßung.

»David Oswald.«

Lukas grinst breit. »Von Ihnen hab ich schon viel gehört.« Dann wendet er sich Theresa zu. »Resi?«

Eine Sekunde lang stehen sie sich gegenüber, Lukas' Arme ausgebreitet zu einer angedeuteten Umarmung, den Kopf schief gelegt, halb Einladung, halb Frage. Dass er ihr die Wahl lässt, macht es ihr leicht: Sie tritt in seine Umarmung, erwidert sie kurz. Diesmal pumpert ihr Herz nicht. Es ist gut so, wie es ist.

In der Werkstatt sind die Bohlen für sie bereitgelegt. Theresa kann sich nicht erinnern, ob sie jemals zuvor einen Fuß in eine Schreinerei gesetzt hat. Die Wände sind gesäumt von Regalen und Werkzeughaltern, auf denen präzise geordnete Werkzeuge hängen: Sägen, Hobel, Meißel und Schraubzwingen in verschiedenen Größen und Formen. An einer Seite des Raumes steht eine Reihe moderner Maschinen. Theresa hat keine Ahnung, wozu sie gut sind, aber dass sie akribisch sauber und gut gewartet sind, erkennt sogar ihr Laienauge. Tageslicht aus den großen Fenstern fällt auf die Werkbänke in der Mitte des Raumes, die zusätzlich von Industrieleuchten beschienen werden. Es riecht nach Harz und Sägemehl, vermischt mit einer Spur Chemie, wahrscheinlich von verschiedenen Lacken und Farben. Das hier ist ein moderner Betrieb. Zwischen Fräsen, computergesteuerten Sägen und Präzisionsschleifmaschinen ist kein Platz für Nostalgie.

An den Tischen vorbei führt Lukas sie und David zu einem Bretterstapel. »Hier sind eure Schätze.« Von dem Stapel nimmt er die oberste Bohle und wiegt sie vor David und Theresa hin und her. Mit der flachen Hand streicht er über die glatte, leicht gerillte Oberfläche. »Alles wie besprochen. Lärche, 200 mal 20 mal 5 Zentimeter, perfekt für den Einsatz im Moor. Zusätzlich habe ich das Holz mit Borosalzlösung imprägniert. Das sollte helfen, Insekten und Pilze fernzuhalten, ist aber unbedenklich beim Einsatz in einem ökologisch sensiblen Gebiet. Als Verletzungsschutz sind die Kanten und Ecken gefasst. Von mir aus gibt es an diesen Bohlen nichts mehr zu verbessern.« Wie zum Beweis überreicht er ihr die Strebe. Sie hat ein angenehmes Gewicht. Theresa muss mit beiden Händen zupacken.

»Danke, Lukas. Das sieht wirklich toll aus. Ich kann nicht erwarten, dass der Bohlenweg fertig wird.«

»War mir ein Vergnügen. Wenn ihr mit dem Ergebnis zufrieden seid, kommen die nächsten Lieferungen wie abgesprochen.«

»Ja. Darum kümmert sich dann der Landschaftsbauer. Nur bei dem ersten Teststück wollte ich selbst alles in der Hand haben.«

»Brückenbauen ist neuerdings wohl dein Ding.« Er grinst ein bisschen verlegen. Sein Blick zuckt von ihr zu David und wieder zurück. »Hör mal, du und Chrissi … Ich hab ihr oft gesagt, sie soll sich bei dir melden. Wir waren alle doch noch Kinder damals. Da sagt man schon mal was im Zorn, was man gar nicht so meint.« Ob er sich selbst glaubt, was er sagt? War er deshalb für Chrissi da, damals, vor all den Jahren? Weil er in seiner Jugend die Konsequenzen seiner Taten gar nicht absehen konnte? Hat er es seither bereut? Hat er manchmal den Drang, auszubrechen, weil er das Gefühl hat, in ein Netz geraten zu sein, das Chrissi so kunstvoll gewoben hat, obwohl sie selbst nicht die Spinne war? Hatte ihre Schwester überhaupt eine andere Wahl?

Sie weicht seinem Blick aus, nimmt die Umgebung ganz bewusst in sich auf. All die Details, die ihr schon vorher ins Auge gefallen sind. Wie eine Falle sieht die Werkstatt nicht aus.

»Ja«, sagt sie deshalb. »Das waren wir wohl. Ich bin froh, dass es euch so gut geht. Chrissi wirkt sehr glücklich mit dem, was ihr euch aufgebaut habt.«

»Und ich bin froh, dass ihr wieder miteinander redet. Und Korbi auch. Er ist ganz vernarrt in seine Tante. Tut ihm gut, auch mal mit Frauen zu tun zu haben, die nicht seine Mam oder eine Lehrerin oder so sind.« Seine Augen werden groß. Er weicht sichtbar einen Schritt zurück, sein Blick ruckt zu Davids Händen mit den lackierten Fingernägeln. »O Gott, das kam jetzt falsch raus. Ich wollte damit nicht sagen …«

David lacht. »Keine Sorge, Herr Bachmair. Ich hab das schon verstanden. So zerbrechlich ist meine Männlichkeit nicht.«

»Ja, ähm …«

»Wollen wir die Bohlen einladen?« Wie eine Rettungsleine wirft David die Frage aus. Lukas greift dankbar zu.

Ganz einfach ist es nicht, die Bohlen in Davids Octavia zu verstauen. Dass sie mit Theresas Golf von Anfang an einen aussichtslosen Kampf gefochten hätten, war eine der Ausreden, mit denen sie David gebeten hat, sie zu begleiten. Selbst in dem Octavia müssen sie den Beifahrersitz ganz nach vorne schieben und ziemlich viel rucken und zerren. Am Ende schaffen sie es doch.

Sie verabschieden sich von Lukas und machen sich auf den Weg. Obwohl sie kaum schneller als Schritttempo fahren, dauert es keine zehn Minuten, bis sie die Stelle im Wald erreichen, wo der zukünftige Bohlenweg beginnen soll.

Geodäten von der Uni Regensburg haben das Gelände vermessen und abgesteckt. Der Landschaftsgärtner hat den Boden vorbereitet. Gemeinsam packen David und Theresa an und laden die Bohlen aus. Bevor sie die ersten Exemplare verlegen können, müssen sie sicherstellen, dass der Untergrund ebenmäßig ist. Große Überraschungen gibt es in der Beziehung nicht. Nicht lange, und sie haben den Untergrund aufgeräumt und grobe Unebenheiten beseitigt. Der Boden ist aufgeweicht und die Arbeit anstrengend, doch sie schieben sich unbeirrt voran. Gemeinsam heben sie die erste Bohle aus dem Auto, legen sie vorsichtig auf den vorbereiteten Untergrund, genau dort, wo eine gespannte Schnur den Anfang des künftigen Weges markiert.

»Soll ich sie ausrichten?« In gebückter Haltung schiebt sie das Bohlenbrett in die richtige Position.

»Ja, klingt gut. Ich kümmere mich um die Stabilität.« Aus einer Tasche holt er kleine Holzkeile, die Lukas ihnen für diesen Zweck mitgegeben hat, und schiebt sie unter die Bohle. Sie werden die Dielen in Position halten und sicherstellen, dass sie der späteren Belastung standhält.

Dass wirklich alles gerade liegt, kontrolliert Theresa mit einer Wasserwaage. Ob sie alles richtig gemacht haben, wird am Ende der Landschaftsbauer entscheiden. Der ist für die Gesamtheit des Weges zuständig, während ihr Wegstück erst einmal nur ein Provisorium ist. »Sieht gut aus. Lass uns die nächste anlegen.«

Verbunden werden die einzelnen Bretter mit einem Klicksystem. Nuten an dem einen Brett passen genau in die von Lukas vorgebohrten Löcher an der Seite des nächsten. Bald schon finden sie einen Rhythmus. Aufheben, ablegen, ausrichten, stabilisieren. Alles lebt. Der Boden unter ihnen gibt nach, gurgelt bei jedem Schritt, den sie auf ihm tun. Aus dem Wasser rechts und links des entstehenden Weges steigen

Bläschen auf. Fäulnisgase, die lange, vielleicht halbe Ewigkeiten, im Morast eingeschlossen waren, werden von ihnen ins Freie gelockt. Der Geruch ihrer eigenen Körper mischt sich unter das Aroma des Waldes. Von unter ihren Achseln steigt der Geruch schwerer Arbeit auf. Säuerlich, obwohl sie Deo benutzt hat, kurz bevor sie zu Lukas aufgebrochen sind.

Auch David ist die Anstrengung anzusehen. Feine Schweißperlen verfangen sich an den Schläfen in seinen Locken. Unter den Armen wird der Stoff seines T-Shirts schwarz. Trotzdem hören sie nicht auf. Das hier ist wichtig. Sie bauen eine Brücke über den Schlamm der Vergangenheit. Winzige Insekten umschwirren sie. Immer wieder beißt Theresa etwas in die Arme. Dann ist es geschafft, und die ersten fünf Meter des Weges sind verlegt. Theresa und David treten zur Seite. Beide betrachten ihr Werk.

»Das sieht gut aus. Wir haben einen soliden Anfang gemacht.«

Theresa lächelt, müde, aber zufrieden. »Wollen wir ihn ausprobieren?«

»Mach doch.« David grinst zurück. »Du musst nur den ersten Fuß darauf setzen. Oder traust du uns nicht?«

»Ich trau uns schon.« Sie sieht ihn an. Ganz tief sieht sie ihm in die Augen. In ihren Blick legt sie vieles von dem, was sie nicht aussprechen kann. »Ich würde es nur lieber gemeinsam mit dir machen.« Immer noch lächelnd, streckt sie die Hand nach ihm aus, und David ergreift sie.

»Auf drei?«, fragt er.

Sie nickt. Gemeinsam zählen sie. »Eins. Zwei.« Hand in Hand betreten sie bei drei den ersten Abschnitt des Weges. Die Bohle hält der Belastung stand. Sie haben ihre Arbeit gut gemacht.

Der Bohlenweg hält. Sie laufen, rennen, hopsen darüber. Zuerst gemeinsam, dann jeder für sich. Anfangs mit Schuhen, dann barfuß. Sie spielen wie Kinder. Mal dürfen sie nicht die Nahtstellen zwischen den Bohlen berühren, dann müssen sie immer ein Brett überspringen. Sie gehen vorwärts über den kurzen Wegabschnitt, dann rückwärts, dann mit geschlossenen Augen, sodass sie jede winzigste Unebenheit in den Bohlenbrettern an den nackten Füßen spüren. Das Holz ist warm an der Haut, glatt, aber nicht strukturlos. Mit den Zehen tastet Theresa in die feinen Rillen, erspürt die winzigen Unebenheiten, die vom Holz übrig sind, auch nachdem Lukas es bearbeitet hat. Von den Seiten, wo der Weg noch nicht endgültig verankert ist, quillt Moorwasser auf die Bretterbohlen, sickert unter die Fußsohlen. Eisig kalt im ersten Moment, dann angenehm, weil Theresas Körper es wärmt.

»Ich glaube, wir können zufrieden sein.« Theresa lacht. Sie hopst von einem Bein aufs andere, spürt dem leichten Schwanken nach, mit dem sich der Bohlenweg ihren Bewegungen anpasst. »Den Rest machen die Profis.«

»Was ist, wenn man sich auf die Bohlen setzt?« Ohne eine Antwort von ihr abzuwarten, lässt David sich auf den Hintern fallen. Er schlägt die Beine zum Schneidersitz, klopft mit der Hand auf den freien Platz neben sich. Von den Seiten des Bohlenwegs sickert Moorwasser auf die Bretter. »Mein rechter, rechter Platz ist frei, ich wünsche mir die Resi herbei.«

»Theresa.« Augenrollend lässt sich Theresa neben ihn sinken. Sofort durchdringt die Nässe ihren Hosenboden. Trotzdem liebt sie es hier. Sie liebt es, sich als Teil von etwas zu fühlen, das lebt und sich verändert. Mit dem Ellenbogen stupst sie ihn in die Seite. »Du sagst das nur, um mich zu ärgern.«

»Und es funktioniert jedes Mal.« Statt vor ihrem Stups zurückzuweichen, lehnt David sich in die Berührung. Auch als sie ihren Arm zurückzieht, weicht er nicht zurück. So sitzen sie also da. Schulter an Schulter, Arm an Arm, und sagen nichts. Das Reden überlassen sie der Natur. Dem Rascheln, wenn ein Blatt ins Wasser fällt, dem Summen von Insekten und dem Flöten einer Amsel. Irgendwo in der Ferne ruft ein Kuckuck. Ein bisschen klingt es wie eine Aufforderung, und tatsächlich ergreift David wieder das Wort.

»Also du und Lukas Bachmair?«

Theresa fasst hinter sich. Aus dem Gewächs im Unterholz zupft sie ein Farnblatt, eins nach dem anderen reißt sie die winzigen Blättchen vom Stängel, die den Fächer bilden. »Da gibt es kein Und. Er ist mein Schwager.«

»Das klang vorhin in der Werkstatt aber anders. Wart ihr mal zusammen?«

Sie schüttelt den Kopf. »Ich war in ihn verknallt. Er liebt meine Schwester. Hat er immer gemacht, wird er immer tun.«

David verzieht das Gesicht zu einer Grimasse. »Autsch. Dann war Lukas der Grund, warum Chrissi und du euch entfremdet habt?«

Theresa lacht bitter. »Das kann man wohl so sagen. Wenn auch nicht so, wie du denkst.« Von dem ersten Farnblatt ist nur noch der Stängel übrig. Theresa wirft ihn ins Wasser. Sofort kommt ein Fisch angeschwommen und schnappt danach, lässt aber locker, sobald er merkt, dass es kein Leckerbissen ist. Die Grenzen zwischen Moor, Au, Wiese und Teich sind hier fließend. Besucher, die in Zukunft den Bohlenweg entlanggehen werden, werden das verstehen. Auch wenn es oft einfacher wäre, in Wahrheit gibt es oft keine deutlichen Linien zwischen dem einen und dem anderen. »Klar war ich eifersüchtig, weil er immer nur sie gesehen hat, obwohl ich auch da war. Direkt vor seiner Nase. Und ich konnte mir ja noch nicht mal einreden, dass er sie einfach hübscher fand als mich. Damals sahen wir uns noch viel ähnlicher als heute. Sie war einfach die tollere Person.«

»Das glaube ich nicht.«

Sie will sich ein neues Blatt abrupfen. Irgendwas, um ihren Händen etwas zu tun zu geben. Aber seine Worte lassen sie stocken. Sie sieht ihn an.

Er wendet den Kopf, erwidert ihren Blick. Seine Augen glänzen feucht und warm wie die Oberfläche eines Waldsees im Sommer. Geheimnisvoll, ja, aber Unehrlichkeit kann sie nicht darin nicht erkennen, auch nicht, als er weiterspricht. »Du bist anders als Chrissi.«

»So kann man es wohl nennen.« Sie seufzt. »Ich war immer anders. Niemand in meiner Familie hat je verstanden, warum ich gerne gelernt habe, warum ich lieber studieren wollte, als möglichst schnell Geld zu verdienen. Warum ich glaube, es lohnt sich, ein bisschen die Welt retten zu wollen, selbst wenn das mit persönlichen Unannehmlichkeiten einhergeht. Wäre Chrissi nicht meine Zwillingsschwester, hätte ich geglaubt, ich wäre adoptiert. Meine Eltern in Wahrheit Akademiker. Meine Mutter vielleicht eine Studentin, die ungeplant schwanger wurde und von der Situation überfordert war.«

»Aus einer Akademikerfamilie zu kommen, bedeutet nicht unbedingt, dass man das Gefühl hat, dazuzugehören, wenn man selbst auch gerne lernt.«

»Sprichst du aus eigener Erfahrung?« Sie betont es wie eine Frage, obwohl sie die Antwort bereits kennt. Sein Tonfall hat sie ihr gegeben.

Er nickt. »Mein Vater ist Wirtschaftsprüfer, meine Mutter hat in Maschinenbau promoviert. Soziale Arbeit ist für sie kein Studium, sondern ein Hobby. Etwas, das man in der Freizeit macht, um sich besser zu fühlen, weil man damit ja ohnehin nichts wirklich erreichen kann. Verschwendete Energie sozusagen. Und das auch noch an Leute, bei denen es sich höchstwahrscheinlich nie auszahlen wird, weil sie von selbst nichts auf die Reihe bekommen.«

»Wow.« Theresa reißt die Augen auf. »Charmant.«

»Ja.« David zuckt mit den Schultern. »Nicht, dass sie es so deutlich gesagt hätten.«

»Aber man fühlt es«, ergänzt Theresa und weiß genau, was er meint. »Mein Ex war so. Er hat stets betont, dass er immer für mich da sein wird, meine Entscheidungen immer akzeptieren wird. Auch die …« Sie stockt. Das Wort OP liegt ihr auf der Zunge. So hat sie den Eingriff bisher genannt. Alles andere klang zu grausam, zu klinisch. Selbst in ihrem eigenen Kopf. Doch damit ist jetzt Schluss. »Auch die Sterilisation. Mein Körper, meine Entscheidung, hat er gesagt. Aber als ich es wirklich durchgezogen habe, hat er sich von mir entfernt. In all den Jahren davor haben wir gemeinsam in eine Richtung geschaut. Nachdem mich die Tatsache, dass ich nicht schwanger werden konnte, davon überzeugt hat, dass ich eigentlich gar nicht schwanger werden wollte, war das nicht mehr so. Dabei hätte ich ihn da am meisten gebraucht. Dass ich keine Kinder will, heißt nicht, dass ich den Kinderwunsch nicht manchmal vermisse.«

»Ihr habt euch auseinanderentwickelt.«

»So wie du mit deinen Eltern?«

Er nickt. »Ich bin meinen eignen Weg gegangen. Kaum hatte ich das Abi in der Tasche, bin ich mit einer NGO nach Mexiko für ein Freiwilliges Soziales Jahr. Und fürs Studium bin ich so weit weg von zu Hause gegangen, wie es nur ging.«

»Dann haben wir wohl was gemeinsam. Ich hab nur nicht bis zum Abi gewartet mit dem Weggehen, sondern bin direkt nach der Mittleren Reife nach München.« Sie hält kurz inne. Ist sie wirklich bereit, weiterzusprechen? Etwas zuzugeben, das sie nicht einmal Philipp je anvertraut hat? Wie auf die Geräusche des Waldes lauscht sie jetzt auf sich selbst. Der

Arbeitsschweiß ist auf ihrer Haut getrocknet, ihr Herz schlägt, aber es rast nicht. Hinter dem Brustkorb ertastet sie eine Spur Widerwillen, in ihrem Bauch pocht etwas, das sich ähnlich anfühlt wie Scham. Aber es sind keine großen Gefühle. Nichts, was sich nicht überwinden ließe. Mit der richtigen Brücke. Mit Worten, die aus Ehrlichkeit geboren werden, um dann in der Welt dort draußen zu bestehen. Ohne Urteil, ohne Kategorie, nicht schlecht, nicht gut, nicht gemein, verständlich oder mutig. Worte, die einfach sind. So wie ihre Gefühle. Wie das Wasser und die Luft und die Atome und Moleküle und Zellen, aus denen sie bestehen.

»Ich bin nicht weggelaufen, weil ich wegen Lukas auf Chrissi eifersüchtig war. Ich bin weggelaufen, weil ich geglaubt habe, dass er jemand Besseren verdient hat als meine Schwester.« Sie schluckt, fährt mit der Zunge über die Lippen. Die Wahrheit schmeckt nicht anders als wohlmeinende Lügen. Ein bisschen nach Kupfer, aber vor allem nach nichts. »Lukas ist ein guter Kerl. Das war er schon immer. Schon in der Schule. Er war nie fies wie andere oder besonders laut oder 'n Player oder so. Er ist einfach nett. Und Chrissi ist das nicht. Oder besser gesagt: nicht immer. Chrissi wusste schon immer genau, was sie will und wie sie es am besten bekommt. Sie hat sein Nettsein ausgenutzt, weil es ihr gelegen kam. Statt das Richtige zu tun, hat sie Lukas für sich eingespannt, und dem konnte ich nicht länger zuschauen, ohne etwas zu sagen.«

»Also hast du ganz aufgehört, mit ihr zu sprechen.«

»Na ja, so einfach ist es auch nicht. Chrissi ist stur. Natürlich bin in ihren Augen ich die Böse. Weil ich angeblich immer nur urteile, statt zu verstehen. Ganz schlimm wurde es dann noch mal, als sie mit Bene schwanger geworden ist, obwohl sie da schon von dem Ergebnis meines Gentests wusste. Ich war so wütend.« Sie schnaubt. »Ich konnte einfach nicht verstehen, wie jemand so …«, sie sucht nach dem richtigen Wort, »… selbstsüchtig sein kann. Damals wollte ich ihr nie wieder unter die Augen treten und zusehen müssen, wie sie Mal für Mal vom Schicksal dafür belohnt wird, sich zu nehmen, was ihr gefällt, während ich mein Bestes gebe, die richtigen Entscheidungen zu treffen, und immer nur noch einen drüber kriege.«

»Aber jetzt bist du wieder da.«

»Jetzt bin ich wieder da.« Sie hebt die Augenbrauen. »Und ja, ich gebe zu, dass ich damals vielleicht alles falsch eingeschätzt habe. Lukas und Chrissi scheinen wirklich glücklich mit ihrem Leben. Sehr wahrscheinlich ist ihre Beziehung also doch kein Kompromiss oder Hirngespinst oder so. Und Korbi ist mir so sehr ans Herz gewachsen, ich hätte nie geglaubt, dass ein Teenie mir mal so viel bedeuten könnte. Gemeinsam haben Chrissi und Lukas etwas wirklich Gutes geschaffen. Nichts, was ich so für mich haben wollen würde, aber ihnen scheint es damit gut zu gehen. Wer bin ich, über ihr Familienmodell zu urteilen? Chrissi mag meine Schwester sein, aber im Grunde geht es mich nichts an.« Sie verzieht ihre Lippen zu einem Grinsen. In Wahrheit fühlt sie sich nicht nach Lachen, aber falsch fühlt es sich auch nicht an. »Siehe da, gleichgültig, was alle von mir denken, ich kann Fehler eingestehen.«

»Wie ich sagte: Du bist eine tolle Person. Anders als Chrissi, aber auf deine Weise toll. So wie sie auch.«

Theresa lässt die Grimasse verschwinden, aus dem Grinsen wird ein Lächeln. Zart und echt. Ein Lächeln, wie es nur von Flüstern begleitet werden kann. »Oder du.«

David antwortet mit seinen Augen. Er antwortet mit seinem Körper, indem er sich zu ihr lehnt. Eine Bewegung wie eine Frage. Eine Bewegung mit einem Ziel.

Sie kommt ihm entgegen. Es ist nicht ihr erster Kuss, aber

es ist der bisher schönste. Weil sie ihm etwas Hässliches von sich gegeben hat und er nicht zurückgeschreckt ist.

Gemeinsam bauen sie eine Brücke, die auf einem Fundament aus Ehrlichkeit steht. Mit ihren Lippen, mit ihren Zungen und später dann, als sie Davids Kombi vor dem Mitarbeiterhaus beim Museum parken und Hand in Hand die Treppe in Davids Wohnung hochjagen, um dort zu tun, was richtig erscheint, auch mit ihren Körpern. Vielleicht ist sie stark genug. Vielleicht wird sie den Belastungen einer Zukunft standhalten, von der Theresa nicht weiß, wie sie aussehen wird. Vielleicht ist die Brücke aber auch nur da, um sie von A nach B zu bringen, und auch das ist in Ordnung. In dieser Nacht, die sie mit David teilt, braucht sie keinen Plan.

Mit jemandem das Bett zu teilen, ist mehr, als nebeneinander zu schlafen. Vielleicht sogar mehr, als miteinander zu schlafen. Beim Sex geht es immer auch ums Machen. Hände ertasten, Münder erforschen, Nervenenden reagieren. Bei richtig gutem Sex fühlt sich Egoismus an wie ein Geschenk an den anderen. Indem man sich nimmt, was einem selbst die meiste Freude bereitet, gibt man auch dem anderen Freude. Sex kann man teilen, ohne dabei zu viel von sich selbst geben zu müssen.

Mit jemandem ein Bett zu teilen, ist anders, viel intimer. Die Geräusche, die jemand macht, wenn er schläft, das feuchte Schnarchen, das Seufzen und Schnauben, das Grummeln im Bauch, das Pupsen und Schwitzen und Murmeln, machen auf eine andere Weise nackt als fehlende Kleidung.

Vor David hat Theresa diese Art von Intimität nur mit Philipp geteilt. Sie weiß nicht, ob sie bereit ist, sie mit David auch im Licht eines neuen Morgens auszuhalten. Zum ersten Mal seit Langem ist sie sich wieder ihrer Narbe bewusst. Letzte Nacht war sie ganz Frau. Sinnlich und fordernd, lusttrunken und gedankenlos. Was, wenn dieses Gefühl im Licht eines neuen Tages verglüht? Dass sie keine Kinder will, bedeutet nicht, dass sie die aufgegebene Fähigkeit, welche zu empfangen, nicht betrauert.

Sie schlägt die Augen auf. Im Laufe der Nacht hat sie David die Bettdecke abspenstig gemacht. Nur noch ein Zipfel bedeckt jetzt die Mitte seines Körpers. Im Kontrast zu seiner Haut wirkt das Laken noch weißer. Rund ragen seine Schultern vor ihr auf. Sie fährt die Rundung mit ihrer Fingerspitze entlang, rutscht näher an seinen Körper. Sein Atem schmeckt warm und süß nach Schlaf, er lächelt, noch ehe er die Augen aufschlägt, und sie ist immer noch ganz.

»Hey.« Flatternd heben sich seine Lider. Einen kurzen Moment lang ist sein Blick verhangen, dann lichtet er sich. »Gut geschlafen?«

»Hm.« Das stimmt nicht ganz. Das fremde Bett und die ungewohnte Gesellschaft haben ihren Schlaf zerrissen, trotzdem will sie das hier nicht missen. Sie vergräbt den Kopf in seinem Nacken. »Ich will nicht aufstehen.« Wenn sie aufstehen, ist die Nacht vorbei, und die Welt mit all ihren ungelösten Fragen wartet wieder auf sie. Dann müssen sie wahrscheinlich ein Gespräch führen. Darüber, was die letzten Stunden bedeuten. Darüber, wie es von hier aus weitergehen soll, dabei hat sie keine Ahnung. Trotz der Nähe, die sich in den letzten Wochen zwischen ihr und David entwickelt hat, hat die gemeinsame Nacht sie überrascht. Sie, die sonst immer weiß, was das Richtige ist, hat diesmal keinen Plan für die Zukunft. David ist eine Überraschung, im Leben nicht hat sie damit gerechnet, dass ihr Herz ausgerechnet hier im Bayerischen Wald anfangen würde, wieder für jemanden zu schlagen.

»Dann ist ja gut, dass Wochenende ist.« Sie hört das Lächeln in seiner Stimme. Ein Kuss auf ihren Scheitel, das Spiel seiner Finger auf ihrem Rücken. »Sogar ein verlängertes.« Ja, sie will ein bisschen weiterträumen. Ihr Fiebergespräch mit Chrissi kommt ihr wieder in den Sinn. Ich weiß nicht, was mein Traum ist, hat sie ihrer Schwester da anvertraut. Vielleicht weiß sie es ja doch. Ein Morgen ohne Pläne. Ein Morgen ohne Konsequenz. Einfach nur sein.

Kollegen sind David und sie auch morgen noch. Oder in ein paar Stunden. Zwei Menschen mit unterschiedlichen Leben. Doch jetzt sind sie hier. Zusammen. Und das genügt. Vielleicht ist es das, was Chrissi damals zu diesem Mann gezogen hat, was sie bis heute blind sein lässt, wenn es um Michi Mairhofer geht. Nicht ein einziges Mal hat ihre Schwester ein schlechtes Wort über den Mann verloren, der sie benutzt und im Stich gelassen hat. Lieber hat sie die Augen verschlossen und den Moment genossen, weder zurückgeblickt noch nach vorne. So hat sie es auch gemacht, als Theresa ihr von dem Ergebnis des Gentests berichtet hat, so macht Chrissi es immer dann, wenn es schwierig wird. Vielleicht kann Theresa ja wirklich etwas von ihrer Schwester lernen. Denn manchmal ist der Moment genug.

Sie hebt den Kopf und küsst David auf den Mund.

2008 – CHRISSI

Michi liebt sie doch. Die ganzen Zweifel, die sie immer wieder plagen, sind wie weggeblasen an diesem wunderschönen Tag im November. Draußen regnet und stürmt es. Das ist das erste Glück. Bei schönem Wetter will Michi meist lieber irgendwo sein, wo sie allein sind. Im Hochstand oder im Auto auf irgendeinem verlassenen Waldweg. Im Schwimmbad hat er immer Leute um sich, sagt er, da will er in seiner Freizeit lieber seine Ruhe haben. Als sie ihn einmal daran erinnert hat, dass das Freibad seit Wochen geschlossen ist und Michi zurzeit genauso viel Freizeit hat wie sie, hat das zu einem Streit geführt. Deshalb hat sie sich alle weiteren Fragen verkniffen. Wovon er im Winter lebt zum Beispiel und ob Bademeister sein Traumjob ist, den er für den Rest seines Lebens machen möchte. Sie selbst ist ja auch kein großer Fan von Plänen. Mama hat mittlerweile aufgehört, sie wegen einer Lehrstelle zu nerven. Die Bewerbungsfristen für dieses Ausbildungsjahr sind abgelaufen, und schließlich ist Chrissi nicht die Einzige, die sich nach der Schule eine Auszeit gönnt. Und diese Auszeit verbringt sie am liebsten mit Michi. In Wahrheit kommt es ihr gelegen, dass er nicht den Dreivierteltag über mit Arbeit beschäftigt ist.

Das zweite Glück ist, dass heute nicht nur Resi mit der Loibl ihre Münchentour macht, sondern auch Mama angekündigt hat, über Nacht unterwegs zu sein. Mit ein paar Leuten, die sie im Elternhaus der Klinik kennengelernt hat, nimmt sie an so einem Heilungswochenende für verwaiste Eltern teil. Weiß der Geier, was Mama sich davon verspricht, in einem Kreis mit lauter anderen Trauergesichtern zu hocken und sich gegenseitig leidzutun. Rumheulen bringt Anselm auch nicht zurück. Chrissi wettet, dass niemand da bei diesem Voodoozirkus den Müttern sagt, dass es mal an der Zeit wäre, sich zusammenzureißen. Von Geschwistern wird das schon erwartet. Chrissi wird doof angeguckt, wenn sie verkündet, sie will eigentlich gar keine Lehre machen, sondern sich Zeit für sich selbst nehmen, aber bei Müttern ist das natürlich was anderes. Als wäre Anselm mehr wert, nur weil er tot ist. Scheiß auf Chrissi und Theresa, die müssen gucken, wo sie bleiben. Aber Chrissi will nicht meckern. Wenn Mama nicht mit ihren Räucherstäbchentanten unterwegs wäre, hätte sie heute das Haus nicht für sich, und dann wäre Michi nicht bei ihr. Sie hat alles voll schön gemacht. Aufgeräumt und die Küche gewischt und alles. Die ist beim Kochen zwar wieder dreckig geworden, aber besser als vorher ist es allemal. Die Zutaten für das Gulasch hat sie von Resis Taschengeld gekauft. Waren ja nur ein paar Euro, und im Grunde ist Resi selbst schuld, wenn sie ihr Taschengeld immer an derselben Stelle aufbewahrt. Die Zutaten gab es im Edeka. Das Rezept hat sie aus dem Internet, und alle, die es vor ihr ausprobiert haben, haben gesagt, dass es super einfach ist und trotzdem schmeckt. Riechen tut es jedenfalls schon mal lecker. Um ehrlich zu sein, hat Chrissi das ziemlich überrascht. Sie hat immer geglaubt, um etwas gut zu machen, muss man ein halbes Genie sein. So wie Resi. Stellt sich raus, dass dem gar nicht so ist. Sie hat gemacht, was in dem Rezept stand, und jetzt blubbert ein geiles Gulasch auf dem Herd. Dazu kocht sie Nudeln. Das hat sie vorher schon mal gemacht, und weil sie Michi so richtig beeindrucken will, hat sie auch noch eine Tüte Salat aus dem Edeka mitgenommen. Den macht sie zwar mit einem Fertigdressing an, aber als kleinen Kick träufelt sie am Ende den Saft einer frischen Zitrone drüber. Auch das ist ein Tipp aus dem Internet und er wirkt echt Wunder. Der fertige Salat schmeckt besser als alles, was Resi oder Mama gekocht haben. Zu dem selbst gekochten Essen passen Servietten und eine einzelne Kerze zwischen ihren Tellern.

Michi ist nur fünf Minuten zu spät. Er wirkt ein bisschen nervös, als sie ihn einlässt, aber als er dann den gedeckten Tisch sieht und das Gulasch riecht, hellt seine Miene sich auf.

»Wow«, meint er, »hast das alles du gemacht?«

Sie nickt, stolz über sein Lob. »Ich hoff, es schmeckt. Soll ich dir erst das Haus zeigen, oder wollen wir gleich essen?« Sie hat noch nie irgendjemandem das Haus gezeigt. Alle, die zu ihnen nach Hause kommen, kennen es schon. Es ist einer dieser Sätze, die sie die Leute im Fernsehen schon öfter sagen gehört hat und immer auch mal sagen wollte.

Michi grinst. »Dein Schlafzimmer seh ich ja später noch, schätze ich.«

In ihrem Bauch kribbelt etwas, von dem sie nicht sicher ist, ob es sich um Enttäuschung oder Vorfreude handelt. Auch das hat sie sich schon oft gewünscht. Nachts an ihren Kissen schnuppern zu können und dort einen Hauch von Michis Duft wahrzunehmen. In Büchern tun das die Heldinnen jedenfalls immer. Nur sie hatte noch nie die Gelegenheit dazu. Das ist das Tolle an ihrer Beziehung mit Michi. Durch ihn kann sie sich so viele ihrer Träume erfüllen, auch wenn er sich die Serviette, die sie mühevoll zu einem Herzen gefaltet hat, nach dem Hinsetzen nicht auf den Schoß legt, wie es die Leute in schicken Restaurants tun, sondern achtlos zusammenknüllt und neben den Teller wirft.

Sie serviert das Gulasch und die Nudeln und den Salat.

Michi schaufelt das Essen in sich hinein, als ob er niemals so etwas Gutes gegessen hätte. Das reicht ihr. Er muss gar nicht sagen, dass es schmeckt, das sieht sie schließlich. Und sie schmeckt es. Trotz ihrer Probierhäppchen zwischendurch ist sie beeindruckt, wie gut ihr alles gelungen ist. Das Fleisch ist zart und die Soße sämig und würzig. Die Nudeln sind weder verkocht noch halb roh. Sie ist eine halbe Meisterköchin, während Mama und Resi nur Fertigzeugs hinbekommen, wenn sie es richtig krachen lassen wollen. Sie ist zu etwas gut, und als Michi ihr nach dem Essen in die Küche folgt, während sie das Geschirr abräumt, und sie küsst, könnte sie singen vor Glück. Auch dafür ist sie gut. Ihr Date ist genauso perfekt, wie sie es sich ausgemalt hat. Jetzt kann Resi nicht mehr rumätzen, dass Michi Chrissi vor irgendwem versteckt oder dass er sich vor irgendwem versteckt, oder was auch immer Resi mit ihren blöden Kommentaren andeuten wollte. Das hier ist gut. Und es ist richtig. Und die Zweifel, die sie manchmal plagen, die haben ihr nur andere ins Ohr gesetzt. Weil alles immer irgendwie in ein Raster passen muss. Sie ist nicht doof, sie weiß schon, dass das mit Michi und ihr ungewöhnlich ist. Aber er kann ja nichts dafür, schon älter zu sein. Genauso wenig wie sie etwas dafürkann, erst fünfzehn zu sein. Wichtig ist nur, dass sie sich lieben und er für sie da ist, wenn sie nicht allein sein will. Selbst wenn sie sich über Michi ärgert, fühlt sie sich nicht allein. Streit ist immer noch besser als Einsamkeit.

Ihre Zungen spielen miteinander. Sie schlingt ihre Arme um seinen Hals, er greift ihr unter den Po, hebt sie auf die Küchenarbeitsplatte. Perfekt! Auch das. Am Anfang, als sie es die ersten Male getan haben, da hatte sie oft das Gefühl, alles von oben zu sehen und gar nicht richtig Teil von allem zu sein. Jetzt sieht sie sich und Michi wieder zu, aber diesmal ist es anders. Diesmal ist sie Teil von allem. Sie ist der Star in ihrem eigenen Liebesfilm, weil sie dafür gekämpft hat und Michi immer wieder zeigt, dass sie die Eine für ihn ist. Sogar ihr Ohrläppchen ist nicht mehr entzündet. Das Zeug aus der Apotheke hat geholfen. Sie braucht gar keine Hilfe, sie kann allein für sich sorgen. Niemand muss ihr sagen, was sie zu tun oder zu lassen hat.

Kaum landet ihr Hintern auf der Arbeitsplatte, geht die Post ab. Michi fummelt so ungeduldig an ihrer Bluse, dass ein paar Knöpfe abreißen. Sie zerrt ihm das T-Shirt vom Leib. Er drückt seinen Ständer gegen ihre Mitte, nestelt an ihrer Jeans, während sie seinen Gürtel öffnet. Sie werden es hier tun! In der Küche. Da, wo Resi immer Super-Mom spielt und denkt, Miracoli sei das Geilste überhaupt, wird sie sich von Michi poppen lassen, und jedes Mal, wenn Resi dann wieder mal die Spülmaschine ausräumt oder irgendwas abwäscht oder so und tut, als läge die Last der ganzen Welt allein auf ihren Schultern, wird Chrissi sich daran erinnern und sich insgeheim für das Leben beglückwünschen, das sie gewählt hat.

Sie ist so in der Situation gefangen, dass sie nicht merkt, wie sich die Terrassentür öffnet und Michi und sie auf einmal nicht mehr allein in der Küche sind.

»Wow, auf der Küchenarbeitsplatte. Wie hygienisch!« Klar erkennt Chrissi Resis Stimme.

Chrissi würde am liebsten trotzdem weitermachen. Soll Resi doch zugucken, vielleicht lernt sie ja was und bekommt dann auch mal Lust, ein bisschen zu leben, statt immer die Heilige zu spielen.

Nur Michi kann sie dazu nicht überreden. Er weicht vor ihr zurück, als wäre sie plötzlich giftig. Weil sie jetzt niemand mehr hält, rutscht Chrissi von der Arbeitsplatte. Die Kante schrappt an ihrem Steißbein entlang. Natürlich muss Resi mal wieder alles kaputt machen.

»Du hast gesagt, dass niemand zu Hause ist.« Vom Boden

sucht Michi sein T-Shirt. Zwischendurch guckt er sie böse an. Dabei ist Resi diejenige, die alles versaut hat. Mal wieder.

»Ich bin Theresa, Chrissis Schwester. Schön, dich kennenzulernen.« Resi sagt das mit so sirupsüßer Stimme, dass selbst ein Pavian erkennen würde, dass sie lügt.

»Du solltest doch erst morgen wiederkommen.«

»Frau Loibl und ich konnten alles an einem Tag erledigen. Willst du mir deinen Freund nicht vorstellen?«

»Ich bin raus hier.« Michi hat sich sein T-Shirt angezogen und den Gürtel geschlossen.

»Bleib!«, ruft Chrissi ihm nach, aber er lässt sich nicht von ihr zurückhalten.

»Das war eine ganz miese Nummer von dir.« Er ist so wütend.

Sie kapiert es nicht. Klar, die Situation ist nicht ideal, aber so schlimm ist sie jetzt auch nicht. Er könnte bleiben. Und Resi könnte sich abregen, und dann könnten sie eigentlich sogar einen netten Abend zu dritt haben. Bei dem Resi Michi kennenlernt und umgekehrt. So, wie es in ganz normalen Familien der Fall ist.

»Warum bist du so sauer? Du musst doch nicht gehen.« Tränen prickeln in ihren Augen, und das hört man auch in ihrer Stimme. Aber Michi lässt sich nicht aufhalten. Hinter ihm fällt die Haustür ins Schloss, und das genügt, damit sich Chrissis Schmerz und ihr Zorn und die Enttäuschung gegen die einzige Person richten, die jetzt noch da ist.

»Warum hast du das getan? Warum musst du immer alles ruinieren?«

»Warum habe ich was getan? Du bist die, die meint, auf unserer Küchenarbeitsplatte vögeln zu müssen.«

»Wir haben nicht gevögelt! Wenn du nicht so eine heilige Jungfrau wärst, würdest du den Unterschied kennen.«

»Ich kenn den Unterschied, und ich bin nicht blöd. Darauf kommt es aber nicht an. Ist er das? Der Typ, von dem du die Ohrringe hast, die dich fast umgebracht hätten, und der dir den Knutschfleck verpasst hat? Wie alt ist der eigentlich? Dreißig?«

Chrissi reckt das Kinn in die Höhe. »Zweiunddreißig.« Sie sagt es wie einen Siegesspruch. Ja, genau, liebe Schwester. Er ist zweiunddreißig Jahre alt. Er ist erwachsen, und er liebt mich. Schluck das. Ich bin nicht die kleine, dumme Chrissi, als die du mich immer sehen willst. Er ist erwachsen und liebt mich. Weil ich nicht bin wie andere dumme kleine Mädchen. Weil ich genug bin, wenigstens für ihn.

Ihre Ansage hat nicht den gewünschten Effekt. Resi tut gar nicht beeindruckt. Sie wirkt auch nicht neidisch oder beschämt oder so. Ihr Gesicht wird plötzlich ganz weich, und das, was Chrissi nun auf der Miene ihrer Schwester erkennt, ist eindeutig Mitleid.

»Chrissi …«, sagt sie und kommt auf sie zu. Mit ausgebreiteten Armen und schief gelegtem Kopf, wie man auf ein Kind zukommen würde, das sich die Knie aufgeschlagen hat. »Das …«

Selten hat Chrissi Resi sprachlos erlebt. Dass sie es jetzt ist, könnte ein Triumph sein, ist es aber nicht, weil Chrissi viel zu überfordert ist von diesem plötzlichen Stimmungswechsel. Ganz zärtlich streicht Resi ihr die Haare aus dem Gesicht, schließt die Knöpfe ihrer Bluse, zumindest die, die übrig sind. »Hat er dich gezwungen? Hast du mit irgendwem darüber geredet?«

»Bist du bescheuert?« Jetzt, wo Resi ihre Sprache wiedergefunden hat, ist es auch für Chrissi leichter zu reagieren. »Wie kommst du auf so einen Scheiß? Michi ist mein Freund. So was macht man als Freund und Freundin.«

»Er ist zweiunddreißig, Chrissi. Du bist fünfzehn.«

»Genau wie du, also tu mal nicht so.«

»Du musst mit jemandem darüber sprechen. Das ist nicht in Ordnung, Chrissi. Ich weiß, dass du dich einsam fühlst. Wir fühlen uns alle einsam und traurig und alles. Aber das ist nicht die Lösung. Du musst dich deshalb nicht missbrauchen lassen.«

»Missbrauchen?« Chrissis Stimme überschlägt sich. »Hast du 'nen Vogel? Ich will das! Nichts mit Michi ist gegen meinen Willen passiert.« Aber stimmt das? Erinnerungen an ihr erstes Mal springen ihr ins Gedächtnis. Wie sie geweint und gebettelt hat, dass er aufhört, und er sie geküsst und gestreichelt und versprochen hat, dass es bald nicht mehr wehtut. Hat sie das gewollt? Wirklich? Sie weiß es nicht und will auch nicht darüber nachdenken.

»Du musst trotzdem mit jemandem drüber reden. Mit einem Erwachsenen.«

Jetzt hat Chrissi endgültig genug. Sie ist es so leid, sich von Resi bevormunden zu lassen. »Michi ist erwachsen. Wir wissen, was wir tun.« Sie befreit sich aus Resis Fast-Umarmung und stürmt aus der Küche. Sie muss zu Michi, muss ihn finden und ihm sagen, dass es ihr leidtut, dass Resi alles versaut hat. Wenn es sein muss, geht sie den ganzen Weg zu seinem Wohnwagen zu Fuß. Irgendwo wird sie ihn schon finden.

»Chrissi!«

Chrissi hört nicht hin. Sie lässt sich nicht aufhalten. Auch nicht von Resis flehendem Ton. Sie ist es so leid. Sie hat es so satt, dass es immer alle so hinbiegen wollen, als wäre sie die Blöde.

»Wenn du es niemandem sagst, sag ich es. Ich frag Frau Loibl, ob das wirklich okay ist. Das Schutzalter ist vierzehn, oder? Vielleicht hast du recht, und ich liege falsch. Vielleicht dürft ihr ja zusammen sein, und es ist kein Problem, dass du erst fünfzehn bist und er erwachsen.«

Beim rechten Turnschuh sind die Schnürsenkel noch nicht

gebunden, beim linken steckt noch nicht mal ihr Fuß richtig im Schuh, trotzdem stockt Chrissi in der Bewegung, richtet sich auf und dreht sich zu Resi um.

»Wenn du das machst«, sagt sie, und sie selbst hört das Eis in ihrer Stimme, »will ich nie wieder was mit dir zu tun haben. Glaub bloß nicht, dass ich das nur so sage. Ich meine es todernst. Wenn du wirklich versuchst, mir das Einzige zu nehmen, was noch wichtig für mich ist, dann bist du für mich gestorben.«

Sie stürmt aus dem Haus. Die Wut schäumt. Das ist so typisch Resi. Heute sollte ihr Tag werden. Ihr perfekter Tag, an dem alles läuft, wie sie es sich wünscht, und dann kommt ihre bescheuerte Schwester und macht mal wieder alles kaputt. Als wollte Resi einfach nicht, dass auch sie mal glücklich ist. Als könnte sie nur zufrieden sein, wenn sie auf Chrissi herumtrampelt.

Am nächsten Morgen ist sie nicht mehr wütend, sondern verzweifelt. Überall hat sie Michi gesucht. Als sie ihn im Wohnwagen nicht gefunden hat, ist sie per Anhalter bis nach Deggendorf gefahren und hat dort all seine Lieblingskneipen abgeklappert. Weil es dann schon zu spät war, um mit dem Zug zurück nach Moosbrunn zu fahren, hat sie die Nacht mit zwei besoffenen Pennern in einer eiskalten Bahnhofswartehalle verbracht. Noch nie hat sie sich so kaputt gefühlt. So zerbrochen und am Ende. Alles, was sie jetzt noch antreibt, ist der Wunsch, Michi zu finden. Sie muss ihn finden und ihm klarmachen, dass sie Resi schon irgendwie in den Griff bekommt. Wäre da nur nicht dieses Samenkorn Zweifel, das sie selbst empfindet. Was, wenn Resi wirklich zur Polizei geht oder so? Ist das, was Michi und sie machen, verboten? Es fühlt sich nicht verboten an. Gar nicht. Doch manchmal ist da schon so ein Gefühl, das seltsam ist. Sie strengt sich so sehr an. Immer strengt sie sich an, und sollte Liebe nicht auch mal leicht sein? Sicher? Sollte ihre Beziehung ihr nicht die Bestätigung geben, richtig und liebenswert und gut zu sein? Stattdessen hat sie immer das Gefühl, auf einem steinigen Pfad neben dem Abgrund zu balancieren. Niemand ist da, der sie hält. Alle ziehen in irgendeiner Richtung an ihr, und sie weiß gar nicht, wo sie hinsoll. Nur eins weiß sie sicher: Ein falscher Schritt, und sie ist am Arsch.

Ach was! Sie verdrängt die ätzenden Gedanken. Den Floh hat definitiv Resi ihr ins Ohr gesetzt. Daran darf sie jetzt nicht denken, denn sonst wird sie heulen, und wenn sie einmal anfängt zu heulen, dann wird sie nicht mehr aufhören, das weiß sie, und dann wird Michi sie ganz sicher nicht zurücknehmen, denn wer steht schon auf verheulte Tussis?

Am Morgen fährt sie mit dem ersten Zug von Deggendorf zurück nach Moosbrunn. Dass sie beim Schwarzfahren erwischt wird, kalkuliert sie mit ein.

Weil die Bahn nicht direkt fährt, braucht sie fast eine Stunde. Sie geht aufs Klo und wischt sich mit einem nassen Papierhandtuch unter den Achseln herum. Frischer fühlt sie sich dadurch nicht. Nur noch kaputter. Bei dem Gedanken an den ewigen Fußmarsch zu Michis Wohnwagen will sie am liebsten weinen.

Bitte sei da, betet sie bei jedem Schritt. Bitte sei diesmal da. Sie weiß nicht, wo sie sonst noch suchen sollte. Sie weiß nicht, wo sie sonst noch hinsoll. Sie weiß gar nichts mehr. Nur, dass sie nach der arschkalten Nacht in der Wartehalle einen warmen Platz für sich will und jemanden, dem sie wichtig ist. Jemanden, der sich nicht einen Scheiß drum kümmert, ob er ihr Leben zerstört, nur um seins ein bisschen besser zu machen. Zu Hause ist kein echtes Zuhause. Es ist ein Haus, in dem die Leute kommen und gehen, wie sie wollen. Hat Resi überhaupt bemerkt, dass sie die ganze Nacht über nicht nach Hause gekommen ist? Weiß Mama davon, und wenn ja, lässt sie es überhaupt an sich ran?

Kaum zu glauben, aber sie wünscht sich tatsächlich ihre Wut zurück. Gestern hat das Feuer in ihrem Bauch sie gewärmt und ihre Schritte angetrieben. Heute ist jeder Meter ein halber Marathon. Am Rande ihres Gesichtsfelds verschmelzen die Felder und Wiesen neben der Straße zu graugrünem Matsch. Bedrohlich ragt der Waldrand am Horizont auf. Unwirtlich, gefährlich, wie das Tor zu einer anderen Welt. So bedrückend, dass es sie Mühe kostet, den ersten Schritt hineinzusetzen. Wurzeln winden sich schlangengleich über den Boden, krallen sich in die Erde, als würden sie den Wald beschützen. Morgennebel hängt tief, schwebt zwischen den Bäumen und verschleiert die Welt dahinter. Mit jedem Schritt unter ihren müden Füßen knacken Äste, das Laub gibt ein leises Schmatzen von sich. Die Farben des Waldes scheinen im anbrechenden Tag zu leben. Ein zartes Grün schimmert durch das Nebelgrau, wo Moos knorrige Baumstämme umhüllt. Vereinzelt blitzt das Rot eines Ebereschenblattes auf, das sich mutig gegen den Nebel behauptet. Der Duft wilder Pilze steigt ihr in die Nase, sie kann sich vorstellen, wie Hexen früher ihre Zaubertränke daraus gebraut haben.

Endlich erreicht sie die Lichtung mit Michis Wohnwagen. Die Fenster sind erleuchtet. Ihr ist egal, wie fleckig das Weiß der Wohnwagenschale ist, in diesem Moment kann sie sich nichts Heimeligeres vorstellen als diesen Ort.

Sie beginnt zu rennen, stolpert über die unterste Stufe der kurzen Treppe, die ins Innere des Wagens führt. Wie eine Irre trommelt sie gegen die Tür. Das Blatt gibt nach. Sie muss nicht warten, bis jemand ihr öffnet.

Tränen der Erleichterung fließen ihr heiß über die Wangen. Sie taumelt in den Wagen.

»Michi …«, bringt sie unter Schluchzern hervor. Ganz

von allein richtet sich ihr Blick in Richtung des Bettes. Michi mag es auszuschlafen. Da liegt er. In einem Wust aus dreckigen Laken. Er trägt dasselbe T-Shirt wie am vergangenen Abend. Der Stoff ist zerkrumpelt, aber das macht ihr nichts. Sie stürmt zu ihm, fällt ihm um den Hals, noch ehe er sich aufrichten kann.

»Ich bin … ich … halt mich … ich …« Zuerst kommen die Worte nur stockend. Rotz läuft ihr aus der Nase, bei jedem Schluchzer krampft sich ihr Zwerchfell zusammen. Doch als der Damm einmal gebrochen ist, kann sie den Wortschwall nicht mehr stoppen. »Es tut mir leid, was Resi gesagt hat. Die macht immer so ein Theater. Sie ist nur eifersüchtig. Ich hab dich so vermisst. Ich hab dich gesucht. Warum bist du gegangen? Wir hätten das klären können, gemeinsam. Die labert doch nur Blödsinn. Die hat einfach keine Ahnung. Soll sie doch zur Polizei gehen oder was weiß ich, die werden sie auslachen. Als ob die eine Ahnung hätte. Das hier ist richtig, oder? Wir sind richtig. Wir gehören zusammen. Sag, was du willst. Sag, was ich machen muss, damit du nicht mehr sauer bist.« Vor lauter Reden merkt sie erst jetzt, dass er ihre Umarmung nicht erwidert. Panik ergreift sie, rüttelt an ihr, fühlt sich an wie Wahnsinn. Sie kann sich nicht stoppen. Die Worte nicht und auch nicht die Taten. Sie löst ihre Arme von seinem Hals, zerrt sich den Hoodie über den Kopf, greift Michi zwischen die Beine, massiert und drückt. »Das, oder? Das wolltest du doch immer.« Der Jeansstoff klebt an ihren Beinen, sie zerrt und reißt, rollt sich auf den Rücken, um die Hose besser loszuwerden. Mit dem Bund der Jeans landet die Unterhose in ihren Kniekehlen. Weiter auf alle viere. Den Hintern zu Michi gereckt. Wenn sie sagt, sie würde alles tun, damit er ihr verzeiht, meint sie alles. Sogar das eine, was sie ihn bisher nie hat machen lassen, obwohl er es immer wieder versucht hat. Mit einer Hand greift sie um sich herum, spreizt ihre Hinterbacken. »Alles, hörst du. Hier. Das. Alles.« Tränen tropfen auf das Laken, machen den Stoff durchsichtig. So dünnhäutig fühlt sie sich auch. »Bitte, bitte, bitte. Bitte.«

Für die Dauer eines Herzschlags passiert nichts, und sie hält die Luft an. Gerade lang genug, um sich vorzustellen, was er sieht. Ein Bündel aus Rotz und Tränen und Angst. Ein Angebot. Eine Opfergabe. Alles würde sie ihm geben, alles, um sich nur nicht mehr so allein zu fühlen. Nie wieder in ihrem Leben will sie sich so allein fühlen wie während der Nacht in der Wartehalle.

Seine Hand an ihrem nackten Hintern. Endlich, denkt sie. Aber er zieht sie nicht zu sich, packt sie nicht an den Hüften, dringt nicht grob an einen Ort, den sie niemals teilen wollte, sondern stößt sie weg.

»Du widerst mich an«, spuckt er aus. »Zieh dich verdammt noch mal wieder an und hör auf, dich zu erniedrigen.«

Sie ist zu perplex, um zu handeln. Er hätte zuschlagen sollen, denkt sie. Er hätte mich packen und treten und schlagen sollen. Alles wäre besser als das.

Hinter ihr steigt Michi aus dem Bett. Vom Boden angelt er sich eine Jogginghose, schlüpft hinein. »Sie geht zur Polizei, hat sie gesagt?« Eis klirrt in seiner Stimme. Chrissi friert.

»Das war doch nur eine Drohung.« Irgendwie gelingt es ihr, sich auf die Knie aufzurichten. Beim Anziehen wehrt sich die Jeans noch mehr als beim Ausziehen. Vielleicht sind es aber Scham und Erniedrigung, die ihre Finger ungeschickt sein lassen. »Was soll die Polizei denn sagen? Wir machen nichts Schlimmes. Wir lieben uns doch nur.« Liebe. Zum ersten Mal in ihrem Leben fühlt dieses Wort auf ihrem Gaumen sich an wie Gift.

Michi schnaubt. »Du hast doch keine Ahnung.« Er fährt

sich mit der Hand durch die Haare. »Hau ab, okay? Verzieh dich. Es ist aus.«

Aus? Ein Wort, eine einzige Silbe, und sie kann den Sinn nicht begreifen. Mehrmals öffnet sie den Mund, schließt ihn wieder. Dunkle Schwaden treiben über ihr Gesichtsfeld, bedrohlicher noch als der Morgennebel im Wald. Sie schwankt.

»Hast du nicht gehört? Es ist aus.« Eine Hand, die ihren Oberarm umgreift. Die zerrt und schiebt.

»Bitte«, fleht sie noch mal. »Michi, ich … bitte. Nicht, du kannst doch nicht …«

Er kann. Und er tut. Halb schiebt, halb zieht er sie zur Tür. Die drei Stufen stolpert sie hinunter. Sie landet mit den Knien im Gras. Hinter ihr fliegt die Wohnwagentür zu. In ihren Ohren echot ein einziges Wort. Aus.

Ausausausausausaus. Eine ewige Leier. Alles ist aus. Aus. Aus. Und es gibt nur eine, die schuld daran ist. Eine, die ihr alles genommen hat, was sie noch hatte. Ihren Stolz, ihre Liebe, ihre Hoffnung. Blanker Hass auf Resi verleiht ihr die Kraft, aufzustehen. Mit dem Ärmel ihres Hoodies wischt sie sich Rotz und Tränen aus dem Gesicht. Das wird sie Resi büßen lassen. Das alles ist die Schuld ihrer Schwester. Sie wird es ihr zeigen. Irgendwie wird Chrissi einen Weg aus diesem Jammertal finden, und dann wird sie Resi zeigen, was es heißt, allein zu sein. Sie ist jetzt aufgestanden, und sie wird es wieder tun. Wieder und wieder, und nie mehr in ihrem Leben wird sie jemand so sehr erniedrigen, wie Michi es gerade getan hat.

Weiter geht sie und weiter, und irgendwann ist sie im Dorf, und weil ihr Magen knurrt, weiß sie, dass sie noch lebt. Dass auch dieses Drama sie nicht getötet hat.

Wenn sie daran gedacht hätte, sich Geld einzustecken, als sie von zu Hause abgehauen ist, könnte sie sich jetzt wenigstens einen heißen Tee und ein Teilchen kaufen. Der Bäcker beim Edeka hat schon offen. Auch wenn sie weiß, dass sie eh nicht reingehen und etwas kaufen kann, ziehen der süße Duft, der aus der Tür strömt, und das warmgoldene Licht aus dem Inneren des Ladens sie magisch an. Vielleicht arbeitet heute ja jemand hinter der Theke, den sie kennt. Sie kann sagen, dass sie ihr Geld vergessen hat, und hoffen, dass es andere gibt, die genauso blöd sind wie sie selbst. Und tatsächlich noch an das Gute im Menschen glauben.

Sie will gerade zur Ladentür gehen, da öffnet sie sich von innen, und jemand tritt ins Freie. Sie erkennt ihn in selben Augenblick wie er sie.

»Chrissi?«

»Lukas?« Er trägt eine riesige braune Bäckertüte unterm Arm. Mit der freien Hand stopft er seinen Geldbeutel zurück in die Gesäßtasche der Jeans. Auf seinem Pullover prangt das Logo der Schreinerei seines Vaters.

»Hey, das ist ja eine Überraschung. Mit dir habe ich um die Zeit gar nicht gerechnet. Normalerweise bist du doch nicht so ein Morgenmensch.«

Sie öffnet den Mund, will irgendwas sagen, aber ihr fällt nichts ein. Sie schließt den Mund wieder. Ein paarmal geht das so, dann fängt ihre Unterlippe an zu zittern, und ihr treten Tränen in die Augen. Schon wieder. Sie hatte geglaubt, alle Tränen geheult zu haben, aber da sind noch welche. In ihr drinnen, wo Traurigkeit, Einsamkeit und Wut ihre Seele zu einem schwarzen Nebel formen, scheint ein unendliches Reservoir zu sein.

»O scheiße. Hey, komm her. Was ist denn los? Hast du Ärger zu Hause?« Lukas wartet nicht auf eine Antwort. Er macht das, was sie sich so sehr von Michi gewünscht hätte, und nimmt sie in den Arm. Er zieht sie an sich und hält sie fest und lässt sie weinen. Zwischen den Schluchzern presst sie zusammenhanglose Satzfetzen hervor. Dass sie nicht nach

Hause kann. Dass ihr Freund mit ihr Schluss gemacht hat. Dass sie nicht weiß, wo sie hinsoll und was sie tun soll.

Sie muss gar nichts tun. Er manövriert sie zu dem Wagen am Straßenrand, in dem seine Ma auf ihn wartet, während er Semmeln für die Mitarbeiter seines Vaters geholt hat. Er schiebt sie auf die Rückbank und sagt seiner Ma, dass sie Chrissi jetzt erst mal zu sich mit nach Hause nehmen müssen, damit sie ein Bad nehmen kann.

Zu Hause übernimmt Lukas' Mutter das Ruder. Sie steckt Chrissi in eine heiße Badewanne und gibt ihr alte Klamotten von sich, und Stück für Stück ziehen sie Chrissi die ganze Geschichte aus der Nase. Also nicht die ganze Geschichte, sondern eine Version, in der es klingt, als hätte Chrissis Streit mit Michi etwas damit zu tun, dass Resi auch auf ihn scharf ist und es sonst gar keine Probleme mit der Beziehung gab.

Lukas' Ma sagt ihr, sie solle sie Irmi und ihren Mann Wolfgang nennen. Das gefällt Chrissi, weil es sich anfühlt, als würde sie dazugehören, auch wenn sie erst mal nur ein paar Tage bleiben darf. Schon vor dem ersten gemeinsamen Mittagessen fängt sie an zu denken, wie schön es wäre, wenn sie ganz hierbleiben könnte.

Doch ihr ist klar, dass es im Grunde nur eine Möglichkeit gibt, wie sie das erreichen kann, und schließlich mag Lukas sie.

Und sie mag ihn auch. Das sagt sie sich vor, als sie ein paar Tage später auf Lukas' Bett sitzen und einen Film aus seiner DVD-Sammlung gucken. Die Abenteuer von Tony Stark sind ihr egal, aber dass ihr der Film jede Menge Möglichkeiten gibt, näher an Lukas heranzurücken, ist cool. Sie stellt Fragen zur Technik von *Iron Man* und zur Handlung. Michi ist immer voll drauf abgefahren, ihr Sachen zu erklären, und Lukas gefällt es anscheinend auch. Er legt einen Arm um ihre Schulter, und sie legt den Kopf auf seine Brust und einen

Arm um seine Mitte. Und ab da ist es ganz leicht. Sie lässt ihre Finger tanzen. Erst über sein T-Shirt, dann darunter. Sie spürt sein Zittern, auch wenn er es vor ihr zu verbergen versucht, indem er sie auf seinen Schoß zieht und ihr beim Küssen die Hände festhält. Hinter seinem Hosenstall spürt sie seine Härte, doch das macht ihr keine Angst mehr. In der Beziehung hat sie von Michi einiges gelernt, und Lukas ist leicht zu beeindrucken. Er versucht, das Richtige zu tun, und fragt, ob sie sich sicher ist und dass er es nicht will, wenn sie glaubt, sie sei ihm was schuldig, weil er sie mit zu sich genommen hat, oder weil sie weiß, dass er schon ewig in sie verknallt ist. Aber sie verschließt ihm die Lippen mit einem Kuss und reibt sich in wippenden Bewegungen an seinem Schwanz und sagt ihm, dass sie sich sicher ist und sie ihn in Wahrheit viel lieber mag, als sie es ihm bisher gezeigt hat. Das reicht. Mehr muss Lukas nicht wissen, und was es sonst noch zu wissen gäbe, das verschließt sie tief in ihrem Herzen, wo niemand drankommt, nicht einmal sie selbst.

Dass sie ihn mag, das stimmt ja. Sie mag ihn wirklich. Nicht so, wie es bei Michi am Anfang war, nicht mit dieser riesigen, großen Leidenschaft. Trotzdem ist es schön, mit Lukas zu schlafen, und Lukas ist immer da, wenn sie ihn braucht, und vielleicht ist es ja gut, mehr geliebt zu werden, als selbst zu lieben. Nur deshalb hält er sie am Abend an der Hand, als sie zu seinen Eltern ins Wohnzimmer gehen, und verkündet mit vor Stolz geschwellter Brust: »Chrissi bleibt bei uns. Wir sind jetzt zusammen.«

Endlich muss sie nicht mehr betteln, um irgendwo dazuzugehören, sondern wird mit offenen Armen empfangen. Mehr hat sie nicht gewollt, und bei Lukas muss sie dafür nicht einmal sich selbst opfern.

2007 – HELEN

Tragödien bringen Menschen zusammen. Und so versammeln sie sich alle. Wahrscheinlich ein letztes Mal. Basti ist da und Rosi, Anselms Lehrerin, Kinder aus seiner Klasse, sogar Pflegekräfte aus München sind gekommen.

Helen steht da und sieht auf den weißen Sarg, der langsam in die Erde gelassen wird. Sie haben ihn mit bunten Handabdrücken verziert. Die von Resi und Chrissi sind beinah so groß wie ihre. Dort in dem Sarg liegt ihr letztes Kind. Sie hat ihm sein Lieblingskuscheltier mit auf die Reise gegeben. Einen Stoffhasen mit Schlappohren und großen schwarzen Glasaugen. Hasimir hat Anselm ihn genannt. Selbst in seinen letzten Stunden hat er ihn fest im Arm gehalten. Aus einer Box klingt Musik. *Ich will* vom Soundtrack der *Wilden Kerle.* Helen hat nicht geglaubt, dass sie es erträgt, das Lied beim Begräbnis zu hören. Aber es war nun mal Anselms Lieblingslied. Die Textzeilen rauschen über sie hinweg:

Ich will noch so viel mehr sehen.
Ich will noch so viel mehr erleben.
Ich will so viel tun, wofür die Zeit nicht reicht.

Sie beißt sich von innen in die Wange, bis sie Blut schmeckt. Er hätte es verdient. Alles und noch viel mehr. Er hat gekämpft und gekämpft und doch verloren.

Sie hatte geglaubt, es sei vorbei. In den guten Jahren, so zwischen seinem fünften und achten Geburtstag, da hatte sie wirklich geglaubt, sie hätten das Schlimmste überstanden. Die Therapien wirkten, Anselm konnte lachen. Besuche im Krankenhaus waren regelmäßig, aber nicht fatal.

Sie hat sich getäuscht. Wer hoch steigt, kann tief fallen. Bis ganz nach unten auf den Grund eines Grabes.

Lungenentzündung. Multiresistenter Keim. Geschädigte Lunge. Ein Kampf zu viel.

Ende. Aus.

Das Lied verklingt. Der Mund des Pfarrers bewegt sich. Wahrscheinlich redet er von der Liebe Gottes und dem ewigen Leben. Helen hört kein Wort. Eine Hand schiebt sich in ihre, sucht mit den Fingern nach ihren. Helen kann sich nicht rühren. Kein bisschen. Nicht einmal, um ihre Finger mit denen ihrer Töchter zu verschränken. Sie weiß, dass es falsch ist. Sie weiß, dass auch ihre Großen Halt bräuchten, doch Helen ist selbst nur noch eine Illusion. Sie ist nicht da, nicht wirklich. In Wahrheit ist sie immer noch im Arztzimmer der 3a.

Es tut mir leid. Ich denke, wir sollten den Medikamentenplan auf palliativ umstellen. Hier ist meine Handynummer. Wenn Sie Fragen haben, zögern Sie nicht, mich anzurufen.

Wir werden dafür sorgen, dass er nicht leiden muss.

Auch für Mütter gibt es Medikamente. Tavor und Ähnliches. Sie machen sie zur Hülle. Heilen können sie nicht.

Basti tritt als Erster ans Grab. Er wirft eine weiße Rose hinein. Mit einem dumpfen Schlag trifft sie auf den Sarg.

Helen zuckt zusammen.

Sie kann das nicht. Das hat sie mit dem Pfarrer besprochen. Die Dame vom Bestattungsinstitut hat sie bekräftigt. Sie muss nichts tun, was sie nicht kann.

Ihr Abschied war ein anderer. Zehn Stunden allein mit Anselm, nachdem er seinen letzten Atemzug gemacht hat und die Schwestern Schläuche und Geräte entfernt haben.

Zehn Stunden in einem eigenen Zimmer nur für sie und ihn. Alles sehr mitfühlend. Alles sehr nett. Trotzdem zu wenig Zeit für einen Abschied auf immer. Leichenstarre, Leichenflecken, Totengase, die dem Körper entwichen, sie hat alles erlebt, erfühlt, begriffen. Nur nicht, dass sie jetzt keinen Sohn mehr hat. Mit Anselms Seele hat auch ihr Kampfgeist den toten Körper verlassen. Der Kampf ist zu Ende. Sie will nur noch ins Bett.

Die Beerdigung ist zu Ende. Einen Leichenschmaus gibt es nicht. Sie schläft auch, wenn sie wach ist.

Aus Stunden werden Tage. Aus Tagen werden Wochen, dann Monate, dann Jahre.

Als sie wieder aufwacht, ist alles anders. Resi lebt in München. Chrissi ist verliebt.

Helen hat nur noch sich selbst. Und den Ton, der sich all das einverleibt, was sie sich selbst nicht zugesteht zu fühlen.

Was sie braucht, ist ein neuer Anfang. Alle anderen haben einen gefunden. Nichts hält sie mehr hier, in einem Haus, das sie nur noch mit Geistern teilt. Vielleicht auf Santorin. Wo ein Töpferretreat erfahrene Tonkünstlerinnen und -künstler zur Gästebetreuung sucht. Arbeit gegen Kost und Logis. Das hat sie aus einer Rundmail erfahren, die die Besitzerin des Brennofens, den Helen für ihre Töpferarbeiten nutzt, an alle regelmäßigen Kundinnen und Kunden geschickt hat.

Santorin klingt gut. Santorin klingt nach Sonne und Meer und Leben. Auf Santorin gibt es keine Geister. Und keinen Wald, von dem die Legenden sagen, in ihm würden die Toten hausen. Es ist ja nur für einen Sommer.

Zuerst.

Dann wird aus dem Sommer ein Jahr und aus einem Jahr zwei und immer so weiter und weiter, bis sie kaum noch weiß, wer die alte Helen war. Mutter, Ehefrau, Mediengestalterin, Tochter, Schwiegertochter, Trauernde, das war einmal. Jetzt ist sie nur noch sie selbst.

Manchmal ist sie traurig darüber. Dann weint sie über verpasste Chancen und zerplatzte Träume.

Aber das Leben geht weiter. Das hat sie gelernt. Keine Tränen dieser Welt können das ändern.

HEUTE – THERESA

Das soll ich dir von Mama geben.« Korbi stellt eine Kiste vor Theresa auf den Schreibtisch. Nun, eigentlich ist es mehr ein Karton. Etwas größer als ein Schuhkarton, aber kleiner als eine Umzugskiste.

Sie reißt ihren Blick vom Bildschirm los. Mit dem Kopf ist sie bei den Messdaten. »Was ist das?«

»Das solltest eigentlich du wissen.«

»Was?« Sie schließt kurz die Augen, reibt sich die Schläfen. Wenn sie noch viel länger auf ihre Excel-Listen starrt, sieht sie heute Nacht nur Zahlen.

»Mama hat Babyklamotten von Bene ausgemistet und in den Speicher gebracht. Dabei hat sie die Kiste gefunden. Sie meinte, die gehört dir. Sie hat keine Ahnung, was da drinnen ist, aber wenn du sie haben willst, sollst du sie nehmen.«

Jetzt guckt Theresa doch genauer hin. Der Deckel ist mit Window-Color-Motiven beklebt. Bunte Schmetterlinge, Gräser, Blumen. Außerdem steht in comichafter Schrift *Resi* auf dem Deckel.

»Oh.« Mit der Fingerspitze streicht sie über die erhöhten Verzierungen. »Das Künstlergen habe ich jedenfalls nicht von unserer Mutter geerbt.«

Korbi grinst schief. »Mama auch nicht. Nur dass die das nie zugeben würde.«

Theresa löst den Blick von der Kiste und gönnt sich diesen Augenblick mit ihrem Neffen. Sie zwinkern einander zu, nicht mit den Augenlidern, nur mit den Augen, und schaffen eine Komplizenschaft, die über das hinausgeht, was Worte beschreiben können. Es liegt keine Bösartigkeit in diesem Austausch, höchstens ein bisschen Necken. Das würde nicht mal wehtun, wenn Chrissi es mitbekommen würde. Zumindest hofft das Theresa. Sie will ihrer Schwester nicht wehtun. Das war nie ihr Ziel. Erst in den letzten Wochen begreift sie, dass sie es dennoch getan hat. Mehr, als sie ahnen konnte.

»Weißt du denn jetzt wieder, was in der Kiste ist?« Korbi will nach dem Karton greifen, doch Theresa ist schneller und schiebt ihn außer Reichweite.

»So ungefähr. Ich hab über Jahre immer alles da reingetan, was mir irgendwie wichtig erschienen ist.« Grinsend schüttelt sie den Kopf. »Ein paar Monate lang habe ich sogar Tagebuch geführt.«

Korbi erwidert das Grinsen. »Echt? So richtig mit *liebes Tagebuch, da ist ein Typ in meiner Klasse und der ist sooo süß* und so?«

Ja, ziemlich genau so. Was würde Korbi dazu sagen, dass die meisten ihrer Tagträumereien ausgerechnet von seinem Vater handelten? Heute weiß sie, dass es genau das war. Tagträumerei. Luftig und voller Fantasie, aber mehr nicht. Lukas und sie hätten niemals zusammengepasst.

»So ungefähr.«

»Worauf wartest du dann? Mach auf!« Ihre Finger streichen von der Oberseite zu den Seiten, fahren den Falz entlang, wo sie den Deckel öffnen könnte.

Sie schüttelt den Kopf. »Nicht jetzt.«

»Aber warum nicht, Tante Resi?« Korbi verzerrt die Stimme in eine Tonlage, die er sich mit ziemlicher Sicherheit von Sevi abgeschaut hat. »Ich bin so neugierig.«

»Eben.« Sie zieht die Augenbrauen in die Stirn. »Und das sind meine Erinnerungen. Ich will erst mal selber schauen, was alles drin ist.«

»Na gut«, mault er. Seine Augen verraten, dass er immer noch genauso schauspielert wie eben. »Aber du musst mir versprechen, dass ich die peinlichsten Tagebucheinträge auch lesen darf. Hier ist doch sonst fast nie was los.«

»Ich muss rein gar nichts in der Art versprechen. Sorg mal lieber selbst für etwas Aufregung. Was ist eigentlich mit den Maibaumwachen? Irgendwelche neuen Skandale? Gerüchte? Liebesdramen?«

Aus dem randvollen Papierkorb unter ihrem Schreibtisch fischt Korbi einen Zettel, zerknüllt ihn und wirft Theresa damit ab. Sie fuchtelt in der Luft, um das Geschoss abzuwehren. Eigentlich will sie es fangen, verfehlt das Ziel aber, sodass der Papierball von ihrer Hand abprallt, gegen das Gehäuse ihres Monitors flitscht, von dort auf dem Schreibtisch landet, einmal hüpft, ein Stückchen rutscht und zielsicher zurück im Papierkorb landet.

Korbi staunt Bauklötze. Auch Theresa kann kaum glauben, was sie sieht. Sie reckt die Faust in einer Siegerpose in die Luft und zeigt ihre Zähne in einem wangenweiten Grinsen.

»So macht man das!«

»Wow! Was für ein Zufall!« Korbi bricht vor Lachen halb zusammen.

»Raus!« Selber lachend deutet sie mit dem ausgestreckten Zeigefinger zur Tür. »Such dir echte Arbeit und belästige mich nicht weiter.«

»Du liebst mich doch«, flötet er, tritt aber den Rückzug an.

Tu ich, denkt sie. Tu ich wirklich.

Immer noch lächelnd, horcht sie den sich entfernenden Schritten von Korbi nach. Die Kiste steht auf dem Schreibtisch. Sie müsste sie nur öffnen und könnte mit ihr einen Blick auf die Wünsche und Träume der fünfzehnjährigen Resi werfen. Nur Angst hält sie zurück. Sie hat die Wahrheit gesagt, als sie zu Korbi meinte, sie wisse nicht mehr genau, was alles in der Kiste sei. Nur, dass die Dinge einmal wichtig für sie waren, da ist sie sich sicher. Hat sie die Resi von damals betrogen? Was würde ihr jüngeres Ich zu ihrem heutigen sagen? Dass sie sie enttäuscht hat? Dass sie doch längst alles besser wissen müsste als damals? Wie soll sie es schaffen, ihrem jüngeren Ich ins Auge zu sehen und für all die Entscheidungen geradezustehen, die es getroffen hat? Bei allen Streiten hätte die junge Resi bestimmt nicht geglaubt, dass sie nur ein paar Monate später Chrissi für eineinhalb lange Jahrzehnte verliert. Genauso wenig, wie sie damit gerechnet hätte, auch Mama hinter sich zu lassen. Und Anselm. Die junge Theresa hat Anselm geliebt, auch wenn er ihr viel genommen hat. An Aufmerksamkeit, an jugendlicher Leichtigkeit, an dem naiven Fatalismus, der junge Menschen so oft auszeichnet und um den sie Chrissi so oft beneidet hat.

Nein, für ein Rendezvous mit ihrer Vergangenheit ist das Museum nicht der richtige Ort.

Sie klemmt sich die Kiste unter den Arm und verlässt das Büro. In der Eingangshalle macht sie einen kurzen Zwischenstopp am Empfangstresen, wo David damit beschäftigt ist, eine Gruppe Besucher mit Informationsbroschüren zu versorgen. Sie will ihn nicht stören, also wartet sie, bis er aufschaut, und gestikuliert dann in Richtung Ausgang. Er nickt und wendet sich wieder den Gästen zu.

Wie so oft, wenn sie einen Moment für sich braucht, nimmt sie den Weg, der vom Museumsgarten in Richtung Waldrand führt. Hier auf der Bank hat sie David von ihrer Sterilisation erzählt, hat mit ihm das erste Vertrauensband geknüpft. Viele neue Bänder sind seither dazugekommen.

Geschichten, die sie einander erzählt haben. Dinge, die sie gemeinsam erlebt haben. Sie ist froh, ihn in ihrer Nähe zu wissen, und auch froh, dass sie in diesem Moment alleine ist.

Die Kiste stellt sie auf ihre Knie. Aus dem Wald weht kühle Luft. Mücken umschwirren sie, die Spitzen der Grashalme kitzeln ihre Fußknöchel. Das ist der richtige Ort für diesen Augenblick. Ein Ort, den sie mit geschaffen hat, der mehr ihr gehört als irgendetwas, das sie mit Geld kaufen könnte.

Vorsichtig hebt sie den Deckel, tastet ins Innere des Kartons. Seidenpapier knistert unter ihren Fingern. Da sind sie, ihre alten Schätze. Trägerplättchen mit ihren ersten Mikroskopierexperimenten. Eine eingefärbte Zwiebelhaut, ein präparierter Wasserläufer, ein Tropfen ihres eigenen Blutes, ein Löwenzahnschirmchen. Daran, dass sie als Kind Steine gesammelt hat, kann sie sich erinnern, aber erst jetzt wird ihr wieder bewusst, dass sie diese schon damals beschriftet und katalogisiert hat. Ein Bröckchen Granit aus Quarz, Feldspat und Glimmer. Rotbrauner Rhyolith, so groß wie ihr Zeigefingerballen. Trocken wirkt der Stein matt und unscheinbar, doch schon als Kind wusste sie, dass er mehr zu bieten hat. *Vulkanischer Ursprung,* hat sie auf den Zettel geschrieben, den sie mit einem Bindfaden um den Kiesel gebunden hat. Die Schieferprobe in ihrer Sammlung ist ein flaches, beinah quadratisches Plättchen, tiefschwarz und so glatt wie Papier. Ein umfunktioniertes Vokabelheft liegt bei den Steinen. Auf der ersten Doppelseite eine Liste von Kieselarten, die man im Bayerischen Wald finden kann. In der linken Spalte stehen die Namen, in der rechten jeweils ein Vermerk zur Häufigkeit des natürlichen Vorkommens. Von den neun Namen auf der Liste sind sechs abgehakt.

Theresa blättert weiter in dem Heftchen. Sie findet Wetterdiagramme und Skizzen von Wolkenformationen, die sie damals auf langen Spaziergängen gemacht hat. Die Diagramme zeigen akribisch notierte Temperaturverläufe und Regenmengen, die sie mit einem selbst gebastelten Regenmesser gemessen hat. Auf einer der Seiten ist ein detaillierter Plan ihres »Wetterlabors« zu sehen – eine Ecke im Garten, wo sie ihr Thermometer und ihre Barometerstation aufgestellt hatte.

Forschungsprojekte lautet die Überschrift der nächsten Doppelseite. Darunter aufgeführt sind ihre Beobachtungen von Pflanzen im Jahresverlauf: Zeichnungen von Blättern und Blüten, kleine Proben von gepressten Blumen, die sie sorgsam mit Tesafilm befestigt hat. Auch ihre ersten Versuche, Moorexperimente in Einmachgläsern nachzustellen, hat sie dokumentiert. Mit Wasser und Erde aus der Todtenau hat sie in Einmachgläsern Miniökosysteme angelegt, die sie wochenlang beobachtet und beschrieben hat.

Von unter dem Notizbuch fördert Theresa eine Sammlung alter Zeitschriften- und Zeitungsartikel über naturwissenschaftliche Themen zutage. Besonders hervor sticht ein Artikel über die Torfmoose des Bayerischen Waldes, den sie als junges Mädchen sorgfältig ausgeschnitten und in eine Klarsichthülle gesteckt hat. Mit einer Büroklammer an die Folie geheftet ist der »Fahrplan« für eine »Forschungsexpedition« zu einem nahe gelegenen Moor, die sie damals organisieren wollte – sogar an die gepackte Lunchbox hat sie laut der Liste für die nötige Ausrüstung gedacht.

Für Listen hatte sie wohl schon damals ein ausgesprochenes Faible. Auf der letzten Seite des Vokabelhefts hat sie ihre Ziele notiert. Jedes mit einem Aufzählungsstrich in einer anderen Farbe:

- *Quali*
- *Mittlere Reife*

- *Moosbrunn verlassen*
- *Fachabitur*
- *Abitur*
- *Biologie an der TU München studieren (VORSICHT: ZUGANGSBESCHRÄNKUNG)*
- *Bachelor*
- *Master*
- *Promotion (falls möglich)*
- *eigene Forschungsarbeiten durchführen*
- *wissenschaftliche Veröffentlichungen (nennt man Paper)*
- *eine eigene Art entdecken*
- *etwas für den Artenschutz tun*
- *die Umwelt schützen*
- *die Welt verbessern, damit etwas von mir zurückbleibt, wenn ich sterbe*

Eigene Kinder stehen auf der Liste nicht. Ebenso wenig wie eine Ehe, ein eigenes Haus oder teure Kleidung.

Theresa lässt das Vokabelheft auf den Kistenrand sinken. Im Gegensatz zu ihren anderen Aufzählungen hat sie diese Liste noch nicht abgehakt. Ehe sie dazu gekommen ist, haben sich die Ereignisse zu Hause überschlagen, und sie ist nach München gegangen, um erst Fachabitur und dann Abitur zu machen. Sie wünschte, sie hätte einen Kuli zur Hand, und tatsächlich hat sie Glück und findet einen in der Kiste. Ein paarmal muss sie auf die Spitze hauchen, bis er wieder schreibt, dann geht es. Einen nach dem anderen hakt sie die Punkte ab. Nur die Promotion ist noch offen. Jetzt, in diesem Augenblick, ist sie sich sicher, dass sie auch dieses Ziel noch erreichen wird.

Die Tagebücher lässt sie unangetastet. Noch vor wenigen Minuten hatte sie solche Angst, sich ihnen zu stellen, hatte Angst, von Träumen zu lesen, die die Resi von damals gehabt und die Chrissi von heute verwirklicht hat. Doch etwas Wunderbares ist in der Zwischenzeit geschehen. Die Resi von damals hat die Theresa von heute an sich selbst erinnert. Die Schwärmerei für Lukas war genau das: eine Schwärmerei. Ihr Herz berührt, das hat schon damals etwas anderes.

Sie legt den Stift zurück in die Kiste, nimmt stattdessen ein Reagenzglas aus dem Inneren. In dem Glas enthalten ist ein winziger Vogelknochen, den sie im Wald gefunden hat. Auf der Glaswand klebt ein gelber Aufkleber, wie man sie öfter für Einweckgläser benutzt. Darauf hat sie geschrieben: *Unbekannte Vogelart – weitere Forschung notwendig.*

Ihr ist es nicht gelungen, herauszufinden, zu welcher Vogelart der Knochen gehörte. Aber sie lächelt über die Entschlossenheit, mit der sie schon damals ihren Hunger nach Wissenschaft stillen wollte. Es war nicht nur ein Spiel – es war der Anfang eines Weges, der sie genau dorthin geführt hat, wo sie heute ist.

Sie klappt die Kiste wieder zu, blickt von ihrer Bank hinunter zum Museum. Die ersten Stationen des Museumsgartens sind fertig angelegt. Moorbirkenstämmchen und Kiefern ragen aus dem Boden. Noch sind die Bäume jung, aber ihre schlanken Stämme und die hellen Blätter werfen bereits ein sanftes Lichtspiel auf den Boden. Wollgras wiegt sich im Wind, seine weißen Köpfe flauschige Wolken auf einem Meer aus Grün. Auch einen Teich gibt es schon. Seine Ränder sind von Binsen und Schilf gesäumt. Bald werden hier Libellen zu Hause sein, Frösche und Kröten. Ganz am Rand des Gartens steht eine erhöhte Plattform mit einem Fernglas, durch das Besucher die natürliche Version der künstlich angelegten Landschaft beobachten können. Würde jemand das gerade jetzt machen, sähe er sie. Auf der Bank zwischen Wald und offener Flur, genauso ein Teil der Natur, die sie so liebt, wie die Heckenbraunelle, die zwitschernd vor ihr auf der

Wiese landet, sich einmal umguckt und wieder wegfliegt, wie der Holunder in ihrem Rücken, der seinen süßen Duft verteilt, und der Wacholder mit seinen bitteren Beeren.

Das ist ihr Zuhause. Endlich weiß sie wieder, dass sie nicht immer hier sein muss, um es in sich zu tragen.

HEUTE – THERESA

Die Musik hallt durchs ganze Dorf. Am Vormittag gibt es einen Festzug, aber Theresa und David beschließen, erst zum offiziellen Maibaumaufstellen zum Rathausplatz zu gehen. Den Morgen des 1. Mai nutzen sie lieber zu zweit. David steht zuerst auf. Theresa döst noch ein wenig, während der Duft von frisch gebrühtem Kaffee ihre Lebensgeister weckt. Den ersten Becher bringt David ihr ans Bett. Sie schlürft ihn zum Rauschen von Davids Morgendusche.

Das Wassergeräusch hört auf. Auch sie ist jetzt bereit für den Tag. Sie gesellt sich zu David ins Bad. Seite an Seite putzen sie sich die Zähne. Im Spiegel lächeln sie sich an, mit Zahnpastaschaum vor dem Mund und in Schlafklamotten. Davids Haare sind verwuschelt. Er nennt sie seinen hyperaktiven Oktopus. Seine Bettdecke und einen Großteil seiner Matratze opfert er dennoch bereitwillig für sie. Seit fast einer Woche beinah jede Nacht. Er mag seinen hyperaktiven Oktopus.

Und Theresa mag David. Es ist beinah unheimlich, wie leicht sie nach ihrer ersten gemeinsamen Nacht in eine Routine verfallen sind. Sie schlafen zusammen, sie arbeiten zusammen, und sie leben zusammen. Wenn Theresa ein bisschen Zeit für sich braucht, geht sie in ihre Wohnung oder eine Runde laufen. Wenn David abschalten will, spannt er die Slackline oder wirft für ein, zwei Stunden die Playstation an. Strategiespiele sind sein Guilty Pleasure. Dass David in seiner Fantasie ein Imperium aufbaut, das die Zeit überdauert, wundert sie. Sie erkennt in ihm nicht den großen Imperator. Dass er sie mit immer neuen Kleinigkeiten überrascht, gefällt ihr. Seine Schichten zu entblättern und ihn Stück für Stück besser kennenzulernen, lenkt ihre Gedanken ab. Es ist einfacher, sich zu fragen, wie viel Mut es ihn wohl gekostet hat, als Mann zum ersten Mal einen Kilt zu tragen, als zu überlegen, wie denn nun die Dinge zwischen ihr und Chrissi stehen. Seit Chrissis Einsatz als Notfallkrankenschwester während Theresas Infekt haben sie sich nicht mehr gesehen. An manchen Tagen bringt Korbi Tuppercontainer mit Leckereien für sie und David von zu Hause ins Museum. Brownies, Muffins und Mohnquarkkuchen. Alles von Chrissi selbst gebacken, daran hat Theresa keine Zweifel. Die Sachen schmecken hervorragend, und sie bittet Korbi, seiner Mutter ihr überschwängliches Lob auszurichten. Eigentlich sollte sie das selber tun. Den letzten Schritt ist Chrissi auf sie zugegangen, jetzt ist sie am Zug. Schließlich will sie es auch selbst. Sie will ihre Schwester zurück. Diesen Teil von sich, der ihr abhandengekommen ist. Sie ahnt, dass sie erst dann ganz heilen kann, wenn sie den Mut aufbringt, sich mit Chrissi auszusprechen. Dafür müssen Vermutungen auf den Tisch kommen, die sie seit eineinhalb Jahrzehnten totschweigen – ihre und die von ihrer Schwester. Einige werden schwerer zu verzeihen sein als andere.

Heute ist allerdings nicht der richtige Tag für eine solche Aussprache. Gleichzeitig spucken David und sie Zahnpastaschaum ins Waschbecken.

»Willst du auch noch duschen?«

Normalerweise ist sie eher Abendduscherin, trotzdem nickt sie. »Ich geh aber runter, dann hast du hier mehr Ruhe.«

»Hab ich gesagt, dass ich die will?« Er küsst sie auf die Nasenspitze. Sein Atem riecht nach Minze. Sie könnte sich dazu verleiten lassen, alles andere zu vergessen. Es wäre ganz einfach. Sie müsste nur den Kuss vertiefen und dann den Dingen ihren natürlichen Lauf lassen. Dann bräuchten sie das, was sich so zart zwischen ihnen entwickelt, nicht der Begutachtung und Prüfung von ganz Moosbrunn auszusetzen. Eins ist nämlich klar: Es wird Getuschel geben, wenn sie gemeinsam auf der Maifeier auftauchen. Alle werden freundlich sein und Small Talk machen, aber hinter ihren Rücken werden sie tuscheln und sich fragen, ob aus dem Berliner Hipsterhippie und der Münchner Tussi, die mal eine von ihnen war, mittlerweile ein Paar geworden ist. Die meisten werden es wahrscheinlich gar nicht böse meinen und sich mit ihr und David freuen. Warum hat sie dann so ein ungutes Gefühl?

Besser, sie denkt nicht allzu lange darüber nach. Entschlossen tritt sie einen Schritt von David zurück. »Hast du nicht, aber ich habe meine Klamotten unten. Kommst du dann, wenn du fertig bist, und wir gehen gemeinsam?«

»Aye, aye, Ma'am.«

Sie verdreht die Augen. »Das war kein Befehl.«

»Aber es macht Spaß, dich zu ärgern.«

»Das werd ich mir merken«, neckt sie zurück.

»Ich kann's kaum erwarten.«

Sie lächelt immer noch, als sie in ihre Mitarbeiterwohnung kommt. All den guten Vorsätzen zum Trotz hat sich hier in den Wochen seit ihrem Einzug nicht wirklich viel getan. Im Vergleich zu Davids gemütlicher Bude wirkt die Spärlichkeit in ihrer Wohnung noch viel kälter als früher. Sie duscht, cremt sich ein, dann holt sie das Dirndl aus dem Kleiderschrank. Sie hat es in München gekauft. Als Jugendliche hätten sie keine zehn Pferde in so ein Ding gebracht, aber in München gehörte es dazu. Nicht für den Alltag natürlich, aber für Hochzeiten, Taufen und Volksfeste. Sie hat keine Ahnung, wie das hier mittlerweile ist. Ganz früher gehörten Dirndl nicht zur traditionellen Tracht in Niederbayern. Ganz früher träumten in Moosbrunn aber auch keine Jungs davon, Erzieher zu werden oder Volksmusik mit Pop zu verbinden.

Was soll's, sagt sie sich. Sie mag das Kleid, und um im Schrank zu hängen, ist es zu schade.

Bei David gelingt ihr die Überraschung jedenfalls. Er macht große Augen, als sie ihm kurz darauf die Wohnungstür öffnet.

»Oh, fesch!«, sagt er.

Mit den Händen streicht sie den Stoff glatt. Sie hat das Dirndl nicht gebügelt, aber der Rock fällt trotzdem schön. »Zu viel?«

David legt den Kopf schief. Wenn sie leise sind, können sie die Musik vom Rathausplatz hören. »Ich glaube nicht. Sollen wir?« Er streckt ihr die Hand entgegen.

Sie nickt, lässt aber seine Hand los, kaum dass sie ins Freie treten. Für einen kurzen Moment glaubt sie, so etwas wie Enttäuschung auf seiner Miene zu sehen, und das Gefühl sticht ihr ins Herz. Doch sie kann nicht aus ihrer Haut. Zu gut kennt sie die zerstörerische Kraft von Erwartungen. Philipp und sie sind daran zerbrochen.

Der Ausdruck auf Davids Gesicht verschwindet so schnell, wie er erschienen ist. Seite an Seite machen sie sich auf den Weg. Der Duft von frisch gebackenen Brezen und Grillfeuer leitet sie. Weit ist es nicht. Erste Geranienkästen auf den Fensterbänken der Häuser, an denen sie vorbeikommen, stehen in Blüte. Frühe Rosenknospen öffnen ihre Kelche. Der süße Duft eines leuchtend violettfarbenen Fliederbuschs schwebt durch die Frühlingsluft.

Je näher sie dem Rathausplatz kommen, desto mehr Menschen begegnen ihnen. Das Dirndl war definitiv die richtige Wahl. Viele tragen wie sie eine modische Version der Tracht. Vor allem die jungen Frauen haben sich ins Zeug gelegt. Kunstvolle Flechtfrisuren, farblich zu den Kleidern abgestimmter Schmuck, Glitzerschürzen aus Spitze mit Pailletten und Perlen und dazu ein Lachen auf dem Gesicht. So gestylt wirken Dirndl nicht altbacken oder bieder. Auch bei den jungen Männern steht Tracht hoch im Kurs. Einige von ihnen haben sich bereits am Rande des Platzes versammelt. Ein Stapel langer Holzstangen steht bereit. Theresa und David kommen gerade zur rechten Zeit.

»Siehst du einen freien Platz?«

Theresa lässt den Blick über den Rathausplatz schweifen. Wo sonst nur Kopfsteinpflaster ist, stehen jetzt Bierbänke und Tische. Seitlich ist eine Holzbühne aufgebaut, auf der gerade die Blasmusiker nach einer Pause wieder Platz nehmen. Auf der anderen Seite grenzen Holzbuden den Festplatz ein. Es gibt einen Getränke-, einen Grill- und einen Brotzeitstand. In einer Ecke steht eine Hüpfburg für die Kinder. Das Gekicher aus der Plastikburg übertönt sogar das Rauschen des Ventilators, der unablässig Luft in die Spielzeugfestung bläst. Die Bänke sind gut besetzt. Jedes Mal, wenn Theresa und David an einem Tisch vorbeigehen, blicken die Leute auf und mustern sie. Meistens ist mindestens ein bekanntes Gesicht dabei. Leute, die nach dem verhinderten Maibaumdiebstahl ins Museum gekommen sind, Bekannte von früher. Schließlich entdeckt Theresa einen Tisch, an dem noch mehr als die Hälfte der Plätze frei sind. »Da drüben«, sagt sie zu David. Sie bewegen sich in die entsprechende Richtung.

»Ist hier noch Platz?«, fragt David und deutet mit der Hand auf die freien Plätze. Eine der Frauen blickt von einem Flyer auf, den sie gerade studiert hat.

»Frau Loibl?« Erkennen trifft Theresa. »Was für eine Überraschung! Wie geht es Ihnen? Ich habe schon so lange daran gedacht, mal bei Ihnen vorbeizuschauen. Erkennen Sie mich? Ich bin Theresa Radinger. Und das ist mein Kollege David Oswald. Dürfen wir uns zu Ihnen setzen?«

Ihre ehemalige Lehrerin ist schon dabei, zur Seite zu rutschen. »Selbstverständlich.« Sie klopft auf den leeren Platz neben sich. »Und du glaubst doch etwa nicht wirklich, dass ich mich ohne diese Erklärung nicht an dich erinnert hätte? Mir geht es gut übrigens. Danke der Nachfrage. Ich habe mit Yoga angefangen. Als Ausgleich zum Schulalltag.« Sie zwinkert Theresa zu. »Aber um ehrlich zu sein, brauch ich gar nicht so viel Abwechslung. Bei allen Problemen im Schulsystem sorgen meine Schülerinnen und Schüler immer noch dafür, dass mir der Job nie langweilig wird.«

Nacheinander rutschen Theresa und David auf die Bank. Von den anderen am Tisch kennt Theresa niemanden persönlich. Alle nicken ihnen zu. Dann wenden sie sich wieder ihren Gesprächen zu.

»Ich freu mich so.« Tatsächlich klopft ihr Herz bis zum Hals. Sie hat dieser Frau so viel zu verdanken. »Ich war nur so beschäftigt, seit ich die Stelle hier angefangen habe.«

»Aber jetzt ist Zeit für eine Umarmung, oder?« Ohne eine Antwort von Theresa abzuwarten, lehnt sie sich über den Tisch und zieht Theresa an sich. Die Umarmung ist linkisch und unbequem, aber Frau Loibl muss immer noch denselben Weichspüler benutzen wie damals. Der Duft von Lenor Aprilfrisch flutet Theresas Nase, und auf einmal ist sie wieder vierzehn und diese Frau ihr Versprechen auf eine bessere Zukunft.

Sie schluckt und schnieft einmal, doch bevor ihre Gefühle sie ganz überwältigen und sie vor allen anderen Besuchern in Tränen ausbricht, löst Frau Loibl die Umarmung. Auf Frau

Loibls Miene spiegelt sich Stolz, vermischt mit der gleichen Rührung, die auch Theresa empfindet.

»Alle paar Jahre habe ich deinen Namen mal gegoogelt.« Frau Loibl nickt anerkennend. »Einen ziemlich eindrucksvollen Weg hast du da eingeschlagen: vom Mikroskopieren einer Zwiebelhaut zur Promotion.«

»Ja.« Hitze schießt Theresa in die Wangen. Warum? Sie hat keinen Grund, sich zu schämen. Doch aus dem Mund von Frau Loibl fühlt sich die simple Feststellung an wie etwas Besonderes. »Ich bin noch nicht fertig. Aber auf einem guten Weg. Die Arbeit macht mir wirklich viel Spaß.«

»Das ist die Hauptsache. Ich bin wirklich stolz auf dich.«

Ehe sie weiterreden können, geht ein leiser Tumult durch die Menge. Alle Augenpaare richten sich auf die Stelle, wo sich die Burschen um den Maibaum versammelt haben.

Die Blaskapelle spielt einen Tusch. Dann tritt der Bürgermeister auf die Bühne und ergreift das Wort. Wie der Huber Schorsch Theresa neulich im Wald schon erzählt hat, bestätigt nun auch der Bürgermeister, dass es sich um ein Exemplar handelt, das nicht extra gefällt, sondern vom Sturm umgeworfen wurde. Und schon geht es los. Mit langen Stangen hieven die Männer den Maibaum Stück für Stück in die Höhe. Die Kommandos, die sie sich zurufen, hallen über den Festplatz. Theresa hält den Atem an. Was alles möglich ist, wenn alle zusammenhelfen! Was der Mensch mit nichts als sich selbst und dem Willen, etwas zu schaffen, erreichen kann!

Dann ist es vollbracht, und der Baum steht. Jubel und Applaus branden auf. Wieder ertönt ein Tusch von der Blaskapelle. Wohin Theresa auch guckt, die Menschen lächeln. Große und kleine, junge und alte, Touristen und Einheimische, solche, die jeden Tag ins Büro gehen, und andere, die mit ihren Händen arbeiten. Unterm Tisch legt David eine Hand auf ihren Oberschenkel. Alles ist gut.

Und es wird noch besser, als Chrissi mit ihrer Familie kommt. Das Baby trägt Chrissi in einem Tragesack vor der Brust. Benedikt strampelt begeistert mit den Beinchen. Anfangs sind auch noch die beiden Großen bei Chrissi und Lukas, aber sowohl Severin als auch Korbi flitzen davon, kaum dass sie Gleichaltrige sehen, mit denen sie lieber ihre Zeit verbringen.

Theresa sucht den Blick ihrer Schwester und winkt. »Kommt hierher! Wir haben noch Platz für euch.«

Auch Chrissi lächelt.

An ihrem Tisch angekommen, klopft Lukas mit den Fingerknöcheln auf die Tischplatte. »Habe die Ehre.« Er wirkt ein wenig außer Atem.

»Er hat gerade geholfen, den Maibaum aufzustellen«, erklärt Chrissi stolz, während die drei sich auf die letzten freien Plätze auf der Bank gegenüber von Theresa und David schieben. »Jetzt braucht er ein Bier zur Stärkung.« Sie grinst verschmitzt. »Mal gucken, ob Severin es schafft, sich daran zu erinnern, wofür er gerade das Geld in die Hand gedrückt bekommen hat.«

Frau Loibl lacht. »Da bin ich sicher. Und eine Verwendung für das Wechselgeld wird er auch finden.«

Chrissis Blick ruckt zu ihrer ehemaligen Lehrerin. Ihr Grinsen verschwindet, etwas schmallippig meint sie: »Oh, Frau Loibl.«

»Christina.« Frau Loibl lässt sich durch Chrissis seltsames Verhalten nicht aus der Ruhe bringen. Ihr Lächeln wirkt offen und nett.

»Brauchst du auch was zu trinken? Ich kann gucken, wo Sevi ist, und ihm sagen, er soll dir eine Maß mitbringen.« Lukas' Frage richtet sich an David. Der schwenkt seine Limoflasche.

»Ich bin versorgt.« Weder Lukas noch Chrissi kommentieren Davids Getränkewahl. In den Blicken der anderen meint sie jedoch etwas zu erkennen, das ihr nicht gefällt. Dieses Etwas, das es ihr früher oft schwer gemacht hat dazuzugehören. Sie schiebt es weg. Viel lieber will sie sich an dem Hochgefühl freuen, das sie gerade noch empfunden hat. David fällt nun mal auf. Hier und im Museum. Mit seinem Septumpiercing, dem Kilt, den er manchmal trägt, und den lackierten Fingernägeln ist er es gewohnt, beäugt zu werden. Solange ihn das nicht stört, stört es sie auch nicht.

Sevi kommt mit den Getränken. Lukas nimmt mit einem genüsslichen Seufzen einen tiefen Schluck. Chrissi holt Bene aus dem Tragesack und setzt ihn auf den Schoß. Frau Loibl fragt Sevi, ob er sich auf den Schulwechsel im nächsten Jahr freut. Chrissis Mittlerer versteckt sich hinter seiner Mutter, beantwortet aber höflich die Frage und ist dann schon wieder weg.

Theresa grinst. Sie hatte nie Hemmungen, mit Frau Loibl zu sprechen, aber schon damals war ihr klar, dass sie damit eine Ausnahme darstellte.

Irgendwann steht Frau Loibl auf, bereit zum Gehen. Theresa verspricht, sie bald bei sich zu Hause besuchen zu kommen. Von Chrissi verabschiedet sie sich, indem sie betont, wie sehr sie sich darauf freut, Sevi im kommenden Jahr zu unterrichten. »Ihr Radinger-Mädchen wart immer für eine Überraschung gut.«

Chrissi verdreht die Augen. »Ja, nur wahrscheinlich für total unterschiedliche Überraschungen.«

Frau Loibl legt den Kopf schief. »Warum meinst du das?«

»Ist das nicht offensichtlich? Resi die Kluge, Fleißige und ich das Problemkind, das Schule schwänzt und nur Jungs im Kopf hat. Ich hoffe ja für Sie, dass Sevi eher nach meiner Schwester kommt als nach mir.«

»Ich nicht.«

Weil sie Chrissi gegenübersitzt, sieht Theresa es ganz genau. Den Unglauben in Chrissis Augen, die Spur von Schmerz, den sie nicht unterdrücken kann, und dann den Trotz.

»Ja, klar.«

»Ja, klar«, wiederholt Frau Loibl. »Ihr hattet beide so zu kämpfen, und das habt ihr getan. Ich hab euch die Hand hingestreckt, aber ob und wie ihr das angenommen habt, war doch nicht meine Sache. Schaut euch an, wo ihr jetzt seid. Ihr beide könnt ehrlich stolz auf euch sein. Es führt nicht nur ein Weg zum Ziel. Ich mag ja von Herzen gerne Lehrerin sein, aber entscheiden, welcher der richtige Weg ist, müsst ihr schon selbst. Das ist nicht mein Job.«

Chrissis Blick sucht den von Theresa. Sie lässt es zu, lässt Chrissi in ihre Augen blicken und damit an den Ort, wo die Worte von Frau Loibl gleichzeitig wehtun und heilen. Nicht nur du, Schwester, denkt sie und hofft, dass Chrissi es versteht. Nicht nur du hast verzweifelt nach etwas gesucht, an dem du dich festhalten konntest, nachdem unsere Welt in ihren Grundfesten erschüttert wurde.

Einen Augenblick lang gibt Frau Loibl ihnen Zeit für ihren stummen Dialog, dann verabschiedet sie sich ein letztes Mal und geht.

Auch andere kommen und gehen. Man setzt sich hierhin und dahin, kommt mit Leuten ins Gespräch, verabschiedet sich. Bei Bier und Limo. Bei Blasmusik und Pop und Rock aus der Konserve. Bei Witzen, bei denen nicht immer alle lachen, bei Gesprächen, die manchmal nur haarscharf an der Grenze zum Unangenehmen verlaufen und manchmal so natürlich fließen wie Wasser. Die Sonne wandert über den Horizont, die Zeit vergeht. Kinder lachen, und manchmal weinen sie. Weil Klein-Amelie Klein-Laura den Lolli weggenommen hat, weil es beim Spielen in der Hüpfburg eine Kollision gab, weil irgendwer fies zu irgendwem war. Eine

Freundschaft, die im Laufe eines Maifests geschlossen, verworfen und wieder versöhnt werden kann, ist vielleicht nicht die schlechteste. Korbi guckt bei ihnen vorbei, Flo ist bei ihm. Dass sie und ein paar Jungs von der Maiwache später noch was unternehmen wollen, sagen sie. Korbi schafft es nicht, Theresa dabei in die Augen zu sehen, aber seine Wangen sind rot bei der Frage, und er lächelt heimlich. Sie lächelt offen zurück und wünscht ihm im Stillen alles Gute. Lukas stimmt sofort zu, Chrissi wirkt erst skeptisch.

»Was wollt ihr denn noch unternehmen? Hinters Steuer setzt sich hier niemand mehr, die Jungs haben doch alle was getrunken.«

»Niemand fährt mehr, versprochen, Frau Bachmair«, versichert Flo Chrissi voller Eifer. »Wir wollen nur ein bisschen abhängen. Vielleicht machen Korbi und ich auch nur was zu zweit.«

»Bitte«, hängt Korbi an. »Ich bin auch spätestens Mitternacht zu Hause.«

Chrissi zögert noch immer. Ach, komm, würde Theresa ihrer Schwester am liebsten sagen. Als ob nicht gerade du wissen müsstest, wie das ist, mit fünfzehn und verliebt. Es muss nicht immer schlecht enden. Laut aussprechen würde sie das nie. Auf keinen Fall würde sie Korbi auf diese Weise in den Rücken fallen, und einen kurzen Moment lang ist sie traurig darüber, wie anders es wäre, wenn neben Korbi ein Mädchen stünde und nicht ein anderer Junge.

Dann gibt sich Chrissi einen Ruck und meint: »In Ordnung. Aber keine dummen Sachen, versprochen?«

»Versprochen.« Flo ist mit seiner Versicherung schneller. Er stupst Korbi mit der Schulter an. Selbst die allerflüchtigste Geste kann ein Triumph sein.

Kaum sind die beiden außer Sichtweite, zieht Chrissi die Augenbrauen hoch. »Habt ihr gesehen, wie rot die waren?

Zu zweit, dass ich nicht lache. Wollen wir uns heimlich umhören, wer von den Mädels in ihrem Alter heute auch ganz zufällig unbedingt abends noch was unternehmen muss?«

»Lass sie doch.« Lukas nimmt Chrissi Benedikt ab. Sie rollt ihre Schultern, dehnt den Nacken. Auf Dauer gibt es Gemütlicheres als Bierbänke. »Wurd ja wohl Zeit, dass er sich endlich mal für das holde Geschlecht interessiert. Ich in seinem Alter hatte immer nur Mädchen im Kopf.«

»Mädchen? Plural?« Chrissi tut entrüstet.

Zu spät merkt Lukas, dass er in eine Falle getappt ist. Er räuspert sich gespielt verlegen. »Ein Mädchen«, verteidigt er sich. »Immer nur eines, das weißt du doch.«

Theresa jedenfalls weiß es, und es tut nicht mehr weh. Sie fängt einen Blick von David auf. Unter der freundlichen Offenheit auf seiner Miene lauert ein Hauch Sorge. Sie lächelt ihn an. So warm und weich, wie sie nur kann. Einen Grund zur Sorge gibt es nicht. Nicht wirklich. Natürlich ist das Leben nicht perfekt. Das hier ist nicht pures Glück. Dazu ist zu vieles in Theresas Leben offen, zu vieles auf der Welt nicht, wie es sein sollte. Aber Zufriedenheit, stellt sie fest, kann aussehen wie ein Maifest in Moosbrunn.

Gegen halb fünf am Nachmittag wird es Baby Benedikt zu viel. Er wirkt quengelig und müde, reibt sich immer wieder die Augen. Auch Sevi sitzt schon eine Weile schweigend neben seinen Eltern. Ein Geschicklichkeitsspiel auf Chrissis Handy scheint das Einzige zu sein, was ihn noch interessiert.

Theresa wirft einen Blick auf ihre Familie und nickt David zu. »Für mich wird's auch Zeit. Meine Löffel sind aufgebraucht.«

»Löffel?« Chrissi guckt verständnislos. Sie ist gerade dabei, allerlei Utensilien, die sich im Laufe des Nachmittags auf dem Biertisch ausgebreitet haben, in ihre Wickeltasche zu packen. Löffel sind keine dabei.

Theresa winkt ab. »Nur so ein geflügeltes Wort. Mir reicht's einfach. Mein Bedarf an Gesprächen ist für die nächste Woche gestillt.«

»Ja, das verstehe ich.« Müde nickt Chrissi. »Die beiden Kleinen müssen auch nach Hause. Lukas, du kannst ja noch bleiben, wenn du willst.«

Lukas nickt. Er ist in ein Gespräch mit Flos Vater, dem Vorsitzenden des Trachtenvereins, vertieft. Sie fachsimpeln über die Technik, mit der die Freiwilligen dieses Jahr den Maibaum errichtet haben, und ob es gut oder schlecht ist, dass man überlegt, den Burschenverein und die Moosbrunner Bix'n unter einem Vereinsdach zusammenzufügen. Flos Vater ist kategorisch dagegen. Natürlich. Theresa hat schon vor Minuten aufgehört zuzuhören. Sie will sich diesen Tag nicht vermiesen lassen. Auch dadurch nicht, dass Flos Vater einen Heidenspaß daran zu haben scheint, zu erzählen, wie der Pfarrer die Ministranten dazu aufgestachelt hat, die Regenbogenfahne von dem benachbarten Förderkindergarten zu stehlen.

»Fünf Euro hat er jedem spendiert, der bei der Aktion mitgemacht hat«, weiß Flos Vater zu berichten. Grinsend wischt er sich Bierschaum aus dem Mundwinkel. »Einer von denen ist dann doch eingeknickt, als die Polizei dem Diebstahl nachgegangen ist, und hat gepetzt. Die vom Kindergarten haben natürlich behauptet, dass die Fahne einfach nur Inklusion und so darstellen soll. Weil das Leben eben bunt ist und was weiß ich. Aber mir hier san ned von gestern. Der Pfarrer Biesel hat schon recht, wenn er sagt, dass unsere Kinder nichts mit Politik zu tun haben sollen. Typisch, dass die gleich die Bullerei einschalten mussten. Wegen einem kleinen Streich. In 'ner Stadt mag das ja so sein, aber hier redet man normalerweise noch miteinander.« Er wirft David einen vielsagenden Blick zu.

Der kann sich ein Augenverdrehen nicht verkneifen, seufzt und wendet sich ab. »Soll ich euch mit dem Auto nach Hause fahren?«, fragt er Chrissi. Von allen am Tisch hat er als Einziger nicht getrunken.

»Echt? Das wäre superlieb. Ist ja nicht weit, aber mit den beiden müden Kriegern im Schlepptau würd ich das Angebot gerne annehmen.«

»Ich hol das Auto.« David nickt. »Wir treffen uns dann an der Straße.«

»Danke.« Theresa hilft Chrissi, die letzten Sachen zusammenzupacken und Benedikt wieder in das Tragetuch zu setzen. Er strampelt. Chrissi hat alle Hände voll zu tun, weder Wickeltasche noch Baby fallen zu lassen.

»Soll ich?« Bevor sie es sich anders überlegen kann, streckt Theresa die Arme aus. Sie rechnet damit, dass Chrissi ihr die Wickeltasche in den Arm drückt, doch es ist Benedikt, den ihre Schwester ihr reicht. Überraschung lässt sie einen Herzschlag lang erstarren, dann übernimmt der Instinkt. Sie setzt sich das Baby auf die Hüfte. Benedikts Augen sind wässrig vor Tränen und Aufregung, er kaut auf seiner Faust herum. Als er merkt, dass er nicht in den Tragebeutel gezwängt wird, legt er seinen Kopf an Theresas Schulter und jammert leise.

»Schhh«, macht sie, wie Mama es früher mit Anselm gemacht hat, wenn es ihm schlecht ging. »Schhhh, schhhh.« Sie federt mit den Knien, streicht über das weiche Kinderköpfchen. »Die Mama ist gleich fertig. Wollen wir schon mal vorgehen? Wollen wir gucken, ob wir da hinten in der Wiese ein Blümchen finden?«

Benedikt reibt sich die Augen. Sie wendet sich mit ihm vom Festplatz ab. Abseits der Menge geht sie mit ihm in die

Hocke, plappert von Gänseblümchen und Löwenzahn, Giersch und Spitzwegerich. »Wusstest du, dass Spitzwegerich gut für die Atemwege ist? Wusstest du nicht, oder? Aber wenn du mal Husten hast, kann er dir helfen. Dann kann dir Mama davon einen Tee kochen, und du wirst schnell wieder gesund. Schau mal, da ist er.« Sie pflückt einen der unscheinbaren Stängel vom Wegesrand und glaubt ganz fest an das, was sie sagt. Nicht jeder Husten ist tödlich. Gegen manches Leid ist tatsächlich ein Kraut gewachsen. Ein Kraut wie dieses hier. Die Fruchtkapsel des Spitzwegerichs erhebt sich zylindrisch von der Ähre. Winzige weiße Blüten sehen aus wie ein Spitzenkragen. Unbeholfen greift Benedikt nach dem Stängel. Theresa überlässt ihn ihm. Er reißt daran. Feenfeiner Blütenregen rieselt auf die Straße.

»Hübsch, nicht?« Sie sieht dem Blütenregen nach. »Wenn du mal größer bist, erzähl ich dir noch viel mehr über das alles hier.« Und vielleicht zum allerersten Mal kann sie sich vorstellen, dass das wirklich so sein wird. Dass Moosbrunn ein Ort zum Heimkommen ist, auch wenn es nie ein Ort zum Bleiben wird.

Davids Wagen biegt um die Ecke, gerade als sich auch Chrissi zu ihnen gesellt.

»Ich musste noch von irgendwo eine Babyschale auftreiben. Zum Glück hatte die Kerstin eine dabei. Die braucht sie nur, wenn sie ihre Enkeltochter bei sich hat. Ich bring ihr den Sitz dann morgen zurück.«

Theresa beäugt das Teil. »Passt das denn in jedes Auto?«

»Du hast mit Kindern echt nichts am Hut, oder?« Ehe Theresa oder David ihre Hilfe anbieten können, hat Chrissi die Schale montiert und Benedikt darin festgeschnallt. Sie gibt Sevi einen sachten Schubs, damit er neben die Schale auf die Rückbank rutscht, und will sich eben dranmachen, ihm zu folgen, da hält Theresa sie am Ärmel ihrer Bluse zurück.

»Was?« Ihre Schwester sieht so müde aus, so erschöpft. In der letzten halben Stunde haben sich tiefe Schatten unter ihren Augen gebildet. Sie presst die Lippen zusammen. Es ist nicht der richtige Moment für ein Geständnis, aber ist es das jemals?

Sie atmet tief durch, für Mut. »Es tut mir leid, Chrissi. Was ich dir damals geschrieben habe, nachdem ich die Ergebnisse des DNA-Tests bekommen habe. Du bist keine naive Närrin, weil du Bene bekommen hast. Ich hätte das niemals sagen dürfen. Du hast recht, eigentlich habe ich nichts mit Kindern am Hut, aber deine sind toll, ohne sie wäre die Welt ein traurigerer Ort.«

Es hat sie gekostet, dieses Geständnis, und jetzt schaut sie ihre Schwester an und wartet auf ihr Urteil. Deshalb sieht sie so genau, wie Chrissis Augen sich langsam mit Tränen füllen, wie ihre Unterlippe beginnt zu zittern. Sie saugt sie zwischen die Zähne, ringt sichtbar um Worte.

»Danke«, haucht sie schließlich, so leise, dass Theresa ihr das Wort von den Lippen ablesen muss, doch das genügt. Sie öffnet die Hand, die immer noch Chrissis Bluse hält, drückt einmal kurz den Arm ihrer Schwester. Manchmal kann Schweigen Mauern errichten, doch manchmal ist es auch genug, um sie einzureißen.

Sie lässt Chrissi los. Schon sitzen sie bei Sevi, David und Bene im Auto. Sie alle sind müde auf der kurzen Fahrt zu Chrissi nach Hause, aber es ist eine zufriedene Müdigkeit. Bevor sie sich von ihrer Schwester verabschiedet, drückt sie Chrissi noch einmal ganz fest. Zusammen sind sie ein Ganzes und doch jede für sich.

Als David und sie zurück zum Museum kommen, ist das Fest auf dem Rathausplatz noch immer in vollem Gange. Vor ihrer eigenen Wohnungstür bleibt Theresa stehen.

»Ich glaub, ich schlaf heute Nacht lieber hier. Ich bin echt müde, und meine Akkus …«

»Versteh schon.« David küsst sie zart auf die Lippen. »Wir sehen uns morgen. Schlaf gut.«

»Du auch.«

Und das tut sie. Sie schläft gut und tief und traumlos. Es ist ein guter Schlaf.

HEUTE – THERESA

Es wird wirklich Zeit, dass Theresa sich koffeinfreien Kaffee mit ins Museum nimmt. Mit der Tasse in der Hand betrachtet sie die Kaffeemaschine. Wenn sie um diese Uhrzeit ihrer Gier nach der schwarzen Ambrosia nachgeht, kann sie fast sicher sein, unruhig zu schlafen. Dabei hat sie das Gedankenkarussell, das sie in so vielen Nächten wach hält, so satt. Erst seit sie dank Davids Gegenwart immer öfter guten Schlaf findet, ist ihr so richtig bewusst, wie viel mehr Energie sie nach acht ruhevollen Stunden hat. Andererseits: Kaffee!

Zum Teufel mit gutem Schlaf. Sie streckt die Hand nach der Maschine aus.

»Sag mal, hat sich Korbi bei dir gemeldet?«

Vor Schreck zuckt sie zusammen. Sie stellt den leeren Becher auf die Arbeitsplatte und presst sich eine Hand auf die Brust. »Musst du dich immer so anschleichen?«

Sobald ihr rasendes Herz sich etwas beruhigt hat, dreht sie sich zu David um.

Er zwinkert ihr zu. »Das gehört zu meinen Kernkompetenzen.« Spielerisch haucht er ihr einen Kuss auf die Nasenspitze.

»Hmmm«, macht sie. »Wie lange genau ist es noch bis Feierabend?«

Er lacht. »Zu lange. Fokus, werte Dame. Ich hab dir eine Frage gestellt.«

Seufzend streicht sie sich eine Haarsträhne hinters Ohr. »Ja, Korbi.«

»Und?«

»Was, und?«

»Hat er sich gemeldet?«

Statt sich eine weitere Tasse Kaffee zu gönnen, spült sie den benutzten Becher aus und stellt ihn in die Spülmaschine. »Sollte er?«

»Er ist sonst nie zu spät.«

»Vielleicht ist er noch verkatert?« Nicht, dass das ein Grund wäre, die Arbeit zu schwänzen, aber immerhin ist beinah sein ganzes Engagement im Museum freiwillig.

»Ja, vielleicht.« Überzeugung klingt anders.

»Du glaubst, es ist was anderes?«

»Ja, ich …« Er schüttelt den Kopf. »Ach, egal. Ich ruf gleich mal bei ihm an und frag, ob alles in Ordnung ist.«

Etwas an Davids Ton, an seiner ganzen Haltung bringt die feinen Härchen auf Theresas Nacken dazu, sich aufzustellen.

»Und warum sollte nicht alles in Ordnung sein?«

»Theresa, ich …« Wieder seufzt er. »Ich sollte da nicht drüber reden, okay? Es ist nicht meine Geschichte.«

»Oh.« Im Schnelldurchlauf geht sie den gestrigen Tag durch. Immer wieder zeigt ihre Erinnerung ihr Bilder von Korbi und Flo zusammen auf dem Maifest. Ihre Mundwinkel verziehen sich zu einem Grinsen. »Ohhhh!« Aus dem Oberschrank holt sie ein Glas und füllt es sich mit selbst gemachtem Eistee aus der Karaffe im Kühlschrank. Aus Früchtetee, ganz ohne Koffein. Neugier ist mindestens ein genauso guter Wachmacher. »Weißt du etwa etwas, das ich nicht weiß? Hat es womöglich mit einem gewissen Flo zu tun?«

David kratzt sich die Wange. Wie jemand, der nur ein paar Hemmungen hat, die Gerüchteküche anzuheizen, sieht er nicht aus. Ein ungutes Gefühl macht sich in Theresas Magengegend breit. Zwischen gestern Nachmittag, als sie sich mit ihren eigenen Gedanken in ihrer Wohnung verschanzt hat, und jetzt kann eine Menge passiert sein.

»Wenn du wirklich nicht drüber reden willst …«

»Korbi ist gestern Abend noch zu mir gekommen. Es ging ihm nicht gut, und er hat jemanden gebraucht, bei dem er sich aussprechen konnte.«

»Es hat mit Flo zu tun, richtig?« Sie presst die Lippen aufeinander. Die Lust auf Früchtetee ist ihr genauso vergangen wie die auf Tratsch. So hat sie sich das nicht für Korbi gewünscht. Das fiese Gerede von Flos Vater klingt ihr noch immer in den Ohren. Es gibt eine ganze Reihe von schrecklichen Szenarien, die ihr einfallen, sollte Korbis Geheimnis an die falschen Leute geraten sein.

David nickt. Aus dem Spülbecken holt er ein Schwammtuch, macht es nass, wischt über die makellose Oberfläche der Küchenarbeitsplatte. Manchmal ist es einfacher, schwere Dinge zu sagen, wenn die Hände beschäftigt sind. »Er hat sich endlich ein Herz gefasst und versucht, Flo zu küssen. Anfangs lief es wohl ganz gut, aber dann ist Flo offenbar wieder eingefallen, mit wem er da rummacht, und er hat sich alles andere als gentlemanlike verhalten. Laut Korbi sind ein paar wirklich unschöne Worte gefallen. Der Arme war total durch den Wind. Er hat jemanden gebraucht, der ihn in den Arm nimmt und sagt, dass alles mit ihm in Ordnung ist. Ich hab mein Bestes gegeben, aber …«

»Du machst dir trotzdem Sorgen.« Sie nimmt ihm das Tuch aus der Hand, schlingt ihm die Arme um die Taille. Korbi ist nicht der Einzige, der eine Umarmung braucht.

Eine Weile stehen sie so da. Unter ihrem Ohr hört sie das

Schlagen von Davids Herzen. Es ist so groß, dieses Herz, und es schlägt für so viele. Sie wünschte, es wäre einfacher, zu lieben. Deshalb ist sie vor zu vielen Gefühlen so oft davongelaufen. Schon als Kind hat sie gelernt, dass Liebe und Schmerz nur die unterschiedlichen Seiten derselben Medaille sind, und gerade spürt sie es wieder. Ihr Herz tut für Korbi weh.

Ehe die Enttäuschung für Korbi sie mitreißen kann, macht sie sich von David los. »Ich kann ihn gleich mal anrufen. Vielleicht höre ich ja raus, ob er Chrissi und Lukas was gesagt hat. Es würde ihm sicher guttun, auch noch jemand anderen zum Reden zu haben.« Sie greift nach der Karaffe mit Früchtetee, die sie gerade aus dem Kühlschrank geholt hat, und wackelt damit in Davids Richtung. Was sie jetzt brauchen, ist Normalität. Sie will sich nicht in Angst und Sorge verlieren, will nicht glauben, dass dieser neue Frieden, den sie in den letzten Wochen in Moosbrunn gefunden hat, ein Trugbild war. Auch wenn Korbi jetzt leidet, kann alles gut sein. Das eine schließt das andere nicht aus.

Auch David holt sich ein Glas aus dem Oberschrank, hält es Theresa hin. Sie füllt es mit Tee. Es sind diese routinierten Tätigkeiten, die Sicherheit geben. Sie müssen sich keine allzu großen Sorgen machen, daran will Theresa fest glauben. Bei allen Differenzen, die sie und Chrissi in der Vergangenheit hatten, ist sie sich sicher, dass ihre Schwester ihre Kinder liebt, und in einem Netz aus Liebe werden auch Korbis Wunden heilen. Vielleicht werden Narben bleiben, aber auch die erzählen eine Geschichte.

»Warten wir einfach noch eine Weile ab, okay? Vielleicht meldet er sich, wenn er merkt, dass er nicht allein ist. Ein kluger Mann hat mir mal gesagt, dass es nicht mein Job ist, alle Probleme zu lösen. Wenn wir bis abends nichts hören, hake ich nach.« Sie nimmt ihr Glas und macht sich auf den

Weg in ihr Büro. An ihrem Schreibtisch wartet bereits eine E-Mail von ihrer Doktormutter mit Anmerkungen zu einem Artikel, den Theresa in einem wissenschaftlichen Magazin veröffentlichen will. Sie will sich die Kommentare nur schnell anschauen, damit sie sich schon einmal Gedanken darüber machen kann, ehe sie sich an die Überarbeitung macht, aber dann ruft der Landschaftsgärtner an und hat eine Rückfrage zur Rechnungsstellung für die Arbeiten an dem Bohlenweg, und die Dame vom Tourismusverband will wissen, ob die Termine für die ersten Moorwanderungen im Herbst feststehen und sie die Flyer in Druck geben können, und ehe Theresa sich's versieht, sind zwei Stunden vergangen.

Sie legt den Telefonhörer weg und reibt sich die Stirn. Die Uhr am unteren Bildschirmrand zeigt kurz nach fünf. Wenn Korbi bis jetzt nicht gekommen ist, wird er bestimmt auch nicht mehr erscheinen. In weniger als einer Stunde schließt das Museum. Statt Korbi anzurufen, kann sie nach Feierabend auch gleich bei Chrissi vorbeischauen. Theresa hat fast den ganzen Tag in ihrem Kellerbüro verbracht, ein Drink in Chrissis Garten klingt verlockend, und persönlich kann sie besser die Lage checken, ohne Gefahr zu laufen, aus Versehen Korbis Vertrauen zu missbrauchen.

Ja, das klingt nach einem Plan. Eine halbe Stunde gönnt sie sich noch für die Arbeit an ihrem Artikel, dann speichert sie alle offenen Dokumente und macht den Computer aus. David schreibt sie eine Textnachricht, dass sie nach der Arbeit zu Chrissi fährt und wahrscheinlich dort zu Abend isst. Bei der Gelegenheit kann sie auch gleich nach Korbi sehen.

In ihrer Wohnung wechselt sie nur kurz die Klamotten. Statt das Auto zu nehmen, nutzt sie den Weg zu ihrem Elternhaus für ein Work-out. Das geht besser in Laufleggings und einem atmungsaktiven T-Shirt. Ein paar Dehnungsübungen vor der Haustür müssen reichen, dann fällt sie in einen angenehmen Trott. In diesem Tempo braucht sie vielleicht zwanzig Minuten für die rund drei Kilometer. Trotz der fortgeschrittenen Tageszeit ist es noch immer warm. Bald schon umweht sie der intensive Geruch nach frischer Kamille. In dicken Kissen wachsen die zarten Blüten am Straßenrand. In den Entwässerungsgräben neben der Straße plätschert das Wasser. An dem Marterlkreuz am Ortsausgangsschild hat jemand frische Blumen hingestellt. Kinderlachen tönt aus einem Garten, an dem sie vorbeikommt. Eine ganze Rasselbande tobt sich auf einem riesigen Trampolin aus. Ein Stückchen weiter begleitet sie ein bellender Hund auf den Metern entlang seines Gartenzauns. Der Mischling ist anscheinend gar nicht damit einverstanden, Theresa am Rand seines Reviers zu dulden, aber kaum lässt sie den Zaun hinter sich, verklingt das Bellen. Jedes Mal, wenn sie an Menschen vorbeikommt, grüßt sie. Die meisten grüßen zurück. Das Rentnerpaar in Funktionskleidung mit Walkingstöcken ebenso wie der Mann vor der Doppelhaushälfte, der gerade dabei ist, im Vorgarten Unkraut zu jäten. Der Jogger in voller Wettkampfkleidung, der sie in irrem Tempo überholt, die Mutter mit dem Lastenrad, in dessen Transportkiste zwei Kinder friedlich schlafen, die beiden Männer, die wild gestikulierend nebeneinander hergehen, genauso wie das Mädchen auf der Schaukel des alten Spielplatzes. Das ist Moosbrunn. Auch alleine kann man Teil von etwas Ganzem sein. Korbi wird das verstehen, und er wird heilen. Genau wie sie.

Als sie schließlich Chrissis Haustür erreicht, ist sie außer Atem, aber auf eine angenehme Weise. Sie hat geschwitzt, aber ist nicht verschwitzt. Ihr Puls ist erhöht, ohne dass ihr Herz rast, gerade genug, damit ihre Sinne geschärft sind. Die Holunderblüten im Vorgarten riechen nach süßer Vergebung, die Bienen im Lavendel summen ein Lied von einem neuen

Anfang. Selbst den leichten Geruch nach Sägemehl und Lack aus der Schreinerei nimmt sie wahr. Wie anders ihre Eindrücke jetzt sind als bei ihrem ersten Besuch bei Chrissi. Ihre Schwester hat es sich hier schön gemacht. Theresa kann sich das eingestehen, auch wenn es nicht ihre Art von »schön« ist. Dass in ebendiesem Moment im ersten Stock des Hauses wahrscheinlich gerade ein Teenager um seine erste Liebe weint, gehört zu dieser Schönheit dazu.

Sie drückt auf den Klingelknopf und wartet. Um langsam abzukühlen, trippelt sie auf der Stelle. Die Tür geht auf. Chrissi.

»Hey!« Theresa grinst. »Überraschung. Korbi war heute nicht im Museum, und ich bin bei meiner Laufstrecke hier vorbeigekommen, da habe ich gedacht, ich kann auch gleich persönlich Hallo sagen.«

Chrissi trägt ausgeleierte Jogginghosen und ein verblichenes T-Shirt. Sie wirkt gestresst, doch das ist nicht alles. Kaum fällt ihr Blick auf Theresa, verändert sich ihre Miene. Abweisende Kälte breitet sich darauf aus.

Theresa räuspert sich. »Darf ich reinkommen?«

Wortlos schiebt Chrissi die Tür weiter auf.

Es ist, wie einen Eisschrank zu betreten. Das mag an dem fensterlosen Flur liegen, der sich kaum aufheizt, oder an der Anspannung, die auf einmal in der Luft liegt. Theresa verschränkt die Arme vor der Brust, reibt sich mit den Händen über die Oberarme.

»Ist etwas los? Du wirkst irgendwie …« Ihr gehen die Worte aus. Wie genau wirkt Chrissi denn? Abweisend? Feindselig? Theresa hätte gedacht, das läge hinter ihnen, und ein Echo der alten Einsamkeit macht sich in ihr breit.

Chrissi fährt zu ihr herum. »Stinksauer?« Sie schnaubt. »Das kann man wohl sagen. Wusstest du es, hm? Ist das irgendeine perverse Racheaktion von dir?« Angriffslustig stemmt sie die Fäuste in die Taille. Mittlerweile haben sie es bis ins Wohnzimmer geschafft. Theresa hat ein schreckliches Déjà-vu. Genau hier haben sie gestanden, als schon einmal ein Streit sie entzweit hat. Damals gab es keine Familienfotos an den Wänden, aber es ist dasselbe Zimmer. Sie sind dieselben Menschen und doch auch nicht. Theresa zwingt sich innezuhalten. Das hier ist ein Scheideweg. Sie kann reagieren, wie sie es so oft getan hat. Kann sich provozieren lassen und zurückschlagen, nur um sich anschließend verletzt in sich selbst zurückzuziehen. Diesen Weg ist sie oft genug gegangen, und er hat immer nur in eine Sackgasse geführt. Oder sie kann versuchen, Verständnis zu haben und zuzuhören. Auch den Dingen, die Chrissi zwischen den Worten sagt.

Sie atmet einmal tief durch. »Chrissi, echt. Ich weiß nicht, was du meinst.« Glatt gelogen, sie hat sehr wohl eine Ahnung, aber sie will auch Korbis Vertrauen schützen. Immerhin weiß sie nicht mit Sicherheit, ob Korbi seinen Eltern wirklich schon von Flo erzählt hat, und das Letzte, was sie will, ist, noch mehr Kummer und Verrat auf ihren Neffen zu häufen. Angst packt sie, rüttelt an ihr. Sie hat ihre Schwester doch gerade erst wiederbekommen. Sie will sie nicht verlieren, und Geheimnisse haben ihnen schon einmal zu viel genommen. Langsam, ermahnt sie sich. Nur keine voreiligen Schlüsse.

»Wollen wir uns nicht erst mal setzen? Was ist los?« Sie schaut sich um. »Ist Korbi nicht da? Wo sind die Kleinen?«

Chrissi fuchtelt durch die Luft. »Nicht hier. Das tut jetzt nichts zur Sache.«

»Kann ich ein Glas Wasser haben?«

»Du weißt, wo die Gläser sind.«

Chrissi folgt ihr nicht in die Küche. Theresa schindet Zeit. Damit ist nichts gewonnen, aber schnell zu reagieren, war noch nie ihre Stärke, und immer wenn sie es doch getan hat, hat sie es am Ende bereut. Am besten funktioniert sie nicht nur mit einem Plan B, sondern wenn sie mindestens auch noch einen Plan C, D und E hat.

Am Wasserhahn füllt sie sich ein Glas, trinkt es in einem Zug zur Hälfte aus und füllt es erneut. Chrissi ist immer noch im Wohnzimmer.

Na dann.

Nach wie vor unsicher, aber wenigstens ein bisschen besser gerüstet, gesellt sie sich zurück zu ihrer Schwester.

Den Ellenbogen auf die Tischplatte gestützt, den Kopf in die Hand gelehnt und mit der anderen das Muster auf dem Tischläufer nachfahrend, sitzt Chrissi am Esstisch. Selten hat Theresa sie so verloren gesehen. Auch als sie ins Zimmer kommt, sieht Chrissi nicht auf. Eine unglaubliche Welle Zärtlichkeit überrollt Theresa. Sie will ihre Schwester in den Arm nehmen, will sie halten und trösten, wie sie es früher gemacht hat. Doch Jahre sind vergangen, und so wird aus der Umarmung ein Streicheln über Chrissis Scheitel.

Zuerst versteift sich Chrissi, dann lehnt sie sich in Theresas Berührung. Manche Sekunden dauern Äonen – lang genug für ein Herz, um zu heilen.

»Kannst du mir sagen, was los ist?« Statt gegenüber von Chrissi Platz zu nehmen, setzt sie sich auf den Stuhl direkt neben ihr. Distanz gab es schon viel zu viel zwischen ihnen.

Sehr langsam hebt Chrissi den Kopf. In ihren Augen schimmern Tränen. »Bin ich eine schlechte Mutter? Ich meine, alle haben gesagt, es würde gar nicht anders gehen. Mit sechzehn Mutter werden, wie soll ich jemals ein gutes Vorbild für meine Kinder sein.«

»Deine Kinder sind toll.« Immer wieder streicht Theresa über Chrissis Rücken. »Darüber haben wir doch erst gestern geredet, und du weißt es im Grunde auch. Woher kommt das alles jetzt? Hast du mit Korbi gestritten? Er war heute nicht im Museum.«

Eine ganze Weile lang sieht Chrissi sie fragend an. Was auch immer sie auf ihrer Miene sucht, irgendwann scheint sie es gefunden zu haben. »Du wusstest also wirklich nichts davon.«

»Wovon, Chrissi? Ich kann diese Frage nicht beantworten, wenn ich nicht weiß, worum es geht.«

Chrissi holt tief Luft. »Korbinian hat ein heimliches Verhältnis mit diesem David Oswald.«

»Was?« Ein Lachen entfährt Theresa, ehe sie es zurückhalten kann.

Chrissis Schutzwälle fahren hoch. Ganz deutlich sieht Theresa sie in den Augen ihrer Schwester. Scheiße. Sie räuspert sich, versucht es noch mal. »Tut mir leid. Ich wollte nicht lachen. Aber das ist absurd. David hat ganz sicher nichts mit Korbi.«

»So? Und da bist du dir ganz sicher, ja? Weil Super-Resi natürlich immer alles besser weiß.«

»Ich weiß, dass Korbi ein kluger junger Mann ist. Er weiß, was er tut. Das mag manchmal wehtun, aber er ist stark.«

»Er ist fünfzehn!« Wie eine Anklage bricht es aus Chrissi heraus. Sie streicht sich ein paar Haare aus dem Gesicht. Es hilft nicht. Theresa würde es nicht wundern, wenn ihre Schwester sich heute noch nicht einmal gekämmt hätte. Wild sieht sie aus mit diesem wirren Haar und den geweiteten Pupillen. Wie ein verletztes Tier. »Er kann gar nicht wissen, was er will. Nicht, wenn irgend so ein Typ daherkommt, den er bewundert und der ihm weiß Gott was vormacht.«

Hört Chrissi sich eigentlich reden? Im Leben nicht hätte Theresa damit gerechnet, diese Worte jemals aus dem Mund ihrer Schwester zu hören. »Und das sagst ausgerechnet du?« Theresa hebt fragend die Augenbrauen.

»Ich musste schnell erwachsen werden. Ich war selbst noch ein Teenager und hatte ein Baby.«

»Das meine ich nicht. Und ehe du noch mehr falsche Schlüsse ziehst: Von Lukas rede ich auch nicht.«

Chrissis Augen werden unnatürlich groß. Erst jetzt scheint ihr klar zu werden, von wem Theresa redet.

»Das war etwas ganz anderes! Warum musst du immer mit dieser alten Geschichte anfangen?«

»Ich habe von gar nichts angefangen. Die Verbindung hast ganz allein du hergestellt. Ich hab mich nur immer gefragt, ob du dein Verhältnis mit Michi mittlerweile anders siehst.«

Einen Moment lang ist Theresa nicht sicher, ob ihre Schwester ihr gleich das Wasser über dem Kopf ausleert. Zur Sicherheit rückt sie das Glas aus Chrissis Reichweite. »Falls du es wirklich wissen willst: Das tu ich nicht! Michi war ein Arsch, aber ich habe ihn aus ganzem Herzen geliebt. Mit niemandem vor und niemandem nach ihm bin ich so hoch geflogen oder so tief abgestürzt. Weil dann nämlich du gekommen bist und alles kaputt gemacht hast. Aber Korbi ist nicht ich. Er hat eine Familie, er hat Rückhalt, und ich dachte, er sei glücklich. Er braucht ganz sicher keinen David Oswald mit seinen lackierten Fingernägeln, um sich verstanden zu fühlen. Ich hab Michi geliebt, aber das heißt nicht, dass er meine Liebe wert war.«

»Dann gibst du zu, dass Michi deine Einsamkeit und Trauer damals ausgenutzt hat? Er war doppelt so alt wie du, Chrissi! Er hat gesehen, wie sehr du gelitten hast, und dieses Leid für sich benutzt. Warst du wirklich glücklich mit ihm? Ich kann das nicht glauben. Du hast jedenfalls nicht glücklich gewirkt.«

»Als ob gerade du das beurteilen könntest! Du hast an mich doch gar keinen Gedanken verschwendet. Wie alle anderen wolltest du einfach nur weg.« Von Chrissis Ringen als Teenager zu hören, tut weh. Theresa hat es geahnt, aber es bestätigt zu wissen, ist noch etwas anderes. Sie waren beide so verloren. Jede auf ihre eigene Art unendlich hilflos.

»Ich wollte niemals dich verlassen, Chrissi. Ich habe nur eine Zukunft gebraucht. Eine Zuflucht. Genau wie du.« Sie streckt die Hand aus, legt sie auf die von Chrissi. Das ist, was sie viel öfter hätten machen sollen. Viel öfter hätten machen müssen: die Hände nacheinander ausstrecken und sich gegenseitig halten. Sie hätten einander stützen können, stattdessen haben sie sich noch mehr ins Wanken gebracht.

Sie fährt fort. »Aber weißt du was? Du hast recht, und es ist etwas ganz anderes. Korbi ist stark. Das habe ich gerade schon gesagt, und ich meine es so. Ich bin mir sicher, in diesem Punkt machst du dir unnötig Sorgen. Wie kommst du überhaupt auf diese Schnapsidee, er könnte was mit David haben? Das kommt doch nicht von irgendwoher.«

Chrissis Hand unter ihrer zuckt kurz. »Der Klausi Reuther hat Lukas heute Morgen in der Werkstatt besucht und es ihm gesagt.«

»Klausi Reuther?«

»Flos Vater.«

Jetzt ist sie es, die von ihrer Schwester abrücken muss. Ihr Herz stolpert. Dieses selbstgefällige Arschloch. In Theresas Vorstellung fallen Puzzlestücke ineinander. Noch hat sie nicht das ganze Bild, aber was sie sich zusammenreimt, gefällt ihr kein bisschen. Sie muss keine Gedankenleserin sein, um die Lücken zwischen Davids und Chrissis Geschichten zu füllen. Flo, den Korbis Avancen überrumpeln und der mit den fiesen Sprüchen von seinem Vater im Ohr nicht fair reagieren kann. Flo, der trotz allem aber zumindest Korbis Freund ist und ihm nach dem missglückten Kuss zu David folgt. Schemen hinter einem erleuchteten Fenster, Gesten des Trostes, die, von überkochenden Emotionen befeuert, viel zu einfach umgedeutet werden können.

Einen Teil der Geschichte, die sie sich zusammengereimt hat, bestätigt Chrissi. »Flo hat Korbi und David gestern zusammen gesehen. Bei David zu Hause. Er hat es seinen Eltern erzählt, weil er sich Sorgen gemacht hat, und Klausi war so anständig und hat uns direkt in Kenntnis gesetzt.«

Anständig nennt man das jetzt? Theresa schüttelt den Kopf. Ihr würden zu dem Verhalten von Flos Vater eine ganze Menge anderer Worte einfallen, doch ihre Meinung zu den Stammtischparolen von Klausi Reuther hilft jetzt niemandem weiter. Stattdessen fragt sie: »Und was sagt Korbi zu der ganzen Geschichte?«

Hilflos zuckt Chrissi mit den Schultern. »Gar nichts. Der verkriecht sich seit gestern Abend in seinem Zimmer, hört Tate McRae in Dauerschleife und weigert sich, mit Lukas oder mir zu sprechen. Ich sag dir, wenn ich noch einmal den Refrain von *You broke me first* hören muss, trete ich die Tür ein und verlange zu wissen, wer meinem Baby so wehgetan hat. So ein Emo-Lied tut man sich doch nicht ohne Unterbrechung an, wenn es einem gut geht. An der Geschichte von Flo muss was dran sein, warum sollte er sich sonst so verhalten? So kenne ich meinen Sohn gar nicht.«

Weder Künstler noch Name des Liedes sagen Theresa etwas, aber allein der Songtitel reicht, um ihr Herz für Korbi brechen zu lassen. »Soll ich mal versuchen, mit ihm zu reden?« Korbi tut ihr so leid, aber Chrissi auch, und sosehr sie mit Korbi mitfühlen kann, dass er diese verzwickte Situation lieber mit sich selbst ausmachen möchte, führt doch kein Weg daran vorbei, dass die beiden miteinander reden. Allein um Davids willen.

Chrissi ist ihr noch eine Antwort schuldig, da schellt es an der Tür.

Ihre Schwester stöhnt. »Wer denn jetzt schon wieder?« Sie steht auf, um zu öffnen.

Aus der Rückentasche ihrer Leggings fischt Theresa das Handy. Soll sie David anrufen? Immerhin geht es hier auch um ihn. Die Vermutung, die Flo in den Raum gestellt hat, könnte sein ganzes Leben ruinieren. Sie ruft ihren Chat mit David auf und beginnt gerade, eine neue Nachricht zu tippen, da hallt Chrissis aufgeregter Ruf durch das Haus: »Mama!«

Theresa erstarrt.

Helen Radinger weht in einer Wolke aus Patschuliduft in Chrissis Wohnzimmer. Theresa blinzelt. Einmal, zweimal, doch die Figur in weiter Leinenhose und Tunika mit Lochstickerei bleibt. Mama, hat Chrissi sie genannt. Mama, echot es jetzt auch durch Theresas Kopf, aber sie bekommt das Wort nicht mit der Frau vor ihr in Einklang. Ihre Mutter kennt Theresa nur mit violetten Schatten unter den Augen und nach vorne gebeugten Schultern. Selbst beim Lachen klingt Traurigkeit in Mamas Stimme. Von Mama hat Theresa sich ihren eher zweckmäßigen Ansatz, was Styling betrifft, abgeschaut, denn Mama trägt praktische Kleidung und hat meist Flecken auf dem T-Shirt, weil es in ihrem Leben Wichtigeres gibt als Wäschewaschen und ordentliches Aussehen. Wenn Mama einen umarmt, klammert sie sich an einen, bis man gar nicht mehr richtig weiß, wo Mama aufhört und man selbst anfängt, und in diesen Momenten fühlt Theresa sich geborgen und gleichzeitig erstickt, weil sie immer auch das Gefühl hat, dass Mama etwas von ihr braucht, das sie nicht geben kann.

Jetzt schwebt die Person, die Chrissi Mama genannt hat, auf Theresa zu, und Theresa sieht nur eine Fremde, und das liegt nicht an den zusätzlichen Falten um Mund und Augen oder den grauen Strähnen im blonden Haar, die Helen auf wundersame Weise nicht älter aussehen lassen, sondern stärker. Zum letzten Mal hat sie ihre Mutter auf der Zeugnisvergabe ihres Fachabiturs gesehen. Das ist jetzt vierzehn Jahre her. Schon damals war ihre Mutter ihr vorgekommen wie jemand, den sie gar nicht mehr kannte. Theresa hatte in München ein neues Leben begonnen, Helen auf Santorin. Sie beide hatten wieder gelernt zu lachen, doch jede auf eine eigene Weise. Es sind nicht nur die Jahre, die sie trennen. Es sind die Entscheidungen, die sie in der Zwischenzeit getroffen, und der Kummer, den sie nicht geteilt haben.

Helen hat die Arme ausgebreitet und strahlt über das ganze Gesicht. Falls sie mit demselben Gefühl von Unwirklichkeit kämpft wie Theresa, lässt sie es sich nicht anmerken.

»Resi! Du bist ja auch da. Mit so einem Glück habe ich gar nicht gerechnet.«

Theresa spürt ihre Beine nicht, als sie aufsteht. Das alles geht ihr zu schnell. Schon findet sie sich in einer Umarmung wieder. Die hat genauso wenig Vertrautes wie Helens neue Kleider oder die Sonnenbräune auf dem Gesicht ihrer Mutter. Theresa atmet auf, als Helen sie wieder loslässt. Aus dem Augenwinkel sieht sie Chrissi zurück ins Wohnzimmer kommen. Über Helens Schulter hinweg werfen sie sich einen fragenden Blick zu.

»Ich hab eure Postkarte bekommen, und da wusste ich, ich muss nach Deutschland kommen. Irgendwer muss den Anfang machen. Wir waren viel zu lange nicht mehr zu dritt an einem Ort.«

»Warum wohl?« Aus Chrissis Stimme trieft die Bitterkeit, die Theresa in ihrer Überforderung noch nicht einmal spüren kann.

Helen fällt das Lachen von der Miene, ihre Schultern sacken nach vorne. Theresas Herz macht einen Satz, ein leichter

Hauch von Panik steigt in ihr auf, ein Freund aus alten Zeiten, der sie immer dann besucht hat, wenn sie fürchten musste, noch mehr von ihrer Familie zu verlieren.

Sie tritt einen Schritt zurück, positioniert sich zwischen Helen und Chrissi. »Setz dich doch erst mal«, meint sie. Ihre Lippen sind taub, aber das bringt sie gerade noch heraus. Da sind sie wieder. Keine fünf Minuten, und sie verfallen in alte Muster. Helen, die Ahnungslose. Chrissi, die Rebellin. Und Resi, die Schlichterin. Wird das immer so bleiben? Sind diese Rollen so tief in ihr Mark geritzt, dass es kein Entkommen gibt? Sie schiebt den Gedanken beiseite, konzentriert sich auf das Praktische. Auch das ein viel geübter Tanz. »Ich hol dir was zu trinken, okay? Wasser? Oder lieber einen Kaffee? Tee?«

»Ein Wasser genügt vollkommen. Wohnst du jetzt auch wieder hier?«

Chrissi kommt Theresa mit einer Antwort zuvor. »Theresa ist hier Gast. Genauso wie du. Und Gäste kündigen sich normalerweise an. Anscheinend gilt das in dieser Familie nur nicht.«

Theresa ist froh, in der Küche aus der Schusslinie zu sein. Sie lässt sich Zeit und kehrt erst dann mit dem Wasser ins Wohnzimmer zurück, als es sich nicht länger vermeiden lässt.

Helen lehnt sich auf dem Stuhl zurück. Dankbar greift sie nach dem Wasserglas. An ihr scheint Chrissis Unfreundlichkeit abzuperlen wie an der perfekten Glasur eines ihrer Töpferstücke. »Komm ich zu einer schlechten Zeit?«, fragt sie mit einer Stimme, als wäre das alles hier normal.

»Nein.«

»Ja.«

Theresa und Chrissi antworten gleichzeitig.

Helen schaut von einer zur anderen.

Schließlich seufzt Chrissi und setzt sich wieder zu den anderen. »Es ist in Ordnung. Heute geht hier nur alles drunter und drüber. Ich hab den Kopf voll.«

»Warum lehnst du dich dann nicht zurück, entspannst ein bisschen, und ich verwöhne euch beide? Ich hab Oliven, Fava, Kapern und türkischen Honig am Zoll vorbeigeschmuggelt. Ich dachte, damit könnt ihr mehr anfangen als mit irgendwelchem Keramikzeug. Ein Fläschchen Wein habe ich auch dabei. Ist Lukas hier? Soll ich für ihn mitdecken? Und die Kinder?«

»Lukas ist mit den Kleinen bei seinen Eltern. Korbi schmollt in seinem Zimmer. Ich glaube nicht, dass du den mit Oliven und Süßigkeiten runterlocken kannst.«

»Na, wir werden sehen.« Helen leert den Rest ihres Wasserglases, dann steht sie auf und weht in die Küche.

Theresa und Chrissi schauen sich fragend an. Jetzt sieht sie es doch: Ihre eigene Verblüffung über den Auftritt ihrer Mutter ist auf Chrissis Miene gespiegelt. Chrissi kann es nur besser verstecken. Lange hält auch Chrissi es nicht durch. Die ganze Anspannung, die Verwirrung und Irritation suchen ein Ventil, und endlich einmal wieder finden Theresa und Chrissi es in der anderen. Sie verfallen in lautloses Lachen. Chrissis Augen funkeln. Sogar einen Funken Schalk kann sie darin erkennen.

»Müssen wir Angst haben?«, flüstert sie.

»Ich glaube nicht. Es klingt, als ob das alles Fertigsachen sind. Packungen öffnen und den Inhalt in Schüsseln füllen, wird sie hinkriegen.«

Sie lachen noch ein bisschen weiter. Das ist einfacher, als sich den Gründen für dieses Lachen zu stellen. Dass sie beide es gerade mehr oder weniger zum ersten Mal erleben, dass Helen für sie die Führung übernimmt. Dass ihre Mutter für sie Abendessen bereitet. Dass sie die Initiative ergreift und es für ihre Töchter einfacher machen will. Rein rational weiß Theresa, dass Helen das auch schon früher gemacht haben muss. Sie war keine schlechte Mutter, sie hat sich ihren Töchtern gegenüber nie lieblos verhalten. Aber fürsorglich war sie nicht.

Auch als sie anbieten, Helen beim Tischdecken zu helfen, weigert ihre Mutter sich, die Hilfe anzunehmen. Statt am Esstisch deckt sie im Garten. Sie wühlt sich durch Oberschränke und Schubladen in der Küche und findet Geschirr, Servietten, Besteck, Zitronellakerzen gegen Insekten und sogar eine Tischdecke. Stück für Stück setzt sich im Schatten der Pergola ein mediterranes Abendmahl zusammen. Dazu passen auch die verspielten Eisenstäbe des Pavillons und die opulenten Gartenmöbel, über die sich Theresa bei ihrer Ankunft in Moosbrunn insgeheim lustig gemacht hat. Als hätten sie genau auf diesen Augenblick gewartet. Als hätte Chrissi gewusst, dass der Tag kommen würde, an dem Helen mit Köstlichkeiten von einer Insel in der Ägäis die Hand nach ihren Töchtern ausstreckt.

Durch die Wohnzimmerfenster beobachten Chrissi und Theresa ihre Mutter. Ist das der Augenblick, um noch einmal auf Korbi und David zu sprechen zu kommen? So viel ist in der letzten halben Stunde passiert. Theresa weiß gar nicht mehr, wo ihr der Kopf steht.

Sie nutzt die Zeit, in der Helen werkelt, um David eine Nachricht zu schreiben. Gebannt starrt sie auf die beiden grauen Häkchen in der rechten Ecke, doch sie werden nicht blau. Verdammt. Es ist wichtig, dass David weiß, was passiert ist. Sie kann ihn nicht ins offene Messer laufen lassen, aber auch als sie sich durchringt und ihn anruft, bekommt sie keine Antwort.

»Ist er nicht da?«, fragt Chrissi.

Theresa schüttelt den Kopf.

»Und du bist echt sicher, dass an der Sache mit ihm und Korbi nichts dran ist?«

»Absolut sicher. Chrissi – David und ich …«

Ihre Schwester lässt sie nicht ausreden. »Hör auf, dich zu erklären. Dein Liebesleben geht mich nichts an. Ich sag dir nur eins: Wenn du dich täuschst und dieser Typ Korbi irgendwas angetan hat …«

»… bin ich für dich gestorben?«, unterbricht Theresa sie. »Hatten wir das nicht schon mal?«

Chrissi will etwas antworten. Eins muss man ihrer Schwester lassen: Sie hat Haare auf den Zähnen, und wenn ihr etwas nicht passt, schreckt sie nicht davor zurück, das auch auszudrücken. Theresa rüstet sich, doch Chrissi stoppt sich selber.

Sie atmet tief aus, ihre Schultern fallen nach vorne, und sie lässt den Kopf hängen. »Ich hätte das damals nicht sagen sollen. Und vor allem hätte ich es nicht durchziehen sollen. Du hast etwas gesehen, was ich nicht erkennen konnte. Wahrscheinlich hattest du nur Angst. Aber, Theresa, die hatte ich auch. Und ich hab sie jetzt wieder.«

»Vergessen und verziehen?«, fragt sie.

»Vergessen und verziehen«, antwortet Chrissi, und auch wenn sie beide wissen, dass es nicht stimmt, fühlt es sich gut an, für eine Weile zu tun, als ob.

Dann ist Helen fertig und ruft sie zu Tisch. Sie schaut auf die hübsch gedeckte Tafel und die hoffnungsvolle Miene ihrer Mutter. Helen hat keine Ahnung, was gerade vor sich geht, und vielleicht ist das ja auch okay. Sie müssen nicht vergessen, um einander zu verzeihen. Sie müssen nicht alles aussprechen, und vor allem müssen sie es nicht sofort tun.

»Ich hab doch auch noch für Lukas und die Kinder Teller hingestellt. Vielleicht setzen sie sich ja später zu uns.« Die Hoffnung in Helens Stimme ist nicht zu überhören, und plötzlich lässt sich der Knoten in Theresas Hals nicht mehr ignorieren. Dieser Tisch ist für eine Familie gedeckt, und zwar für ihre.

»Soll ich versuchen, Korbi zum Essen zu holen?«, bietet Theresa an. »Vielleicht hört er ja auf mich.«

Chrissi zuckt mit den Schultern. »Tu, was du nicht lassen kannst. Ich wünsch dir viel Erfolg.«

Sie will sich eben abwenden, um ihr Glück bei Korbi zu versuchen, als eine Bewegung im Augenwinkel sie innehalten lässt.

Am Gartenzaun ist ein Fahrradfahrer stehen geblieben. Gerade stellt er sein Fahrrad ab und geht auf das Gartentörchen zu. Es ist Flo.

Halb zögerlich, halb mit vor Entschlossenheit gestrafften Schultern nähert er sich den Erwachsenen.

»Frau Bachmair, ist Korbi da? Ich …« Er schluckt. In dem schlanken Hals sieht Theresa seinen Adamsapfel hüpfen. »Ich muss mich bei ihm entschuldigen. Und ich glaube, bei Ihnen und Herrn Bachmair auch, weil ich Ihnen grundlos Sorgen bereitet habe. Ich glaube, ich hab gestern da was ganz schön falsch verstanden. Ich war …« Wieder zögert er. »Darf ich mit Korbi sprechen?«

Chrissi legt den Kopf schief und mustert ihn eindringlich. »Ich weiß nicht, ob mir das gefällt, Flo. Du hast da ganz schön was ins Rollen gebracht, und wenn dieser Besuch nur dafür gut sein soll, dass Korbi und du eure Geschichte abstimmt, dann wäre mir lieber, dieses Gespräch würde vor uns allen stattfinden.«

»Ich …« Flo blinzelt heftig. Immer wieder öffnen und schließen sich seine Hände zu Fäusten. Theresa hat Mitleid mit dem armen Kerl. Es ist so offensichtlich, dass ihm etwas an Korbi liegt. »Ich hätte das nicht so sagen sollen«, ringt sich Flo ab. Er stolpert über die Silben und verhaspelt sich beim Sprechen und spricht dann immer weiter, als hätte er Angst, den Mut zu verlieren, wenn er nur einmal zu oft Atem holt. »Und eigentlich habe ich das auch gar nicht so gesagt, wie mein Vater es verstanden hat, aber da ist er schon los zu Ihrem Mann, und ich versuche schon den ganzen Tag, Korbi zu erreichen, aber der geht nicht ans Telefon. Bitte, Frau Bachmair, darf ich mit ihm reden?«

Theresa hält es nicht mehr aus. »Jetzt komm, lass ihn schon hoch.« Sie zwinkert Flo zu. »Wir wollten ihn doch ohnehin gerade zum Essen rufen. Flo kann das übernehmen.«

Einen Moment lang zögert Chrissi noch, dann nickt sie. »Ich geb euch zehn Minuten. Wenn ihr bis dahin nicht wieder unten seid, komm ich euch holen.«

»In Ordnung, Frau Bachmair. Danke. Ich … ich verspreche, ich kann alles erklären.«

»Zehn Minuten«, wiederholt Chrissi und schickt Flo mit einem Fingerzeig ins Haus. Der lässt sich die Gelegenheit nicht entgehen und sprintet zur Terrassentür.

Erst jetzt erinnert sich Theresa wieder an Helen, die den Austausch mit großem Interesse verfolgt hat.

Mit einem tiefen Seufzen lässt Chrissi sich gegenüber von ihrer Mutter auf einen Stuhl fallen. »Hast du nicht was von Wein gesagt? Wein ist genau das, was ich jetzt brauche. Allen Wein, den es in diesem Haus gibt.«

Etwas langsamer als zuvor ihre Schwester nimmt auch Theresa Platz. Sie greift nach der Flasche, die Helen auf den Tisch gestellt hat, und füllt drei Gläser mit je zwei Fingerbreit von der tiefroten Flüssigkeit.

»Sieht aus, als ob ich wirklich nicht den optimalen Zeitpunkt für meinen Überraschungsbesuch abgepasst hätte«, meint Helen. Sie nimmt eins der dargebotenen Gläser und hebt es in Richtung ihrer Töchter. »Auf euch«, sagt sie.

Theresa erwidert nichts, aber hebt ihr Glas. Während sie vorsichtig nippt, trinkt Chrissi einen tiefen Schluck.

»So schlimm?«, fragt Helen.

»Teenager«, murrt Chrissi. Ihre Lippen glänzen rot vom Wein. »Weiß irgendwer, wie man richtig mit denen umgeht? Geht das allen Müttern so? Haben alle immer Angst, alles falsch zu machen?«

Helens Miene wird ernst. »Ja. Und ich fürchte, oft genug machen wir auch Fehler. Jede von uns. Große und kleine. Und dann kommt irgendwann der Tag, an dem wir uns diesen Fehlern stellen und uns fragen müssen, wie wir damit umgehen. Ob wir die Verantwortung annehmen oder sie von uns schieben, macht dann den Unterschied.« Sie atmet tief durch. »Zumindest hoffe ich das. Deshalb bin ich nach Deutschland gekommen, als ich eure Postkarte bekommen habe. Glaubt nicht, dass ich nicht merke, wie überfahren ihr von meinem Auftauchen hier seid. Aber ich habe schon viel zu lange gewartet und hatte Angst, auch diese Gelegenheit zu verpassen, wenn ich nicht handle. Es ist an der Zeit.« Sie schaut von einer zur anderen. »Ich möchte euch um Entschuldigung bitten. Und ich hoffe, ich bin noch nicht zu spät.«

Helens Verkündung wirkt wie eine Explosion. Sie nimmt Theresa den Atem, bringt alles in ihr zum Zittern. Sie kann ihrer Mutter nicht mehr in die Augen sehen. Wie kann sie es wagen, denkt sie. Wie kann Helen hier hereinwehen und denken, alles dreht sich wieder einmal nur um sie und das, was sie braucht? Hat sie nicht gerade erst mitbekommen, dass das Leben auch ohne sie weitergeht? Dass es andere Menschen in dieser Familie gibt, die Kummer haben und Trost brauchen und unsicher sind, was richtig und was falsch ist? In Wein liegt Wahrheit, heißt es, und so starren sie alle drei in ihre Weingläser, als ob sie dort eine Antwort finden könnten. Am Gaumen schmeckt Theresa die Bitterkeit ihres ersten Schlucks. Der Wein ist gut, aber er ist nicht süß. Die Vielzahl an Aromen hallt nach, verbindet sich erst mit der Zeit zu dem vollmundigen Aroma, für das griechischer Wein bekannt ist. Ihre Wut wird leiser, verklingt nicht, aber vermischt sich in ihr drinnen mit all den anderen Dingen, die sie fühlt, auf dieselbe Weise wie die Aromen des Weins. Helen macht nur, was sie kann. Sie hat eine Gelegenheit gesehen und sie ergriffen.

Das Schweigen dauert zu lange. Helen greift nach einem Stück Brot, tunkt es in den griechischen Bohnendip, den sie mitgebracht hat. Statt es zu essen, malt sie mit der Kruste Muster in die Speise. Als sie erneut das Wort ergreift, bebt ihre Stimme. »Ich hab mein Bestes gegeben, wisst ihr? Ich habe mich so bemüht, aber das heißt nicht, dass ich keine Fehler gemacht hätte. Ich weiß, dass ihr bei all der Sorge um Anselm oft zu kurz gekommen seid. Ich wusste das auch damals schon. Ich hab gesehen, wie ihr beide mir immer mehr entglitten seid, aber ich konnte nichts dagegen tun. Zuerst war ich immer in Sorge und vollkommen überlastet, und dann hatte mich die Trauer zu fest im Griff, um mehr tun zu können, als einfach nur am Leben zu bleiben. Das sind keine Ausreden. Ihr seid genauso meine Kinder, wie Anselm es war, und ich bin euch nicht gerecht geworden. Ich hab euch beide sehr lieb, ich hoffe, das wisst ihr. Und ich hoffe wirklich, ihr könnt mir verzeihen.«

Es gibt nichts zu verzeihen, würde Theresa am liebsten sagen. Sie ist es so sehr gewohnt, nur ja keine zusätzliche Belastung für Helen zu sein, dass sie zu entlasten beinah ein Reflex ist.

Doch Chrissi kommt ihr zuvor, und diesmal ist sie ihrer Schwester dankbar für ihre direkte Art.

»So einfach ist das nicht«, meint sie. »Du hast uns gar nicht gesehen. Wir hätten in was weiß ich verwickelt sein können, und es hätte dich erst interessiert, wenn eine von uns auch gestorben wäre.«

»Das stimmt nicht.« Tränen sammeln sich in Helens Augen. Sie wirft das Brotstück auf den Teller, betrachtet es mit einer Mischung aus Ekel und Trauer. Was sieht ihr Künstlerinnenauge wohl in diesem Stück verschmähten Brotes mit Bohnenpaste? Verpasste Chancen? Mutterliebe, die ins Leere lief? Etwas, das nähren und stärken und beleben sollte und jetzt aussieht wie ein klebriger Klumpen Auswurf, der aus Bronchien kommt, wenn die Lunge kaputt ist und ein Keim alles zerstört?

Was auch immer es ist, sie kann es offenbar nicht mehr ertragen. Sie schnappt ihren Teller, steht auf und bringt ihn in die Küche. Mit einem neuen Teller und einer zweiten Flasche Wein kommt sie zurück.

»Ich hab mich sehr wohl für euch interessiert«, sagt sie, wieder ruhiger jetzt, und setzt sich zurück zu Theresa und Chrissi. »Aber ihr wart so früh eigenständig. Das ist kein Vorwurf«, schiebt sie schnell nach. »Mir ist schon klar, dass ihr keine andere Möglichkeit hattet und ich mich viel zu sehr darauf verlassen habe, dass ihr die richtigen Entscheidungen trefft. Wahrscheinlich ist es pures Glück, dass ihr das auch gemacht habt. Chrissi, du hast recht, wenn du sagst, es hätte böse enden können, wenn ihr wirklich einmal in Schwierigkeiten geraten wärt.«

»Ja, meinst du?« Chrissi lacht auf. In ihrem Lachen klingt kein Humor, und sie erstickt es mit einem weiteren Schluck Wein. »Von was für Schwierigkeiten sprichst du? Schwierigkeiten, wie als Fünfzehnjährige mit einem Zweiunddreißigjährigen ins Bett zu gehen, weil der ihr ein bisschen Liebe verspricht? Glaub mir, wenn eins meiner Kinder das machen würde, würde ich das ganz sicher als schlechte Entscheidung ansehen, und ich würde mich verdammt noch mal fragen, was ich falsch gemacht habe, statt die Augen davor zu verschließen und auch noch Blumen auf der Hochzeit zu streuen, wenn sie sich aus Angst, als Teenager mit einem Kind allein zu sein, gleich kopfüber in die nächste Beziehung stürzt.«

»Ich verstehe kein Wort.« Helens Augen werden groß. »Chrissi, was …«

»Du hast wirklich keine Ahnung, oder?« Chrissi wischt sich mit dem Handrücken über die Wangen. »Hast du dich je gefragt, warum ich in dem Sommer nach der Schule ständig im Freibad war? Überraschung! Ich hatte was mit dem Bademeister. Er war zweiunddreißig, ich fünfzehn, und bis heute hab ich mir vorgemacht, dass ich froh darüber sein muss, weil es ja nur zeigt, dass ich doch nicht ganz kaputt war zu der Zeit, weil ich es immerhin noch in mir hatte zu lieben. Wenn es nach mir gegangen wäre, hätte ich mich nie von ihm getrennt, aber dann musste sich ja unbedingt meine Schwester einmischen und alles der Polizei berichten, und er hat mich fallen lassen wie eine heiße Kartoffel und ist aus Moosbrunn abgehauen. Überraschung Nummer zwei: Aus der Mutterperspektive sieht das alles etwas anders aus. Die Vorstellung, mein Sohn könnte etwas mit einem Erwachsenen haben, treibt mir die Galle in die Kehle. Und ausgerechnet in dem Moment erscheinst du auf der Bildfläche und tust, als ob alles in Ordnung wäre. Ich kann das alles nicht!« Sie steht auf, doch stockt mitten in der Bewegung. Ihr Blick ist auf eines der Fenster im ersten Stock gerichtet. Licht brennt in dem Zimmer, gerade genug, um in der abendlichen Dämmerung die Silhouette des Schreibtischs herauszumeißeln, der direkt vor dem Fenster steht. Und die der beiden Jungen, die eng umschlungen eine Show für die Nachbarschaft geben. Mit dem Rücken zum Garten und gespreizten Beinen sitzt Korbi auf dem Schreibtisch. Flo steht vor ihm. Er hält Korbis Kopf zwischen den Händen, und die beiden küssen sich so innig, dass rein gar kein Zweifel mehr daran bestehen kann, dass sie mehr als nur gute Kumpels sind.

Mit einem Stöhnen lässt Chrissi sich zurück auf ihren Stuhl fallen. Sie schlägt die Hände vors Gesicht, schüttelt den Kopf. Ihre Schultern zucken, und einen Moment lang glaubt Theresa, dass sie weint. In Wahrheit ist es ein Lachen.

»O Mann. War – ich – blind.«

Wie gut es tut zu lachen. Wie gut es tut, mit eigenen Augen zu sehen, dass sie sich in Chrissi nicht getäuscht hat und ihre Liebe für ihren Sohn wirklich nicht an idiotische Bedingungen geknüpft ist. Wie gut es tut, den schweren Gesprächen des Abends Leichtigkeit und Liebe entgegenzusetzen.

»Ich hab doch gesagt, du musst dir wegen David keine Sorgen machen. Korbi weiß schon, an wen er sein Herz verschenkt. Er ist ein kluger Junge.«

Chrissi hebt den Kopf aus den Händen. »Du wusstest das?«

Sie nickt. »Aber Korbi hat David und mir das Versprechen abgenommen, nichts zu sagen. Er wollte das in seiner eigenen Zeit mit euch ausmachen.«

»Wenn es ein Geheimnis bleiben soll, sollte ihn vielleicht jemand über den Sinn und Zweck von Rollos aufklären.« Auch in Helens Stimme klingt jetzt Heiterkeit. Sie schaut von Chrissi zu Theresa, zu dem Fenster im ersten Stock, dann wieder zu Chrissi, und dann lachen sie alle drei, und für einen Moment ist alles genau, wie es sein soll. Wie es immer schon hätte sein sollen, wäre ihnen nicht viel zu oft das Leben dazwischengekommen.

Das erinnert Theresa an etwas, das Chrissi gerade gesagt hat. »Es stimmt übrigens nicht, dass ich zur Polizei gegangen bin.« Es ist ein Detail, und eigentlich tut es auch nichts mehr zur Sache, aber jetzt, wo alles auf den Tisch kommt, will sie diesen Vorwurf nicht mehr auf sich sitzen lassen. Sie rückt ihren Stuhl so, dass sie die beiden Turteltäubchen im ersten Stock nicht einmal mehr aus dem Augenwinkel sehen kann, und wendet sich an Chrissi. »Am Tag, nachdem ich dich und Michi … nach unserem Streit«, verbessert sie sich, »bin ich zu Frau Loibl gegangen und habe ihr von der ganzen Sache erzählt. Sie meinte, es sei gut, dass ich mich ihr anvertraut hätte und dass ich mir keine weiteren Sorgen machen muss, weil sie sich von jetzt an um die Sache kümmert. Sie war es, die dich beim Jugendamt gemeldet hat, aber da war Michi schon über alle Berge, und du hast bei Lukas' Eltern gelebt. Dass ich Frau Loibl von dir und Michi erzählt habe, hat überhaupt keinen Unterschied gemacht.«

»Dieser Michi war der Bademeister?«, wirft Helen ein. »Ich verstehe immer noch kein Wort. Ihr müsst mir das von Anfang an erklären.«

Und das tun sie. Abwechselnd die Lücken der anderen füllend, erzählen sie von dem Jahr nach Anselms Tod und der unfassbaren Einsamkeit, die sie beide damals empfunden haben. Bei ihren Erzählungen schonen sie weder einander noch Helen. In einem hat ihre Mutter nämlich recht: Helens Umgang mit Anselms Krankheit und dann seinem Verlust war es, der ihre Töchter in tröstende Arme getrieben hat. Theresa in die von Frau Loibl und als Verlängerung in die Verlässlichkeit von Wissenschaft und Forschung. Chrissi in den nagenden Wunsch nach einem Zuhause und Liebe, den sie erst bei Michi erfüllt geglaubt und dann bei Lukas und seiner Familie gefunden hat.

Die Zeit vergeht.

Der Abend senkt sich über Moosbrunn. Erst geht die Venus auf, dann der Mond, und sein heller Schein tunkt den Garten in milchige Sanftheit. Chrissi holt Decken aus dem Wohnzimmer und nutzt die Gelegenheit, um an Korbis Zimmertür zu klopfen. Was sie ihrem Sohn durch die geschlossene Zimmertür zuruft, weiß Theresa nicht, aber kurz darauf fährt rasselnd das Rollo herunter.

Lukas kommt mit den Kleinen von seinen Eltern. Sevi und Bene beäugen die Großmutter, die sie bisher noch nie gesehen haben, skeptisch. Bene tut seine Skepsis lautstark kund. Er birgt das Gesicht an Lukas' Schulter, weint dicke Kullertränen, als der Anstalten macht, ihn an Helen zu übergeben.

»Er ist müde«, versucht er zu erklären. »Und er ist in dem Alter, wo er Fremden gegenüber skeptisch ist.«

Ein kurzer Anflug von Traurigkeit huscht über Helens Miene. Auch darum hat sie sich gebracht, als sie die Beziehung zu ihren Töchtern ihrer Trauer geopfert hat. Ihre Enkel kennen sie nicht. Für Helen, ebenso wie für Sevi, Bene und Korbi hofft Theresa, dass es wenigstens dafür noch nicht zu spät ist.

»Ich bring die beiden mal ins Bett. Dann stoßen wir an, ja, Helen? Wir haben uns ewig nicht mehr gesehen.« Dass seine Schwiegermutter ohne Vorwarnung aufgetaucht ist, nimmt er wesentlich gelassener als Chrissi oder Theresa. Aber darin war Lukas schon immer gut: Zu tun, was nötig ist, ohne zu viele Fragen zu stellen. Die Arme auszustrecken und da zu sein.

Nachdem er Sevi und Bene ins Bett gebracht hat, gesellt er sich zu ihnen.

Ein weiterer Teller wird benutzt. Lukas isst mit mehr Appetit als zuvor sie alle drei zusammen. Er wirkt müde, aber zufrieden, und als er erzählt, dass Sevi schon bei der ersten Geschichte eingeschlafen ist, spielt ein Lächeln um seinen Mund.

Es ist ein Lächeln, das ein ziehendes Sehnen durch Theresas Brustkorb schickt, und für die Dauer eines Wimpernschlags meint sie, dass sich ihre alte Schwärmerei wieder meldet.

Auch in Chrissi scheint dieses Lächeln etwas auszulösen. Sie legt Lukas eine Hand auf den Bauch, streichelt spielerisch die kleine Wölbung, und als das nicht wehtut, kein bisschen, begreift Theresa noch etwas anderes.

Sie richtet sich an Helen. »Du kannst nicht die ganze Verantwortung auf dich nehmen.« Einen kurzen Seitenblick riskiert sie zu Chrissi und Lukas, dann streckt sie die Hand nach ihrer Mutter aus und drückt die Finger, die rau vom Ton sind, mit dem Helen dieser Tage ihren Lebensunterhalt verdient. »Du warst nämlich nicht die Einzige, die für uns verantwortlich war. Papa hätte auch für uns da sein müssen. Aber kaum wurde es zu schwierig, ist der abgehauen. Und ich meine gar nicht seine neue, unkomplizierte Familie, die er sich dann zugelegt hat, sondern die Arbeit. Das war doch schon genauso eine Flucht, aber er sitzt nicht hier und bittet um Verzeihung. Ich wette, der denkt noch nicht mal, dass es seine Verantwortung wäre. Wetten, dass der glaubt, dadurch, dass er Geld verdient hat, hat er seine Schuldigkeit getan. Warum ist es eigentlich vollkommen normal, wenn sich Väter durch Arbeit ihrer Verantwortung entziehen, aber bei Müttern heißt es dann, sie hätten versagt?«

»He!«, protestiert Lukas. »Ich bin von Anfang an immer eingesprungen, wenn Chrissi mich gebraucht hat. Das war nie eine Frage.«

»Das stimmt.« Chrissi lächelt. »Wir sind ein ziemlich gutes Familienteam.« Sie greift nach Lukas' Hand, führt sie zu ihrem Mund und haucht einen Kuss auf seine Fingerknöchel. Mit den Fingern der anderen Hand spielt sie mit dem Wachssee in einer der Zitronellakerzen. Das duftende Wachs ist in der Alufolie zu einer glänzenden Pfütze geschmolzen. Wenn Chrissi einen Finger eintaucht, tut es bestimmt weh. Aber nur kurz, dann bildet sich über ihrer eigenen Haut eine schützende Membran. »Ich weiß, dass es da noch eine Frage gibt, die ihr euch alle stellt. Außer Resi trau ich hier aber niemandem zu, die auch auszusprechen, und selbst die hat wahrscheinlich Hemmungen. Lukas und ich haben nie mit irgendwem darüber gesprochen, weil wir nie der Meinung waren, dass das außer uns jemanden etwas angeht. Aber wenn wir schon mal alle hier sind und Seelenstriptease spielen, kann das Thema auch auf den Tisch. Ich sag das jetzt genau einmal und dann nie wieder.« Sie sieht zu ihrem Mann auf. Allein mit ihren Blicken führen sie eine ganze Unterhaltung. Schließlich ist es Lukas, der nickt und das Wort ergreift.

»Als Chrissi schon ein paar Wochen, nachdem wir zusammengekommen sind, festgestellt hat, dass sie schwanger ist, hat sie nie ein Geheimnis daraus gemacht, dass Korbi auch von ihrem Ex sein könnte. Sie hat mir sofort einen Vaterschaftstest angeboten, aber ich wollte das nicht. Ich habe gesehen, wie ihr Bauch gewachsen ist. Ich war bei dem ersten Ultraschall dabei, als wir seinen Herzschlag gehört haben, habe ihn gehalten, als er seinen ersten Schrei getan hat. Korbi ist mein Sohn. Kein Vaterschaftstest würde daran etwas ändern.« Er wirft Chrissi einen Seitenblick zu. Auf ihrem Zeigefinger ist mittlerweile eine millimeterdicke Wachsschicht. Vorsichtig pult er sie ab. Hier braucht niemand einen Panzer aus Wachs. Chrissi hat recht: Diese beiden sind ein Team.

Als er seine Aufgabe erledigt hat, fährt er fort: »Wir beide sind starke Verfechter des Prinzips, Probleme immer erst dann zu lösen, wenn sie entstehen. Es gibt genug Schwierigkeiten im Leben, da muss man sich nicht noch welche aus der Fantasie borgen.«

Zuerst will Theresa protestieren. Aus dem Stegreif fallen ihr mindestens zwanzig Szenarien ein, bei denen es wichtig sein könnte zu wissen, wer Korbis leiblicher Vater ist, aber sie hält sich zurück. Das hier ist nicht ihre Entscheidung, und eins hat sie begriffen: Wer nur Menschen um sich herum haben will, die einem in allem gleichen, lebt bald schon in einer verdammt kleinen Welt. Sie muss nicht alles verstehen, was Chrissi, Helen, David, Korbi und die anderen machen. Sie kann sie einfach lieben, denn ihnen ihre Fehler zu verzeihen, legt sich auch auf ihre Wunden wie nach Zitronella duftendes Wachs.

Helen sieht das offenbar genauso. Sie bedankt sich bei Chrissi und Lukas für ihr Vertrauen. Der Abend neigt sich seinem natürlichen Ende zu. Im Dunkel jenseits des Gartenzauns sehen sie eine Figur zu seinem Fahrrad huschen und davonfahren. Theresa lacht in sich hinein. Für eine Konfrontation mit Korbis Eltern hat es nach dem Fenstervorfall wohl doch nicht mehr gereicht.

Auch Chrissi ist die Gestalt im Dunkeln nicht entgangen. Sie legt Lukas eine Hand auf die Schulter. »Du musst morgen unbedingt noch mal mit Klausi reden, der darf sein Gift auf keinen Fall weiterverbreiten. Korbi ist schwer verliebt. Aber nicht in David Oswald.«

Lukas runzelt die Stirn. Im Kerzenlicht wirkt die Falte, die sich dabei zwischen seinen Augenbrauen bildet, wie ein Krater. Theresa hält die Luft an.

»Was soll das denn heißen? In wen …?«

Chrissi zieht die Augenbrauen hoch, nickt zu dem Fleck in der Dunkelheit, wo gerade Flo verschwunden ist.

Der Groschen fällt bei Lukas pfennigweise, dann glättet Erkennen die Zornesfalte auf seiner Stirn. »Korbi und Flo? Das kann doch nicht sein.«

Theresa kann sich nicht mehr zurückhalten. »Warum denn nicht? Die beiden sind echt süß zusammen.«

Lukas macht eine Handbewegung, als würde er Fliegen verscheuchen. »Das mag ja sein. Darum geht es aber auch gar nicht. Aber wie kann Flo danebenstehen und zuhören, wie sein Vater Gerüchte in die Welt setzt, die einem unschuldigen Mann ernsthaft schaden können?«

Chrissi hakt ein: »Er war eifersüchtig und hitzköpfig.« Sie verdreht die Augen. »Aber sein schlechtes Gewissen hat ihm heute wirklich zugesetzt. Die beiden Jungs haben mir vorhin, als ich oben war, hoch und heilig versprochen, morgen gemeinsam zu Klausi zu gehen und alles aufzuklären. Wenn er Tipps braucht, wie so eine Konfrontation geht, kann sich Korbi ja an dich wenden. Du hast dich bei uns damals auch gegen deine Eltern durchgesetzt. Wie der Vater, so der Sohn, hm?« Neckend kneift sie ihn in die Seite, und die liebevolle Geste vertreibt auch das letzte bisschen Irritation von Lukas' Miene.

»Sicher würden die das schaffen. Aber du glaubst doch nicht, dass ich die allein mit dem Klausi lasse. Vor mir wird er sich wohl zweimal überlegen, welcher Spruch angemessen ist und welcher nicht. Ich werd dem noch ein paar Takte dazu sagen, was ihm einfällt, so eine ungehörige Vermutung in den Raum zu stellen. Der wird sich noch wundern.«

»Mein Held.« Ironisch verdreht Chrissi die Augen, aber Theresa möchte wetten, dass in Chrissis Aussage doch ein bisschen Wahrheit steckt.

Gemeinsam räumen sie den Tisch ab. Chrissi bietet Helen das Gästezimmer an. Theresa verabschiedet sich. Sie drückt erst Chrissi ganz fest und dann Helen, und da merkt sie, dass Helen keine Fremde mehr ist, es womöglich niemals war. Unter dem Duft nach Patschuli und den Lagen aus Leinen ist ein Mensch, den Theresas Körper erkennt. Sie lässt sich in die Umarmung fallen, lässt sich halten und drücken und stützen, bis das Kind in ihr satt ist und sie loslassen kann.

Für den Rückweg nimmt sie sich Zeit. Immer wieder blickt sie über die Schulter zurück zu dem letzten Haus vor dem Wald, wo im Schutz der Bäume das Moor wächst – Blatt für

Blatt, Erinnerung für Erinnerung. Es ist das Haus, das mal ihr Heim war. Nach und nach verschwindet es in der Dunkelheit. Die Lichter entfernen sich, und obwohl ihre Gedanken um all die Wahrheiten und Geständnisse kreisen, die sie mit Chrissi und Mama an diesem Abend geteilt hat, liegt in dem Abschied keine Trauer.

Sie wird zurückkommen – vielleicht schon morgen.

EPILOG

Lieber Korbi,

vielen Dank für deinen letzten Brief. Die Fotos von dem Seifenkistenrennen waren ja cool. Wundert mich nicht, dass dein Team gewonnen hat. Wer sollte schon die beste Seifenkiste bauen, wenn nicht einer, der quasi in einer Schreinerei aufgewachsen ist?

Erinnerst du dich noch, wie unsicher du letztes Jahr warst, ob du wirklich fürs Studium so weit wegziehen sollst? Wenn ich jetzt deine Briefe lese, klingt es, als hättest du schon immer in Aachen gelebt. Ich ziehe den Hut vor dir, dass du neben dem Studentenleben auch noch Zeit zum Studieren findest. Du gehörst zu den besten fünf Prozent der Studierenden deines Semesters? Gratulation! Übrigens ist nicht nur deine olle Tante unsagbar stolz auf dich. Dein Papa erzählt jedem von deinem Studium und deinen Plänen, dich für den Master auf Holzbau zu spezialisieren. »Ich hab nur Treppen und Schränke gebaut, mein Korbi wird dafür sorgen, dass Familien ein Heim bekommen, das lebt.« Er tut dann so, als würde es ihm um deine Pläne zu dem Werkstoff gehen, der auch ihm so am Herzen liegt, aber ich glaube, in Wahrheit meint er etwas anderes. Ich glaube, in Wahrheit will er einfach keine

Gelegenheit auslassen, um denen, die dir früher das Gefühl gegeben haben, nicht dazuzugehören, zu beweisen, dass du genau so richtig bist, wie du bist.

Hier in Moosbrunn geht alles seinen gewohnten Gang. Auch mein dritter Zeitvertrag für die Stelle im Museum ist nun wieder kurz vor dem Auslaufen, und ich fürchte, diesmal geht es für mich in Moosbrunn wirklich nicht weiter. Trotzdem bin ich guter Dinge, dass sich bis dahin irgendetwas ergeben wird. David und ich führen gerade Gespräche mit einer NGO, die verschiedene Projekte zur Renaturierung von Torfmooren auf Borneo durchführt. Die Moore dort sind durch Palmölplantagen und andere landwirtschaftliche Nutzungen stark beeinträchtigt, und nun suchen sie Spezialisten, die bei der Wiederherstellung dieser einzigartigen Ökosysteme mithelfen können. David würde sich um Bildungsprogramme und die Einbindung der lokalen Gemeinschaften kümmern, während ich die wissenschaftliche Leitung übernehmen und die Renaturierungsmaßnahmen überwachen soll. Es wäre eine spannende Möglichkeit, unsere jeweiligen Fähigkeiten einzusetzen und gleichzeitig ein Stück Natur zu retten. Ich halte dich auf jeden Fall auf dem Laufenden, wie es in der Sache weitergeht!

Sosehr mich die Möglichkeit mit Borneo reizt, würde ich Moosbrunn dennoch mit einem lachenden und einem weinenden Auge verlassen. Diesmal wüsste ich aber wenigstens, dass es kein Abschied für immer wäre. Die letzten Jahre hier, mit David, mit deinen Eltern und dir und der ganzen Familie, haben meinen Gedanken Ruhe verschafft. Ich brauche keinen Masterplan mehr, um ruhig schlafen zu können. Was die Zeit bringt, kann nur die Zeit zeigen.

Jetzt habe ich schon einen halben Roman geschrieben,

aber zum eigentlichen Punkt bin ich noch gar nicht gekommen. Was ich dir unbedingt erzählen wollte: Letzte Woche, als ich mal wieder die Messtürme in der Todtenau kontrolliert habe, war ich mir wieder sicher, einen Moorfrosch gehört zu haben. Mir ist echt das Herz stehen geblieben! Ich hab alles liegen gelassen und mich ins Uferschilf geschlagen, und da habe ich ihn gesehen! Einen leuchtend blau gefärbten Moorfrosch, der gerade ein Bad nahm. Zum Glück hatte ich das Handy griffbereit und konnte ein Foto machen. Ist er nicht wunderschön? Wahrscheinlich hätte ich versuchen sollen, ihn zu fangen, damit wir herausfinden können, ob es sich um eine Kreuzung oder gar eine neue Art handelt, die doch mit den sauren Böden vor Ort klarkommt, aber eigentlich bin ich ganz froh, dass ich die nötige Ausrüstung dafür nicht dabei hatte. So ist dieser Frosch ein kleines Wunder, das nur dir und mir gehört. Ich weiß, du wirst das verstehen.

Liebe Grüße und bis hoffentlich ganz bald!

Tante Resi

Einen Augenblick lang betrachtet Theresa den Fotoausdruck des balzenden Moorfroschs. Der kleine Geselle treibt bäuchlings auf dem dunklen Wasser des Moortümpels. Er hat die Hinterbeine ausgestreckt, mit den Vorderbeinen stützt er sich auf einem im Wasser treibenden Halm ab und guckt in die Welt. Er sucht nach einem Weibchen. Er sucht nach dem einzigen Weg, von dem er weiß, um etwas von sich weiterzugeben. Theresa ist mittlerweile weiter. Ihr Herz hat begriffen, dass es dafür mindestens so viele Möglichkeiten gibt wie Arten im Moor. Jede genauso wertvoll wie die andere. Jede richtig auf ihre eigene Weise.

Gemeinsam mit ihrem Schreiben schiebt sie den Abzug in den Umschlag und verschließt den Falz. Sie stellt sich vor, wie Korbi in ein, zwei Tagen den Brief in seinem Studentenwohnheim aus dem Briefkasten holt und von dem Foto überrascht wird.

Die Vorstellung lässt sie lächeln.

»Mitreißend, poetisch, geheimnisvoll«

Delia Owens

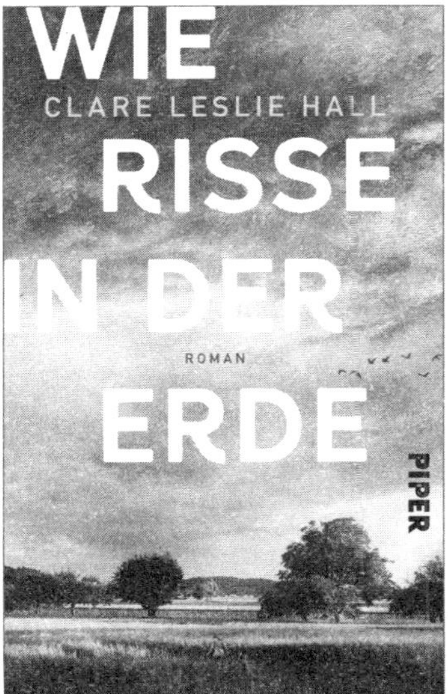

Coverabbildungen vorbehalten

Clare Leslie Hall

Wie Risse in der Erde

Roman

Aus dem Englischen von Klaus Timmermann und Ulrike Wasel

Piper, 416 Seiten

ISBN 978-3-492-07334-9

Als Siebzehnjährige verliebt sich Beth in den schönen und klugen Gabriel, doch am Ende eines flirrenden Sommers zerbricht ihr Glück. Jahre später lebt Beth mit ihrem Mann auf einer Farm. Sie kümmern sich aufopferungsvoll um Land und Tiere und genießen ihre noch immer große Liebe. Als Gabriel in das Dorf zurückkehrt, brechen Beth' Gefühle mit Wucht über sie herein, und sie trifft eine fatale Entscheidung. Ein Mensch wird sterben, und ein anderer dafür büßen. Aber wer trägt wirklich die Schuld?

Leseproben, E-Books und mehr unter www.piper.de